全国中医药行业高等教育"十三五"规划教材

全国高等中医药院校规划教材（第十版）

社区护理学

（新世纪第三版）

（供护理学专业用）

主　编

沈翠珍（浙江中医药大学）　　　　王爱红（南京中医药大学）

副主编

黄卫东（长春中医药大学）　　　　蔡恩丽（云南中医学院）

阎　红（成都中医药大学）　　　　黄　丽（安徽中医药大学）

编　　委（以姓氏笔画为序）

刘　洁（贵阳中医学院）　　　　　刘　葳（黑龙江中医药大学）

杨　芬（湖北中医药大学）　　　　杨莉莉（浙江中医药大学）

张要珍（山西中医学院）　　　　　陈谷兰（福建中医药大学）

晋溶辰（湖南中医药大学）　　　　殷海燕（南京中医药大学）

学术秘书

杨莉莉（浙江中医药大学）　　　　殷海燕（南京中医药大学）

U0346117

中国中医药出版社

·北　京·

图书在版编目（CIP）数据

社区护理学/沈翠珍，王爱红主编．—3 版．—北京：中国中医药出版社，2016. 9

全国中医药行业高等教育"十三五"规划教材

ISBN 978 - 7 - 5132 - 3452 - 8

Ⅰ.①社…　Ⅱ.①沈…　②王…　Ⅲ.①社区 - 护理学 - 中医药院校 - 教材

Ⅳ.①R473. 2

中国版本图书馆 CIP 数据核字（2016）第 117970 号

请到"医开讲 & 医教在线"（网址：www.e-lesson.cn）
注册登录后，刮开封底"序列号"激活本教材数字化内容。

中国中医药出版社出版

北京市朝阳区北三环东路 28 号易亨大厦 16 层

邮政编码　100013

传真　010 64405750

三河市潮河印业有限公司印刷

各地新华书店经销

开本 850×1168　1/16　印张 15. 5　字数 374 千字

2016 年 9 月第 3 版　2016 年 9 月第 1 次印刷

书　号　ISBN 978 - 7 - 5132 - 3452 - 8

定价　38. 00 元

网址　www. cptcm. com

社长热线　**010 64405720**

购书热线　**010 64065415　010 64065413**

微信服务号　**zgzyycbs**

书店网址　**csln. net/qksd/**

官方微博　**http://e. weibo. com/cptcm**

淘宝天猫网址　**http://zgzyycbs. tmall. com**

全国中医药行业高等教育"十三五"规划教材

全国高等中医药院校规划教材（第十版）

专家指导委员会

名誉主任委员

王国强（国家卫生计生委副主任、国家中医药管理局局长）

主 任 委 员

王志勇（国家中医药管理局副局长）

副主任委员

王永炎（中国中医科学院名誉院长、中国工程院院士）

张伯礼（教育部高等学校中医学类专业教学指导委员会主任委员、
　　　　中国中医科学院院长、天津中医药大学校长、中国工程院院士）

卢国慧（国家中医药管理局人事教育司司长）

委　　　　员（以姓氏笔画为序）

马存根（山西中医学院院长）

王　键（安徽中医药大学校长）

王国辰（中国中医药出版社社长）

王省良（广州中医药大学校长）

方剑乔（浙江中医药大学校长）

孔祥骊（河北中医学院院长）

石学敏（天津中医药大学教授、中国工程院院士）

匡海学（教育部高等学校中药学类专业教学指导委员会主任委员、
　　　　黑龙江中医药大学教授）

吕文亮（湖北中医药大学校长）

刘振民（全国中医药高等教育学会顾问、北京中医药大学教授）

安冬青（新疆医科大学副校长）

许二平（河南中医药大学校长）

孙忠人（黑龙江中医药大学校长）

严世芸（上海中医药大学教授）

李秀明（中国中医药出版社副社长）

李金田（甘肃中医药大学校长）

杨　柱（贵阳中医学院院长）

杨关林（辽宁中医药大学校长）

杨金生（国家中医药管理局中医师资格认证中心主任）

宋柏林（长春中医药大学校长）

张欣霞（国家中医药管理局人事教育司师承继教处处长）

陈可冀（中国中医科学院研究员、中国科学院院士、国医大师）

陈立典（福建中医药大学校长）

陈明人（江西中医药大学校长）

武继彪（山东中医药大学校长）

林超岱（中国中医药出版社副社长）

周永学（陕西中医药大学校长）

周仲瑛（南京中医药大学教授、国医大师）

周景玉（国家中医药管理局人事教育司综合协调处副处长）

胡　刚（南京中医药大学校长）

洪　净（全国中医药高等教育学会理事长）

秦裕辉（湖南中医药大学校长）

徐安龙（北京中医药大学校长）

徐建光（上海中医药大学校长）

唐　农（广西中医药大学校长）

梁繁荣（成都中医药大学校长）

路志正（中国中医科学院研究员、国医大师）

熊　磊（云南中医学院院长）

秘 书 长

王　键（安徽中医药大学校长）

卢国慧（国家中医药管理局人事教育司司长）

王国辰（中国中医药出版社社长）

办公室主任

周景玉（国家中医药管理局人事教育司综合协调处副处长）

林超岱（中国中医药出版社副社长）

李秀明（中国中医药出版社副社长）

全国中医药行业高等教育"十三五"规划教材

编审专家组

组 长

王国强（国家卫生计生委副主任、国家中医药管理局局长）

副组长

张伯礼（中国工程院院士、天津中医药大学教授）

王志勇（国家中医药管理局副局长）

组 员

卢国慧（国家中医药管理局人事教育司司长）

严世芸（上海中医药大学教授）

吴勉华（南京中医药大学教授）

王之虹（长春中医药大学教授）

匡海学（黑龙江中医药大学教授）

王　键（安徽中医药大学教授）

刘红宁（江西中医药大学教授）

翟双庆（北京中医药大学教授）

胡鸿毅（上海中医药大学教授）

余曙光（成都中医药大学教授）

周桂桐（天津中医药大学教授）

石　岩（辽宁中医药大学教授）

黄必胜（湖北中医药大学教授）

前　言

　　为落实《国家中长期教育改革和发展规划纲要（2010-2020年）》《关于医教协同深化临床医学人才培养改革的意见》，适应新形势下我国中医药行业高等教育教学改革和中医药人才培养的需要，国家中医药管理局教材建设工作委员会办公室（以下简称"教材办"）、中国中医药出版社在国家中医药管理局领导下，在全国中医药行业高等教育规划教材专家指导委员会指导下，总结全国中医药行业历版教材特别是新世纪以来全国高等中医药院校规划教材建设的经验，制定了"'十三五'中医药教材改革工作方案"和"'十三五'中医药行业本科规划教材建设工作总体方案"，全面组织和规划了全国中医药行业高等教育"十三五"规划教材。鉴于由全国中医药行业主管部门主持编写的全国高等中医药院校规划教材目前已出版九版，为体现其系统性和传承性，本套教材在中国中医药教育史上称为第十版。

　　本套教材规划过程中，教材办认真听取了教育部中医学、中药学等专业教学指导委员会相关专家的意见，结合中医药教育教学一线教师的反馈意见，加强顶层设计和组织管理，在新世纪以来三版优秀教材的基础上，进一步明确了"正本清源，突出中医药特色，弘扬中医药优势，优化知识结构，做好基础课程和专业核心课程衔接"的建设目标，旨在适应新时期中医药教育事业发展和教学手段变革的需要，彰显现代中医药教育理念，在继承中创新，在发展中提高，打造符合中医药教育教学规律的经典教材。

　　本套教材建设过程中，教材办还聘请中医学、中药学、针灸推拿学三个专业德高望重的专家组成编审专家组，请他们参与主编确定，列席编写会议和定稿会议，对编写过程中遇到的问题提出指导性意见，参加教材间内容统筹、审读稿件等。

　　本套教材具有以下特点：

　　1. 加强顶层设计，强化中医经典地位

　　针对中医药人才成长的规律，正本清源，突出中医思维方式，体现中医药学科的人文特色和"读经典，做临床"的实践特点，突出中医理论在中医药教育教学和实践工作中的核心地位，与执业中医（药）师资格考试、中医住院医师规范化培训等工作对接，更具有针对性和实践性。

　　2. 精选编写队伍，汇集权威专家智慧

　　主编遴选严格按照程序进行，经过院校推荐、国家中医药管理局教材建设专家指导委员会专家评审、编审专家组认可后确定，确保公开、公平、公正。编委优先吸纳教学名师、学科带头人和一线优秀教师，集中了全国范围内各高等中医药院校的权威专家，确保了编写队伍的水平，体现了中医药行业规划教材的整体优势。

　　3. 突出精品意识，完善学科知识体系

　　结合教学实践环节的反馈意见，精心组织编写队伍进行编写大纲和样稿的讨论，要求每门教材立足专业需求，在保持内容稳定性、先进性、适用性的基础上，根据其在整个中医知识体系中的地位、学生知识结构和课程开设时间，突出本学科的教学重点，努力处理好继承与创新、理论与实践、基础与临床的关系。

4. 尝试形式创新，注重实践技能培养

为提升对学生实践技能的培养，配合高等中医药院校数字化教学的发展，更好地服务于中医药教学改革，本套教材在传承历版教材基本知识、基本理论、基本技能主体框架的基础上，将数字化作为重点建设目标，在中医药行业教育云平台的总体构架下，借助网络信息技术，为广大师生提供了丰富的教学资源和广阔的互动空间。

本套教材的建设，得到国家中医药管理局领导的指导与大力支持，凝聚了全国中医药行业高等教育工作者的集体智慧，体现了全国中医药行业齐心协力、求真务实的工作作风，代表了全国中医药行业为"十三五"期间中医药事业发展和人才培养所做的共同努力，谨向有关单位和个人致以衷心的感谢！希望本套教材的出版，能够对全国中医药行业高等教育教学的发展和中医药人才的培养产生积极的推动作用。

需要说明的是，尽管所有组织者与编写者竭尽心智，精益求精，本套教材仍有一定的提升空间，敬请各高等中医药院校广大师生提出宝贵意见和建议，以便今后修订和提高。

国家中医药管理局教材建设工作委员会办公室

中国中医药出版社

2016 年 6 月

编写说明

　　社区护理学是护理领域中一门新兴的、重要的学科，由护理学和公共卫生学相结合，是护理学专业一门重要的必修课程。随着社区卫生服务体系和医疗卫生体制的改革，社区护理得到了快速发展，对社区护理人员提出了更高的素质要求。加强社区护理学教材建设，对社区护理人才培养尤为重要。本教材是在国家中医药管理局教材建设工作委员会的指导下，根据教育部高等学校《护理学本科专业规范》，结合高等中医药院校护理学专业的人才培养特色，在继承上版教材优势与特色的基础上，吸取了近年来社区护理发展的学术成果，经过编委们精心修改、编撰而成。

　　本教材主要介绍了社区护理的基本理论、基本知识和基本技能。全书共十二章，包括社区护理工作方法、家庭健康护理、社区重点人群保健、社区传染病防护、社区救护和社区中医护理等。

　　本教材的特点是：①突出介绍社区热点问题：根据社区护理的国内外现状和未来发展趋势，将最新的社区护理发展融入各章节内容中。对目前的社区热点问题，如家庭健康护理、亚健康护理单独成章详细阐述，增加姑息护理内容，体现创新性和实用性。②加强实践创新能力培养：每章增加了案例导入，激发学生学习兴趣，促进学生思考，培养学生临床思维能力。增加课后综合性思考题，让学生综合运用所学知识，解决实际问题。③体现中医护理特色：社区中医护理内容单独成章，在上一版教材的基础上，增加中医护理在围绝经期妇女和老年人保健中的应用。④便于学生自学：本教材有配套的数字化内容，包括教学课件、练习题、微视频、知识拓展和图片等，有利于学生自学和复习。

　　本教材的编写分工如下：第一章绪论由王爱红编写；第二章社区护理工作方法由刘洁、黄丽编写；第三章家庭健康护理由黄卫东编写；第四章社区妇女保健由蔡恩丽编写；第五章社区儿童和青少年保健由刘葳编写；第六章社区亚健康人群保健由杨莉莉编写；第七章社区老年人保健由阎红编写；第八章社区慢性病护理与管理由晋溶辰、沈翠珍编写；第九章社区残疾人的康复护理由张要珍编写；第十章社区传染病防护由殷海燕编写；第十一章社区救护由陈谷兰编写；第十二章社区中医护理由杨芬编写。

　　本教材适用于护理学专业本科学生使用，也可供高等职业教育、成人高等教育护理学专业学生和社区护理工作者使用和参考。

　　本教材数字化工作是在国家中医药管理局中医药教育教学改革研究项目的支持下，由中国中医药出版社资助展开的。该项目（编号 GJYJS16099）由沈翠珍负责，全体编委参与。

　　本教材的编写得到了中国中医药出版社、各参编单位领导和老师的大力支持，在此一并表示衷心感谢！若教材存在不足之处，恳请各位读者赐教指正，以便再版时修订完善。

《社区护理学》编委会

2016 年 5 月

目　录

第一章 绪 论

案例导入

李女士，27 岁，本科学历，学士学位。大学毕业后，李女士在上海某三级甲等综合医院普外科、骨科、急诊科及呼吸内科工作了 5 年时间，熟练掌握了内外科的临床护理知识与技能。之后，她返回家乡——江苏淮安，应聘于一家社区卫生服务中心，在公共卫生科从事社区护理工作。工作 2 年后，李女士深刻感受到作为一名社区护士与综合医院临床护士是有区别的。

作为一名社区护理，应明确社区护理的主要工作内容有哪些？如何做好一名社区护士？我国社区护理的发展趋势是什么？

社区是人类生活的基本环境。随着城镇化、老龄化进程加快，以及群众对社区卫生服务需求日益增加，发展社区卫生服务已成为我国卫生事业发展的必然趋势，是维护和促进人类健康的基本环节。社区护理是社区卫生服务的重要组成部分，积极探索社区护理的发展，是适应社区卫生服务的需要。

第一节 概 述

一、社区

社区（community）一词来源于拉丁语，意为以一定地理区域为基础的社会群体，是构成社会的基本单位，与人们生活和健康息息相关。

不同国家和地区对社区的解释各有差异。我国社会学家费孝通于 20 世纪 30 年代将社区一词引入我国，他认为："社区是若干社会群体（家族、氏族）或社会组织（机关、团体）聚集在某一地域里所形成的在生活上相互关联的大集体。"

世界卫生组织（world health organization，WHO）提出，社区是由共同地域、价值或利益体系所决定的社会群体。其成员之间互相认识、相互沟通及影响，在一定的社会结构及范围内产生及表现其社会规范、社会利益、价值观念及社会体系，并完成其功能。一个代表性的社区，其人口数量在 10 万～30 万之间，面积在 5000～50000 平方公里之间。

我国城市的社区通常按街道办事处管辖范围设置，人口数一般在 3 万～10 万之间；农村按

NOTE

乡镇和村划分，人口一般在 2 万左右。

（一）社区的特点与分类

1. 社区的特点   一个社区至少具有以下特点。

（1）一定数量的人群   社区的存在必须以人群为基础，人群是构成社区的第一要素，包括人口的数量、构成和分布。社区人群居住在一起，有相似的风俗习惯与生活方式。

（2）一定的地理区域   社区位于一定区域中，其范围大小不定，可按行政区域来划分界限，或按其地理范围来划分。这是社区存在的基本条件。

（3）一定规模的生活服务设施   社区应具备一定的生活服务设施，这是社区人群生存的基本条件，如住房、交通、娱乐、教育、卫生服务、购物及水电供应等。

（4）特定的文化背景及生活方式   社区居民具有某些共同利益与需要，面临着共同问题，由此形成了共同的社会意识、行为规范、文化背景和生活方式，是维系社区文化及传统的动力。

（5）一定的管理机构及制度   一定的管理机构及组织管理制度，是维护社区秩序的基本保障，如街道办事处、居委会、乡政府、村委会等。

2. 社区的分类   有 3 种方法对社区进行分类。

（1）根据地理位置划分   许多社区按照地理界限划分。一个城市、小镇、村均可成为一个社区。每个社区中有各种单位和服务机构，如政府及有关机构、家庭、学校、医院、卫生所、商店、工厂等，形成了复杂的网络。

（2）根据共同问题划分   某一健康问题影响了一群人，为解决健康问题，将人群集中到一定的区域，形成一个社区，其面积大小、人口多少因健康问题的影响而定。

（3）根据人群兴趣或目标划分   有些社区由具有共同的目标或兴趣的人组成，如由于职业的联系，兴趣的相同或发展的需要，原来分散居住的人群聚集在一起而成为社区。

目前，我国常用的社区分类方式是将社区分为城市社区、农村社区和城镇社区 3 大类，每类再根据规模、行政级别或功能，进一步划分。城市社区由若干街道或居委会组成，农村社区由乡镇或村组成，城镇社区通常由城乡接合部组成。也有学者以居住时间长短、社区居民中原住居民的比重大小和社会总体发展水平作为社区的划分标准。

（二）社区的结构与功能

1. 社区的结构（structure of community）   社区是由一定的经济结构、政治结构和文化结构所构成的有机系统，它们之间相互作用、相互影响。

（1）经济结构   在社区生活中起主导作用，制约着其他方面的发展。

（2）政治结构   一般指社区居民在政治活动中所形成的关系，与社区经济结构相适应，反映社区居民的利益和地位的变化，主要表现为阶级与阶层的结构，社区权力结构和政治制度结构等。

（3）文化结构   社区的文化结构是多层次的，其成分也是多种多样的，主要包括社区内存在的各种伦理道德和宗教信仰等社会意识形态，以及社区内的语言、个体和群体意识、各种文化载体或设施等。

2. 社区的功能   社区具有满足人群需要和管理的功能。

（1）社会化功能   社区居民在共同生活及社会化过程中，不断学习和相互影响，形成社区所特有的风土人情、价值观等，有利于促进社会的发展。

（2）生产、分配及消费的功能　社区应满足居民生活需要，对某些物资及资源进行调配，必要时生产物资供居民消费。

（3）社会参与功能　社区内设有各种组织，通过举办各类活动为居民提供相互往来及参与的机会，增加社区居民凝聚力，增强归属感。如设立老人活动中心、青少年活动中心、图书馆等社区公共场所。

（4）社会控制功能　为保证社区居民的利益，完成社区的各种功能，社区制定一系列的社区条例、规范和制度，以保证社区居民遵守社区的道德规范，控制及制止不道德的行为和违法行为，维持社会秩序，保障社区居民的安全。

（5）相互支援功能　社区居民相互帮助、相互支援，对儿童、残疾人和老年人等弱势人群提供相应的帮助和支援。社区可根据本社区居民的需要，设立老人日托所、学龄前托儿所、养老院、卫生站等。

二、社区卫生服务

1978 年，WHO 在阿拉木图宣言中，强调初级卫生保健应从个人、家庭和社区开始，"社区参与"对于"人人健康"战略目标的实现具有重要意义。此后，与"基层医疗"类似的概念——"社区卫生服务"（又称为社区健康服务）开始在全世界使用。

（一）社区卫生服务的基本概念

初级卫生保健（primary health care）是指由基层卫生人员为社区居民提供的最基本、最必需的卫生保健。初级卫生保健既是国家卫生体系的核心组成部分，也是社区总体社会和经济发展的不可分割内容。初级卫生保健的基本任务是促进健康、预防保健、合理治疗和社区康复。

社区卫生服务（community health service）是基层医疗的主要方式，是在政府、社区参与，上级卫生机构指导下，以基层卫生机构为主体，全科医师为骨干，合理使用社区资源和适宜技术，以人的健康为中心，家庭为单位，社区为范围，需求为导向，以妇女、儿童、老年人、慢性病患者等为重点，以解决社区主要卫生问题，满足基本卫生服务需求为目的，融预防、医疗、保健、康复、健康教育、计划生育服务等为一体的，有效、经济、方便、综合、连续的基层卫生服务。

社区卫生服务的参与者有政府相关部门、全科医师、公共卫生医师、社区护士及社会工作者等，涉及全科医学、公共卫生与预防医学、护理学、康复医学、心理学及社会医学等专业。

（二）社区卫生服务的特点

1. 公益性　社区卫生服务除基本医疗服务外，其他康复等服务均属于公共卫生服务范围。

2. 主动性　社区卫生服务以家庭为单位，以主动性服务、上门服务等方式服务于社区居民。

3. 全面性　社区卫生服务以社区全体居民为服务对象，除了患病人群以外，健康人群、亚健康人群及残疾人群等均为社区卫生服务的对象。

4. 综合性　社区卫生服务是多位一体的服务。除基本医疗服务外，社区卫生服务的内容还包括预防、保健、康复、健康教育及计划生育技术指导等服务。

5. 连续性　社区卫生服务始于生命的准备阶段直至生命结束，覆盖生命的各个周期，以及疾病发生、发展的全过程。社区卫生服务不因某一健康问题的解决而终止，而是根据生命各周期与疾病各阶段的特点及需求，提供具有针对性的服务。

6. 可及性　社区卫生服务从服务内容、时间、价格及地点等方面更加贴近社区居民的需求。社区卫生服务以"六位一体"的服务内容、适宜的技术，于社区居民居住地附近，为社区居民提供基本医疗服务与基本药品，使社区居民不仅能承担得起这种服务，而且很方便。

（三）社区卫生服务的发展与现状

《中共中央、国务院关于卫生改革与发展的决定》（1997 年 1 月 15 日）中指出："改革城市卫生服务体系，积极发展社区卫生服务，逐步形成功能合理、方便群众的卫生服务网络。"同时指出："加快发展全科医学、培养全科医生。"这是我国政府第一次在中央文件中明确规定，要把发展社区卫生服务作为今后若干年内卫生改革的重要内容。

国务院十部委 1999 年下发《关于发展城市社区卫生服务的若干意见》，要求健全社区卫生服务体系，形成以社区卫生服务中心、社区卫生服务站为主体的基层卫生服务网络。各地按照中央精神，制定本地社区卫生服务中心发展计划，改造已有的基层医疗机构，或新建社区卫生服务中心。

2006 年 2 月，国务院印发《关于发展城市社区卫生服务的指导意见》，提出社区卫生服务机构提供公共卫生服务和基本医疗服务，具有公益性质，不以营利为目的。2006 年 6 月，卫生部、国家中医药管理局制定《城市社区卫生服务机构管理办法（试行）》，明确了社区卫生服务机构应承担 12 项公共卫生服务任务，包括健康教育、传染病和慢性病防治、计划免疫、妇幼保健、老年保健、康复、计划生育技术指导等。这些公共卫生服务主要由政府财政提供资金，免费向居民提供；社区卫生服务机构承担的基本医疗服务主要是一般常见病、多发病，对于限于技术和设备条件难以安全、有效诊治的疾病，应及时转诊到上级医疗机构。

2006 年 6 月印发《关于公立医院支援社区卫生服务工作的意见》，要求公立医院应有计划地安排具备相应工作资历和有关专业知识的卫生技术人员，定期或不定期到社区卫生服务机构出诊、会诊并进行技术指导，接收、安排社区卫生服务机构的卫生技术人员、管理人员到本医疗机构进修、学习。同时，该意见还要求公立医院和社区卫生服务机构积极探索建立定点协作关系和双向转诊制度。2006 年 8 月又下发《城市社区卫生服务机构设置和编制标准指导意见》，对社区卫生服务中心的基本功能、设施、人员配备等提出了指导性意见，以促进社区卫生服务中心的建设与发展。

为满足社区居民基本健康需求，指导社区卫生服务机构开展工作，2009 年出台《国家基本公共卫生服务规范》，2011 年 4 月进行了修订与完善，2013 年 7 月要求将中医药健康管理服务纳入基本公共卫生服务范围，2013 年起开展老年人中医体质辨识和儿童中医调养服务。其主要内容包含 11 大类（表 1－1）、共 43 项。这些内容还将不断完善。

表 1 - 1 国家基本公共卫生服务主要内容

类别	项目
针对全体人群的公共卫生服务	1. 建立居民健康档案 2. 健康教育
针对重点人群的公共卫生服务	3. 0~6岁儿童健康管理 4. 孕产妇保健 5.65岁以上老年人保健 6. 中医药健康管理
针对疾病预防控制的公共卫生服务	7. 预防接种 8. 传染病防治与公共卫生事件处置 9. 慢性病患者管理（高血压病、2型糖尿病） 10. 重性精神疾病患者管理 11. 卫生监督服务

　　近几年来，国家非常重视社区卫生服务的发展与建设，出台了系列文件。2012年6月，出台《关于疾病预防控制机构指导基层开展基本公共卫生服务的意见》，要求各级疾病预防控制机构及相关专业防治机构，指导基层医疗卫生机构切实发挥基本医疗和公共卫生服务的双重作用。2015年11月，国家卫生计生委制定《关于进一步规范社区卫生服务管理和提升服务质量的指导意见》，以满足群众健康服务需求为导向，以提升社区卫生服务能力、提升居民感受度和服务质量为重点，提出了相关措施，包括规范社区卫生服务机构设置与管理，加强社区卫生服务能力建设，转变服务模式，大力推进基层签约服务和加强社区卫生服务保障与监督管理。2015年12月，全国社区卫生服务提升工程正式启动，目标是到2020年，通过持续推进社区卫生服务提升工程，社区卫生服务机构环境得到明显改善，服务功能得到完善，服务质量大幅提升，并通过提升工程推动社区卫生服务机构的中医药服务能力，使更多社区居民能够享受到优质的中医药服务。

　　2015年12月，在北京召开"社区中医药服务能力现状研讨会"，探讨目前社区卫生服务机构中医药服务能力；在武汉召开"互联网+社区卫生服务模式"研讨会，围绕互联网技术在社区卫生服务中的应用进行交流和讨论。这些将对今后社区卫生服务工作具有重要的指导意义。

（四）我国社区卫生服务体系

　　社区卫生服务体系是卫生服务体系的一部分。我国社区卫生服务体系组成如下：

　　1. 社区卫生服务指导中心　其职能是在卫生行政部门的领导下，对辖区各社区卫生服务机构进行全面管理。负责辖区社区卫生服务发展规划的组织实施，社区卫生服务年度计划的制定并组织实施，社区卫生服务的队伍建设，对业务工作实施管理、指导、协调、监督、考核、评估，做好各相关单位的工作协调，承办上级部门交办的其他工作。

　　2. 社区卫生服务机构

　　（1）社区卫生服务中心　在大、中型城市，政府原则上按照3万~10万居民或按照街道办事处所辖范围规划设置1所社区卫生服务中心。其业务用房使用面积不应少于400m²，具备开展社区预防、保健、医疗、健康教育、康复与计划生育等工作的基本设备与条件。以辖区每万人口至少配备2名全科医生，全科医生与护士、预防保健人员比例不低于1:2。

　　（2）社区卫生服务站　社区卫生服务站是对社区卫生服务中心无法覆盖区域的补充，服务人数为 1 万~1.5 万人。其业务用房使用面积不应少于 60m²；具备提供基本医疗卫生服务的基本设备；辖区每 2000~4000 人配备 1 名全科医生，全科医生与护士和预防保健人员比例不低于 1:2。

社区卫生服务站可由社区卫生服务中心设立，或由综合性医院、专科医院设立，也可按照平等、竞争、择优的原则，根据国家有关标准，通过招标选择社会力量设立。如交通不便或居住分散，也可在 500~1000 人口的社区内设立一个小型的社区卫生服务站。距离社区卫生服务站最远的居民不超过 2km，可使多数居民能用较短时间（步行 20 分钟）到社区卫生服务站。新建社区，可由所在街道办事处范围的社区卫生服务中心就近增设社区卫生服务站。

社区卫生服务中心和社区卫生服务站是构成社区卫生服务体系的主体。

（3）其他基层医疗机构　如诊所、医务所（室）、护理院等，是社区卫生服务体系的补充。政府鼓励社会力量参与发展社区卫生服务，提倡充分发挥社会力量设立的社区卫生服务机构的作用。

目前，我国的社区卫生服务机构主要通过调整现有卫生资源，对政府举办的一级、部分二级医院和国有企事业单位所属医疗机构等基层医疗机构进行转型或改造改制设立。虽然起步较晚，但发展较快。截至 2014 年末，全国医疗卫生机构总数达 981432 个，其中基层医疗卫生机构 917335 个。在基层医疗卫生机构中，社区卫生服务中心（站）4238 个，乡镇卫生院 36902 个。全国基本形成了社区卫生服务网络。预计到 2020 年，实现每个乡镇办好 1 所标准化建设的乡镇卫生院，在每个街道办事处范围或 3 万~10 万居民规划设置 1 所社区卫生服务中心的目标。居民通过社区卫生服务机构能够获得安全、有效、经济、方便、综合、连续的公共卫生服务和基本医疗服务。

三、社区护理

（一）社区护理的概念

社区护理（community health nursing）是将公共卫生学及护理学的知识与技能结合，借助有组织的社会力量，以社区为基础，人群为服务对象，对个人、家庭及社区提供可及的、连续的、综合性的卫生服务。其服务宗旨是提高社区人群的健康。其主要目标是启发及培养公众的保健意识，帮助公众早期发现及治疗疾病，辅导及督促公众形成健康的生活方式。

（二）社区护理的特点

1. 预防保健为主　相对医院护理工作而言，社区护理服务更侧重于积极主动的预防，通过运用公共卫生及护理学专业的理论、技术和方法，促进社区健康，降低社区人群的发病率。如通过一级预防（卫生防疫、传染病管理、意外事故防范和健康教育等），提高整个社区人群的健康水平。

2. 强调群体健康　收集和分析社区人群的健康状况，运用社区护理工作方法，将社区群体看作一个整体，不限于对个人、家庭和重点人群的服务，解决社区人群中存在的主要健康问题。如某社区护士通过建立健康档案，发现该社区糖尿病患者较多，则要考虑进行相关疾病的群体干预。

3. 工作范围的分散性　社区护理服务对象居住相对比较分散，使得社区护士的工作范围更广，具有分散性。

4. 服务的长期性 社区护理服务对象长期居住于社区，其中慢性病患者、残疾人、老年人等特定服务对象对护理的需求具有长期性。

5. 服务的综合性 由于影响人群健康的因素是多方面的，要求社区护士的服务除了预防疾病、促进健康、维护健康等基本内容外，还要从整体全面的观点出发，从卫生管理、社会支持、家庭和个人保护、咨询等方面对社区人群、家庭、个人进行综合服务。

6. 服务的可及性 社区护理属于初级卫生保健范畴，需在第一时间内解决服务对象出现的问题。这就要求社区护理服务具有就近性、方便性和可及性，满足基层群众的健康需求。

7. 服务的自主性 社区护士的工作范围广，而且要运用流行病学的方法来预测和发现人群中容易出现健康问题的高危人群，因此，社区护理服务具有较好的自主性。

8. 服务的独立性 在许多情况下，社区护士需要单独解决面临的健康问题，因此，社区护士较医院护士有更高的独立性，需要具有独立认识问题、分析问题和解决问题的能力。

9. 多学科协作性 社区护理工作中，社区护士除了需与医疗保健人员密切配合外，还要与社区的行政、福利、教育、厂矿、机关等各种机构的人员合作，才能完成工作。也需要利用社区的各种组织力量，如家政学习班、社区事业促进委员会、准父母学习班等，以及公众的参与来开展工作。

（三）社区护理的工作内容

1. 慢性病的防治与管理 控制慢性病最有效的办法是社区防治，通过自身努力，慢性病完全可以预防和干预。社区护士在慢性病防治中担当非常重要的角色。

2. 重点人群的健康服务 社区中的儿童、妇女、老年人和残疾人是社区重点人群。社区护士可利用定期健康检查、家庭访视、居家护理等时机，对社区重点人群包括有健康问题家庭的家属进行健康保健服务。

3. 家庭健康护理 社区护士在社区工作时，不仅对家庭中有健康问题的个人进行护理，还应关注家庭整体功能的正常与否、家庭成员间是否有协调不当、家庭发展阶段是否存在危机等，对家庭整体健康进行护理。

4. 传染病的防治 传染病可预防的特点决定了其危害是可以避免的。社区护士必须熟知国际、国内传染病的最新疫情、传染病的防治机构和可利用的资源等，主动积极参与传染病的管理、社区传染病的预防与控制工作，对社区居民进行预防传染病的知识培训，提供一般消毒、隔离技术等护理指导与咨询，进行预防接种和传染病的社区监测，做到对传染病早期防范、早期发现、早期隔离和治疗，并按规定将疫情呈报到相关卫生部门。

5. 社区环境卫生 社区环境卫生包括饮水卫生、污水处理、垃圾处理、食品卫生、家庭环境卫生、公害防治、病媒管制及空气污染、土壤污染、水污染、放射性污染预防管理等。

社区护理工作应充分考虑环境因素对人体健康的影响，积极开展环境卫生教育，培养社区人群的环境保护意识，力求达到人人爱护环境卫生及控制环境中的有害因素，从而促进社区人群健康。

6. 学校卫生保健 学校卫生是以儿童和青少年为主要服务对象的一项团体卫生工作，是社区卫生服务的重要组成部分，学校卫生保健服务的内容主要是提供心身照护，创造安全、卫生的学校环境，培养学生健康的生活习惯，形成良好的健康行为，树立正确的健康观，培养学生的社会适应能力和人际关系能力等。

7. 社区精神心理卫生保健 社区精神心理卫生是利用精神医学、心理社会学及公共卫生学等方面的知识，对个人、家庭成员及特定人群进行精神心理评估，确认心理健康问题，通过健康教育、心理咨询、治疗及康复等心理卫生服务手段，协助解决社会适应问题，改变认识观，提高生活适应能力，增进心理健康及精神疾病的防治与恢复，取得家属的支持等。

8. 院前急救和灾害护理 对急性病症和意外损伤的现场急救护理，直接关系到伤病者的生命安危。社区护士需运用专业的急救知识与技能，有效地为社区伤病者提供院前急救，挽救伤病者的生命。同时，在社区中广泛开展急救知识教育与培训，普及急救知识与技能，提高社区居民自救互救能力，增强防范伤害的意识。

灾害的发生，在给社区居民带来生命财产损失的同时，还造成了巨大的心理影响。灾害发生后，社区护士应全面了解社区灾害发生情况，积极开展相关灾害健康教育，在灾害的不同时期，开展相应的护理服务，促进灾民的身心健康。

9. 临终关怀 对社区的临终患者，社区护士应通过多种手段减少临终患者的痛苦，满足其需要，提高临终阶段的生命质量。

（四）社区护理管理的基本要求

1. 工作时间和人力安排应以人为本，充分考虑服务对象的需要。

2. 护理实践中运用护理程序，根据对服务对象的评估情况，制定并实施护理计划，提供整体护理。

3. 严格执行各项医疗护理管理制度。为保障社区医疗护理安全，有效防止差错、事故和医源性感染的发生，针对社区护士工作独立性强、工作环境复杂的特点，必须严格执行消毒隔离制度、值班和交接班制度、医嘱制度、查对制度、差错与事故防范和登记报告制度、药品管理制度、抢救制度、传染病管理和报告制度及治疗室管理制度等。

4. 建立社区护士规范化服务的管理制度，如家庭访视护理、慢性病患者护理、康复护理等管理制度，实施社区护理技术服务项目并逐步规范。在社区卫生服务中心和站（点）的健康教育、患者双向转诊、入户服务意外防范、巡诊等制度中，应充分考虑护理工作，完善相关内容。

5. 实施社区护士继续教育制度。根据社区护理工作的需要和护理学科发展，加强在职培训工作，不断提高社区护士的业务水平。

6. 社区护士应佩戴胸卡，工作态度热情诚恳、耐心细致，仪表端庄。有条件的地区，家庭访视护理的护士可统一着装。

7. 社区卫生服务中心和站（点）的治疗室（输液室）独立设置，布局合理；工作环境整洁、安静、安全、有序。

8. 护理基本设备齐全，入户服务护理用品、交通工具及通讯联络条件等应基本保证。

四、社区护士

（一）社区护士的基本条件

根据我国《护士管理办法》和《社区护理管理的指导意见（试行）》，我国社区护士（community health nurse）应具备的基本条件是：

1. 取得国家护士执业资格并经注册。

2. 通过地（市）以上卫生行政部门规定的社区护士岗位培训。

3. 独立从事家庭访视护理工作的护士，应具有在医疗机构从事临床护理工作5年以上的工作经历。

（二）社区护士的核心能力

社区护士所从事的工作比一般医院内护士所从事的工作范围广，涉及的问题多，因此，社区护士除具备一般护士所应具有的护理基本能力外，还需具备以下素质。

1. 丰富的知识及娴熟的护理技能 社区护士的工作内容广泛，工作性质相对独立，因此要求社区护士不仅需要具有一定的社会、文化知识，还必须具有丰富的医学、护理知识及娴熟的专业技能，才能胜任社区护理工作。

2. 敏锐的观察能力及护理评估能力 社区护士在进行家庭护理时，常常是一个人到服务对象家中，需要严密观察可能发生的病情变化，对工作中出现的意外情况或新问题，要沉着、冷静地处理，谨慎地选择适宜的护理措施，不能解决时，尽快与相关部门联系，争取得到救援和帮助。这就要求社区护士有敏锐的观察能力和护理评估能力。

3. 一定的组织与管理能力 社区护士不仅要向社区居民提供直接的社区护理服务，还要根据社区人群的需求，组织开展各种形式的社区活动，偶尔也需要负责社区各部门人员与物资的调动，安排策划各种健康促进活动。因此，要求社区护士要具备较强的组织和管理能力。

4. 良好的沟通协调能力 社区护士经常需要与居民、医疗卫生行业各领域工作人员、媒体及政府机构交流，这就要求社区护士具备在不同场合、面对不同的服务对象能进行有效沟通交流的能力，能用简单通俗的语言向普通居民解释相关的社区专业问题和政府规划，从而更好地开展社区护理工作。

5. 良好的职业道德及服务态度 社区护理服务对象涉及的人群广泛，工作内容涉及多学科，且琐碎、复杂，但又具有很强的科学性和技术性。社区护士必须具有良好的职业道德，有爱心、耐心、责任心，及时解决服务对象的问题，对任何人应一视同仁。在服务对象家中进行护理时，可能接触到家庭及个人的隐私，社区护士必须尊重服务对象个人和家庭的隐私权，遵守自己的职业道德规范。

6. 健康的身心 社区护士通过健康教育、健康咨询、家庭访视、居家护理等措施来解决社区居民及社区的健康问题。因此，社区护士必须具备良好的心理素质，才能对工作中遇到的各种问题做出客观、正确的评价与指导，否则难以胜任。此外，社区护士除了担任社区卫生服务中心（站）的医疗护理、家庭护理工作以外，还需经常配合及参加其他各种医疗保健服务，如参加学校运动会的救护、老年人活动的医护工作；对各种传染病的筛查、预防接种、家庭访视及参加社区的各项保健服务活动等。因此，如果社区护士没有健康的体魄，也很难胜任社区护理工作。

7. 应对多元文化的能力 在面对不同文化背景的社区人群时，社区护士首先应考虑到文化、社会和行为因素所起到的作用，理解文化的强大力量，能在不同工作环境中为不同人群提供保健服务。

（三）社区护士的职责

1. 参与社区诊断工作，负责辖区内人群护理信息的收集、整理及统计分析。了解社区人群健康状况及分布情况，注意发现社区人群的健康问题和影响因素，参与对影响人群健康的不良因素的监测工作。

2. 参与对社区人群的健康教育与咨询、行为干预和筛查、健康档案的建立、高危人群监测和规范管理工作。

3. 参与社区传染病预防与控制工作，参与预防传染病的知识培训，提供一般消毒、隔离等护理技术指导与咨询。

4. 参与完成社区儿童计划免疫任务。

5. 参与社区康复、精神卫生、慢性病防治与管理、营养指导工作。重点对老年患者、慢性病患者、残疾人、婴幼儿、围产期妇女提供康复及护理服务。

6. 承担诊断明确的居家患者的访视、护理工作，提供基础或专科护理服务，配合医生进行病情观察与治疗，为患者与家属提供健康教育、护理指导与咨询服务。

7. 承担就诊患者的护理工作。

8. 为临终患者提供临终关怀护理服务。

9. 参与计划生育技术指导的宣传教育与咨询。

第二节   社区护理的发展史

一、国外社区护理的发展

1. 早期发展阶段（early stage of development）   社区护理的发展可追溯到早期的公共卫生及公共卫生护理的发展。其早期发展与宗教及慈善事业有着密切关系。399 年，基督教会中的菲碧奥拉（Faciola）修女创建了第一家慈善医院收容患者，并劝请贵族妇女访问患者。1669年，圣文森保罗（St. Vincent De Paul）出于宗教信仰在巴黎创立了"慈善姊妹社"，组织信徒为患者及贫困人员提供帮助，促进其自强自立。这是历史上社区访视护士的开始。

2. 地段访视护理阶段（area visit nursing stage）   1859 年，英国利物浦市的威廉·勒思朋（William Rathbone），因为妻子患病获得良好的家庭护理，因而提倡家庭护理运动，在当地开创"地段护理服务"制度，并到南丁格尔护士学校请求合格护士的协助。

现代护理创始人南丁格尔在其护理实践中也逐渐认识到环境及心理因素对人类健康的影响，于 1862 年在利物浦皇家医院护士学校培养从事公共卫生护理的地段护士，开始了地段护理教育，课程中注重个人卫生、环境卫生、家庭访视与护理，学生毕业后为居民提供居家护理服务。1874 年，伦敦成立了全国访贫护士协会。当时的地段护理服务内容侧重疾病护理，地段护士主要来源于经过培训的志愿者。

19 世纪 30 年代末，当时统计学资料显示母婴死亡率非常高，美国开始意识到院前及院后护理的重要性。1877 年，纽约市首先开始访视护理活动，成立地段访视社，之后命名为"访视护士协会"；1885 年，开始有家庭访视护士，此后逐渐扩展；1890 年，美国访问护士机构发展到 21 家。

3. 公共卫生护理阶段（public health nursing stage）   1893 年，丽黎安·伍德女士（Lillian Wald）在纽约的亨利街成立护理服务中心，提供当地所需的各项护理服务。她将保健护理服务设置在贫穷的移民区内，不仅对贫穷患者提供居家护理，也将公共卫生纳入视野，提倡护理人员独立开业，积极推进社区护理运动、妇幼卫生及全民卫生保健运动，将地段护理演变为公共卫生护理。她是第一个使用公共卫生护理名称的人，被称为现代公共卫生护理的开创人。20世纪初，由于各国社会动荡和第一、二次世界大战以及与之相伴随的瘟疫流行，人们普遍认识到社会环境与疾病和健康的密切关系，西方一些国家相继开展了家庭访视护理，并逐步发展、完善为有组织的护理活动。美国于1910年首先在哥伦比亚大学开办公共卫生护理的全部课程。1912年，美国第一所公共卫生护理机构成立，并制定了公共卫生护理的目标和相关规章制度。20世纪40年代，日本开始发展公共卫生护理。日本的县、市、村都设有保健中心，拥有专门的医师、护士及完善的设备和管理，保健工作者经过专门的培训和考核后才能上岗。韩国也在20世纪40年代开始大力发展公共卫生护理事业，到了20世纪70~80年代，已公认护理人力是社区居民健康管理的有效人力。

4. 社区护理阶段（community health nursing stage） 1970年，美国将公共卫生护理与医疗护理相结合，露丝·依思曼首次使用了社区护理一词，认为社区护理是护理人员在各种不同形式的卫生机构中进行的各项卫生工作，其重点是社区。1978年，WHO对社区卫生护理给予肯定，从此社区护理在世界范围内以不同的方式迅速发展。20世纪80年代，英国卫生事业进行了全面改革，医疗保健重点从二级医疗转向社区卫生保健，从疾病治疗为主转向健康维护和健康促进，目前英联邦卫生保健系统形成"家庭—初级保健—院外治疗—院内治疗"的模式。20世纪90年代，加拿大也正式成立家庭护理组织，并且增大社区卫生医疗和社区护理的经费支出比例，目前已成为社区护理开展比较普及的国家之一。进入21世纪后，荷兰等发达国家基本形成了一个较先进、合理的社区卫生服务体系，实现小病去社区、大病进医院的公共医疗模式。

从20世纪末开始，社区护理进入迅速发展阶段，对社区护士的需求日益凸显。为使社区护士能够独立胜任社区护理工作，对护士的社区护理教育已与其他教育同步进行，并有专门的社区护理教育及训练课程培养社区护士，社区护理队伍正在逐步壮大起来。

二、我国社区护理的发展

1925年，北京协和医学院提出培养医、护学生具有临床医学和预防医学并重的观点，在医校、护校的课程中设有预防医学课程。并由协和医院教授格兰特先生发起，与北京卫生科联合创办了公共卫生教学区，当时称为"第一卫生事务所"。1932年，政府设立中央卫生实验处训练公共卫生护士。1945年，北京协和医学院成立了公共卫生护理系，王秀瑛任系主任。当时的公共卫生护理课程包括健康教育、公共卫生的概念、心理卫生、家庭访视与护理技术指导。同年，北京的卫生事务所发展为4个，全国从事公共卫生的护士数量也有一定的增加。

中华人民共和国成立后，协和医院停办，各卫生事务所改为各城区卫生局，局内设防疫站、妇幼保健所、结核病防治所等。一部分医院开始设地段保健科或家庭病床，但护士学校的课程设置中没有公共卫生护理课，社区护理也未开展。虽然城市及农村都设有三级卫生保健网，但参加预防保健的护士不多。

1983年，我国开始恢复高等护理教育，课程设置中增加了对护士预防保健知识和技能的训练。1994年，卫生部所属的8所医科大学与泰国清迈大学联合举办了护理硕士班，在课程中设置了社区健康护理和家庭健康护理课程。1993 年和 1997 年，中等职业卫生学校对护理课程进行两次调整，增加了社区护理。1996 年 5 月，中华护理学会在北京举办了"全国首届社区护理学术会议"，会议倡导发展及完善我国的社区护理，重点是社区老年人护理、母婴护理、慢性病及家庭护理等。

1997 年，上海成立了老人护理院。随后，深圳、天津等地先后成立了类似的社区护理服务机构，主要从事老年人的疾病及康复护理；全国相继在护理本科教学中开设了社区护理课程。同年，在国务院发布的《卫生改革与发展的决定》和卫生部提出的《关于进一步加强护理管理的通知》中，都强调了开展社区卫生服务和社区护理的重要性。1999 年，卫生部《关于发展城市社区卫生服务的若干意见》中又进一步从时限上规定了发展社区卫生服务的总目标。2000 年，卫生部科教司发出《社区护士岗位培训大纲（试行）》的通知，2002 年，《社区护理管理指导意见》出台。2005 年，《中国护理事业发展纲要（2005—2010）》中提到，发展社区护理，拓展护理服务将是我国护理事业的工作重点之一，从此全国各地开始建立各种形式的社区护理机构，并积极探索社区护理工作。

2007 年 9 月，卫生计生委制定了《全科医师岗位培训大纲》《全科医师骨干培训大纲》《社区护士岗位培训大纲》，以指导社区卫生人员岗位培训工作的开展。2011 年 12 月颁布了《中国护理事业发展规划纲要（2011—2015）》，强调社区卫生服务机构和乡镇卫生院要开设家庭病床服务，逐步完善"以机构为支撑、居家为基础、社区为依托"的长期护理服务体系，提高对长期卧床患者、晚期姑息治疗患者、老年慢性病患者等人群提供长期护理、康复、健康教育、临终关怀等服务的能力，研究制定老年病科、姑息治疗和临终关怀的护理规范及指南。并强调充实基层护理力量，进一步增加城市社区卫生服务机构和农村乡镇卫生院的护理力量，保障基层护士待遇。

2014 年 7 月，华夏基金会在北京举办社区护理管理人员培训班，目的是开拓社区护理教学管理人员视野，提高综合素质，进一步推动我国社区护理人才的培养。

2015 年 11 月，国务院颁发《关于推进医疗卫生与养老服务相结合的指导意见》，强调将社区护理与居家养老有机结合，建立多层次的长期护理照护保障体系，从此全国各省开始推进基层医疗护理服务与养老服务的资源整合，探索各种医、养、护相结合的新模式。

尽管我国社区卫生服务发展迅速，但是社区护理的发展较晚，因此在社区护理的发展中存在较多问题，如缺乏专业型的社区护理人才、社区护理管理相对落后、有关国家的政策和财政支持缺乏及社区护理教育体制不完善等，这需要社区护理专家与其他交叉学科的专家共同探索和解决。

思考题

1. 结合相关资料，思考社区能划分为哪些类型？
2. 与医院临床护理相比，社区护理有何不同？
3. 查阅相关国家政策，简述分级诊疗、医养护一体化等模式。
4. 结合我国国情，谈谈社区护理的发展方向。
5. 国外社区护理的发展经验有哪些值得我国借鉴？

第二章　社区护理工作方法

案例导入

　　范先生，63 岁，近 1 个月来因明显多饮、多尿伴体重下降而就诊。患者身高 178cm，体重 85kg，查尿糖（＋＋＋）、空腹血糖 12.1mmol/L，经过 1 个月的规范饮食控制后，复查空腹血糖 10.5mmol/L，经主管医生诊断为 2 型糖尿病，治疗方案为饮食控制加磺脲类降糖药，收入社区服务中心进行居家护理。患者无糖尿病家族史，平日喜欢甜食、动物性脂肪多的食物，近日睡眠不规律，烦躁易怒，不爱运动，无烟酒嗜好，家庭关系融洽，经济状况和家庭支持系统良好。

　　请根据上述情况，为范先生制定适宜的居家护理计划。

　　社区护理是以社区为基础，借助于社会力量，向个人、家庭、社区提供医疗护理服务。在我国，社区护理常用的工作方法有社区护理程序、社区健康教育与健康促进、家庭访视、居家护理、建立健康档案等。本章节将结合社区的特点，详细介绍这些方法在社区护理实践中的应用。

第一节　社区护理程序

　　护理程序（nursing process）是一种有计划、系统而科学的护理工作方法，目的是确认和解决服务对象对现存或潜在健康问题的反应。通过社区护理程序的评估、诊断、计划、实施、评价，系统地解决个人、家庭、社区现存的和潜在的健康问题。

一、护理评估

　　护理评估（nursing assessment）是社区护理程序的第一步，也是最关键的一步。它是有计划、有目的、系统地收集服务对象与健康问题相关的资料并进行整理，从而发现和确认护理健康问题的过程。

（一）护理评估的内容

1. 个人评估　主要评估与个人健康问题相关的资料，包括生理、心理、社会、文化、精神方面的内容，如现病史、既往史、生活状况及自理程度、心理健康状况、社会状况等。

2. 家庭评估　侧重于收集与家庭整体健康相关的资料。

（1）家庭健康状况的相关资料 家庭成员的健康资料、家庭对健康资源的利用状况及家庭的健康信念等。

（2）家庭相关背景资料 ①一般资料，包括家庭成员的年龄、职业、民族等。②家庭环境，包括家庭住宅、生活环境等。

3. 社区评估 包括地域、人群和功能3个方面。

（1）地域 ①社区地理位置、范围与边界。②社区环境特征，包括自然环境、人为环境等。

（2）人群 ①社区人口学资料，如人口数量与密度、年龄分布、性别、婚姻等；②社区人群健康状况指标，如社区疾病特征、社区死亡特征及潜在健康问题（社区居民的行为与生活方式，如饮酒、吸烟、饮食习惯等）。

（3）功能 主要指与健康相关的功能，如社区政府支持和参与健康活动的状况、社区保健福利状况，以及社区内医疗服务机构的种类、数量、服务项目等。

（二）护理评估的方法

1. 个人评估方法

（1）护理查体 对服务对象进行体格检查，以生活能否自理、肢体活动度等为重点。

（2）观察法 社区护士通过对服务对象的精神状态、面部表情、衣食住行、家庭环境的观察来了解患者相关健康状况等。

（3）交谈法 交谈法又分为正式交谈和非正式交谈。正式交谈是指事先通知患者有计划地交谈，如入院后的采集病史。非正式交谈是指护士日常工作中与患者进行的随意而自然地交谈。

2. 家庭评估方法 包括观察法、交谈法。

3. 社区评估方法 包括查阅现有资料、调查法、观察法、交谈法、社区实地考察法等。

二、护理诊断

护理诊断（nursing diagnosis）是在评估基础上确定服务对象现存的或潜在的健康问题。

（一）护理诊断的方法

护理诊断一般采用 PSE 或 PE 及 P 的方式陈述，即社区护理问题 P（problems）、相关因素或危险因素 E（etiology）、症状与体征或主观资料 S（sign or symptom）。

1. 三段式陈述（PSE） 三段式陈述用于现存的护理诊断（P＋S＋E）：①P：护理诊断的名称。②E：相关因素。③S：临床表现，主要是症状和体征。例如，体温过高（P），与肺部感染有关（E），T39℃、面色潮红、皮肤发热（S）。

2. 二段式陈述（PE） 用于现存的、潜在的护理诊断（P＋E），即护理诊断名称（P），相关因素（E）。例如，如有皮肤完整性受损的危险（P）：与长期卧床有关（E）；社区老年人缺乏照顾（P）：与社区空巢老人较多、缺乏养老机构有关（E）。

3. 一段式陈述（P） 一段式陈述只有P，多用于健康的护理诊断，如潜在的精神健康增强，潜在的婴儿行为调节增强，社区儿童营养状况良好。

（二）护理诊断的内容

1. 个人护理诊断 个人护理诊断是以患者或有健康问题的个人为中心提出来的。

2. 家庭护理诊断　家庭护理诊断应以家庭整体健康为中心提出来的，反映的是家庭整体的健康状况。例如，P：照顾者角色障碍；S：家庭访视中发现社区中某一家庭有一个 7 岁的脑瘫患儿，一直由其母亲照顾。该母亲在长期独立照顾患儿的过程中感到疲倦、体力不支，甚至感到绝望并产生消极的想法；E：与长期无支持的超负荷护理照顾有关。

3. 社区护理诊断　社区护理诊断是以社区整体健康为中心提出的，反映整个社区的健康状况。例如，P：社区应对无效；S：社区某建筑工地彻夜施工，严重影响居民正常休息，居民向物业管理部门及社区有关机构多次反映，但未有改善。E：社区管理人员对噪音影响健康的认识不足，社区没有能力解决噪声污染问题。

三、护理计划

护理计划（nursing care plan）是护理过程中的具体决策过程，是护士与护理对象合作，以护理诊断为依据，制定护理目标和护理措施，以预防、缓解和解决护理诊断中确定的健康问题的过程。

（一）个人护理计划

个人护理计划侧重于针对存在一定健康问题的个人的具体护理方法。以上述母亲照护脑瘫患儿为例。

1. 护理目标　3 日后护理对象能坚持每晚 10 点前休息，2 周后护理对象自诉疲乏缓解，情绪稳定，精力恢复。

2. 护理措施　对护理对象进行健康教育，以实际案例讲解不良生活方式，如长期熬夜对身体的危害，帮助其建立正确的健康观念。

（二）家庭护理计划

家庭护理计划包括制定目标，寻找家庭内、外部资源，确认可运用的方法，拟订护理措施。仍以母亲照护脑瘫患儿为例。

1. 护理目标

（1）1 日内患儿母亲能积极寻求有关脑瘫患儿康复的资料。

（2）2 日内患儿母亲能认识到脑瘫患儿的康复训练需要长期坚持。

（3）1 周内患儿母亲能积极与其他脑瘫患儿家长交流家庭康复护理经验。

2. 护理措施

（1）对患儿及家长进行脑瘫患儿家庭康复护理知识和技能的健康教育。

（2）为患儿母亲提供社区其他脑瘫患儿家长的联系方式。

（3）为患儿母亲提供社区康复资源。

（三）社区护理计划

社区护士应与居民共同制定社区护理计划。若社区健康问题较多，需对问题进行排序，从而确定护理目标及具体的护理措施。以上述建筑施工影响居民休息为例。

1. 确定社区护理问题优先顺序的原则

（1）问题的严重性　危害严重的问题应优先解决，如影响人数多、致死率高、造成残障的比例高、经济损失大的问题应优先解决。

（2）预防效果　可预防的健康问题应优先处理，防患于未然远比问题发生后产生不良后果再行补救更有效。

2. 护理目标

（1）1日内社区管理人员能陈述噪声对健康的危害。

（2）3日内施工单位能够与社区护士、社区管理人员及居民共同协商解决噪音污染的方法。

（3）1周内夜间施工的噪声问题得到解决。

3. 护理措施

（1）社区护士向社区管理人员及居民讲解有关"城市区域环境噪声标准"及"社会生活噪声污染防治的法律规定"。

（2）社区护士、社区管理人员及居民代表与施工单位管理人员共同协商解决夜间施工噪声污染的问题。

四、护理实施

护理实施（nursing implementation）也称为护理干预，是护士帮助护理对象实现预期目标的护理活动和具体实施方法，其规定了解决健康问题的护理活动的方式与步骤。

（一）个人护理实施

社区护士根据所制定的护理计划对个人实施健康护理，如日常保健指导、用药指导、护理技术操作指导等。

（二）家庭护理实施

实施家庭护理是将家庭护理计划付诸行动的阶段，具体内容包括：

1. 指导家庭营造安全有效的交流环境和场所。

2. 对家庭进行健康教育，并提供有效的信息。

3. 为缺乏自护能力的家庭提供直接的护理。

（三）社区护理实施

1. 社区护理实施包括社区健康的基础资料调研、具有共性健康问题群体的教育及保健指导、社区健康档案的管理、向政府提案和社区整体环境规划等。

2. 社区护士在实施护理干预前应熟练掌握相关知识与技能，预测实施中可能出现的障碍，准备良好的实施环境。

3. 实施过程中需调动社区服务对象的积极性，与社区多部门合作，充分利用社区各种资源，进行分工协作或授权执行。

4. 实施结束应及时做好记录。

五、护理评价

护理评价（nursing evaluation）是衡量和检查是否达到预期目标的过程。

（一）护理评价的方法

1. 交谈法   是评估者通过与服务对象双向交流的形式获取信息的过程。

2. 问卷调查   根据评价目的，制定有关项目的调查表，根据调查表内容收集相应的资料。

3. 直接行为观察   是通过对护理干预对象或服务对象的表现和行为直接进行观察而获取

所需资料的过程。

4. 填表法 服务对象按要求逐项填写，最后获得评价资料。

（二）护理评价的常用指标

1. 个人护理评价常用指标 包括生理、心理、社会、文化的相应评价标准。

2. 家庭护理评价常用指标 包括家庭功能、家庭发展任务情况、资源运用情况的评价指标。

3. 社区护理评价常用指标 包括人员投入、设备和物品消耗，以及与社区健康相关的各种指标：如平均寿命、死亡率、患病率、健康普及率、不良生活行为改善率、健康教育覆盖率、体检率、疾病检出率、离婚率、自杀发生率等。

护理评价是社区护理程序的最后一步，主要是测量和判断目标实现的程度和措施的有效性。评价也是总结经验，吸取教训，改进工作的系统化措施。若目标达到，说明通过护理措施，解决了原来的护理问题；若目标未达到，则要对其原因进行分析，并重新进行评估、诊断，制定护理计划，以及进行护理实施和评价等。

第二节　社区健康教育与健康促进

健康教育是社区护理重要的工作方法。在社区护理实践中开展有效的健康教育，可引导社区居民树立健康意识，关心个体、家庭和社区的健康问题，养成良好的健康行为和生活方式，提高自我保健能力和群体健康水平，并积极参与健康教育与健康促进规划的制定和实施，从而促进我国 21 世纪"以知识促进健康"卫生发展战略的实现，提升全民健康素质。

健康促进是健康教育事业发展的必然结果。有关政治、经济、文化、环境的因素，都可能促进健康或危害健康。尽管人们已经认识到健康教育的重要性，但要想达到预期效果，将健康教育同强有力的政府承诺和支持相结合尤为必要。

一、健康相关行为

行为是有机体在内外环境刺激下所产生的生理、心理反应。关于人类行为，美国心理学家伍德渥斯（Woodworth）提出了著名的 S－O－R 模式（图 2－1）。S 代表内外环境中的刺激源；O 代表有机体，即行为主体人；R 代表人的行为反应。

$$S \longrightarrow O \longrightarrow R$$

刺激源　　　　有机体　　　　行为反应

（Stimulus）　（Organism）　（Reaction）

图 2－1　S－O－R 模式

健康相关行为是指人类个体和群体与健康和疾病有关的行为。按照 S－O－R 模式，健康相关行为可理解为人类在内外环境刺激下所引起的与健康和疾病相关的行为反应。个体在各种因素的刺激下，可做出有益于健康或不利于健康的决策，从而实施促进健康或危害健康的行为。

（一）健康相关行为的分类

按照对行为者自身和他人健康状况的影响，可将健康相关行为分为促进健康行为和危害健康行为。

1. 促进健康行为　促进健康行为是指个体或群体表现出的客观上有利于自身和他人健康的一组行为。

（1）特征　对日常生活中的各种促进健康的行为，有一定的判定标准，主要表现为以下5项基本特征：①有利性：行为有益于自身、他人和全社会，如不吸烟、不酗酒。②规律性：行为规律有恒，非偶然行为，如起居有常、饮食有节。③和谐性：个体的行为表现既具有鲜明的个性，又能根据整体环境随时调节自身行为，使个体或团体行为有益于自身、他人的健康。④一致性：外显的行为与内在的心理情绪协调一致，没有"冲突"或"表里不一"的表现。⑤适宜性：行为强度有理性控制，个体行为能表现出忍耐和适应，无明显冲动的表现，且强度对健康是有利的。

（2）分类　根据以上特征，可将促进健康行为细分为5类：①日常健康行为：如合理营养、平衡膳食、充足睡眠、积极锻炼等。②戒除不良嗜好：戒除对健康有害的个人偏好，如不吸烟、不酗酒、不滥用药物等。③避开有害环境行为：避开有害的物理环境及积极应对不利于健康的社会环境。④预警行为：是指预防事故发生和事故发生后正确处置的行为，如乘坐飞机、汽车系安全带，意外事故发生后的自救和互救。⑤合理利用卫生服务资源：包括保健行为、求医行为、遵医行为及适应患者角色行为等。

2. 危害健康行为　危害健康行为是个体或群体在偏离个人、他人乃至社会健康期望方向上表现出的一组行为。

（1）特征　①危害性：对自己、他人和社会的健康有直接或间接的、明显或潜在的危害。②稳定性：对健康的危害有相对的稳定性，其影响具有一定的作用强度和持续时间。③习得性：是个体在后天生活经历中习得的，又被称为"自我创造的危险因素"。

（2）分类　危害健康的行为通常分4类。

1）不良生活方式与习惯：生活方式是指作为社会主体的人，为生存和发展而进行的系列日常活动行为。其一旦形成就有动力定型，即行为者不必消耗很多的心智和体力就能自然而然地完成。不良生活方式是人们习以为常的、对健康有害的行为习惯，如吸烟、酗酒、缺乏运动锻炼、高盐高脂饮食、不良进食习惯等。不良生活方式与肥胖、心脑血管疾病、早衰、癌症等关系密切。

2）致病性行为模式：致病性行为模式是导致特异性疾病发生的行为模式，目前国内外研究较多的是 A 型行为模式和 C 型行为模式：①A 型行为模式：是一种与冠心病密切相关的行为模式，又称为"冠心病易发行为"，其核心表现为不耐烦和敌意。平时争强好胜，工作节奏快，有时间紧迫感；警戒性和敌对意识较强，勇于接受挑战并主动出击，而一旦受挫就不耐烦。产生该行为的根本原因是过强的自尊和严重的不安全感。A 型行为者由于长期生活在紧张的节奏之中，体内通常有去甲肾上腺素、睾酮和血清胆固醇的异常升高，由此促进肾素、血管紧张素持续大量释放，导致血压升高、冠状动脉收缩、血管内脂质沉着加快、粥样硬化斑块过早脱落等。A 型行为者冠心病发病率、复发率和致死率比正常人高 2～4 倍。②C 型行为模式：是一种与肿瘤发生有关的行为模式，又称为"肿瘤易发行为"。其核心表现为情绪过分压抑和自我克制，爱生闷气，表面忍耐而内在情绪起伏大。C 型行为者体内神经－体液水平长期紊乱，导致免疫功能下降。研究表明，C 型行为者恶性肿瘤的发生率比正常人高 3 倍左右。

3）不良疾病行为：不良疾病行为可发生在从个体感知、自身患病到疾病康复这一过程的任何阶段，常有瞒病行为、恐惧、不及时就诊、不遵守医嘱、角色行为超前或缺如、角色心理冲突，以及悲观绝望等心理状态或求神拜佛等迷信行为。

4）违反社会法律、道德的危害健康行为：如吸毒、性乱等既直接危害行为者个人健康，又严重影响社会健康与正常社会秩序的行为。

（二）健康相关行为改变的理论

人类的健康相关行为受多种因素影响，健康相关行为的改变过程非常复杂。各国学者提出多种改变行为的理论，以期改变人们的健康相关行为，应用较多的理论模式有知信行模式、健康信念模式和行为阶段转变模式。

1. 知信行模式　知信行模式（knowledge，attitude，belief，practice，KABP）亦称为认知模式，即知识、态度/信念、行为理论。该理论主要阐述人类健康行为的形成包括获取知识、产生信念及形成行为 3 个连续过程，其中知识是基础，信念和态度是动力，产生促进健康行为是目标。

该理论认为，人们首先要掌握健康相关知识，并对知识进行积极的思考，相信这些知识，并激发强烈的健康责任感，逐步形成信念。信念确立以后，如果态度未发生转变，行为转变的目标也难以达到。因此，信念的确立和态度的转变是其中两个关键步骤，是行为转变的前提。在帮助人们形成健康行为的过程中，可通过增加信息的权威性、实例强化、针对性的干预措施等方法来促进人们健康信念的建立和态度的转变，从而主动形成有益于健康的行为。

2. 健康信念模式　健康信念模式（health belief model，HBM）由 Hochbaum 于 1958 年提出，后经 Becker、Rosenstock 等社会心理学家修订而逐步完善。该模式以心理学为理论基础，解释人们采取或不采取健康行为的主要原因，以预测人们对预防性健康行为的执行与否。该模式认为，健康信念是人们接受劝导、改变不良行为、采纳健康行为的关键。

该模式由 3 部分组成，即个体认知、修正因素和行动的可能性（图 2-2）。该模式的核心是感知威胁和知觉益处，前者包括对疾病易感性和疾病后果严重性的认知，后者包括对健康行为有效性的认知。

（1）个人认知　个人认知是指个体感知到某种疾病或危险因素的威胁，并进一步认识到问题的严重性。

1）对疾病易感性的认知：人们需要判断自己患此疾病的概率大小，概率越大，越容易采纳健康行为。

2）对疾病严重性的认识：人们对疾病引起的后果的判断，包括临床后果（疼痛、伤残或死亡）及社会后果（对事业、家庭及社会关系的影响）。相信其后果越严重，患者越可能采纳健康行为。

（2）修正因素

1）人口因素、社会心理因素及知识结构因素：人口因素，包括年龄、性别、民族、人种等；社会心理因素，如人格特点、社会阶层、社会压力等；知识结构性因素，如个体对健康或所患疾病的认识等。不同特征的人采纳健康行为的可能性不同，如老年吸烟者对于烟草导致冠

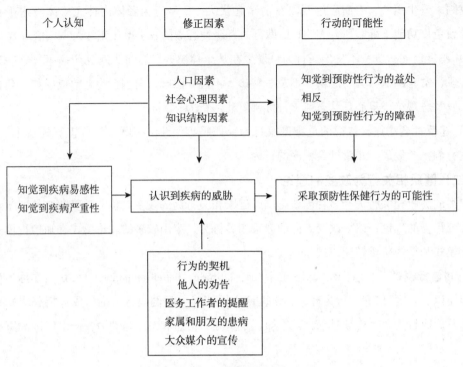

图 2 - 2　健康信念模式

心病、肺癌的认知要比青年人深刻，因此戒烟的可能性较青年人大。

2）行动的线索：如大众媒介对疾病预防与控制的宣传、医生建议采纳的健康行为、家人或朋友患有此种疾病等都有可能作为提示因素诱发个体采纳健康行为。提示因素越多，个体采纳健康行为的可能性越大。

（3）行动的可能性　包括对预防性健康行为利益及障碍的认知。

1）对预防性健康行为益处的认知：是指个体对实施或放弃某种行为后，能否有效降低患病的危险性或减轻疾病后果的判断，如个体相信吸烟确实与多种疾病有关，对健康的危害很大。

2）对预防性健康行为障碍的认知：是指个体采纳健康行为将会面临障碍的主观判断。个体需要克服现存危害健康行为带来的内部回报和外部回报。内部回报是指实施有害健康行为所带来的主观的愉快感受，如抽烟所致快感；外部回报是指实施有害健康行为所带来的某种客观的好处，如吸烟所致的交往便利。

对健康行为益处的信念越强、面临的障碍越小，个体采纳健康行为的可能性越大。

二、社区健康教育

健康教育是实施社区健康促进的主要手段，是社区护理工作的重要内容之一。社区健康教育是基于健康教育学理论及健康教育的工作方法和程序建立起来的，目的在于发动和引导社区个体和群体树立健康意识，关爱自己、家人和社区的健康问题，积极参与健康教育和健康促进的计划和实施，建立良好的行为与生活方式，提高自我保健能力和群体健康水平。

（一）相关概念

1. 健康教育（health education）　健康教育是通过有计划、有组织、有系统的教育活动和社会活动，帮助个体和群体掌握卫生保健知识、树立健康观念，促使人们自觉地采纳健康的行为和生活方式，消除或减轻影响健康的危险因素，预防疾病，促进健康和提高生活质量。

健康教育的目的是使个体或群体改变不良行为和生活方式。通过健康教育，可以使人们掌握卫生保健知识，提高认知水平，建立追求健康的理念和以健康为中心的价值观，促使个人健康行为的养成，促进社会文明与进步。

2. 社区健康教育（community health education）　社区健康教育是以社区为基本单位，以社区人群为教育对象，以促进居民健康为目标，有目的、有计划、有组织、有评价的系统的健康教育活动。

社区健康教育的目的是：①提高和促进社区人群健康和自我保护意识，积极培养居民的责任感。②增进居民自我保健的知识和技能。③促使居民养成有利于健康的行为和生活方式。④合理利用社区的保健服务资源。⑤减低和消除社区健康危险因素。⑥广泛开展不同领域的护理健康教育实践和研究，对于健康教育的实践经验和理论发展具有十分重要的意义。

（二）社区健康教育程序

1. 社区健康教育评估　评估，即收集资料。社区健康教育评估是指社区健康教育者或社区护士通过各种方式收集有关健康教育对象和环境的信息与资料并进行分析，了解健康教育对象的需求，为开展健康教育提供依据。

（1）评估内容　①教育对象：首先要明确教育对象的需求，社区护士重点收集的资料包括一般资料，如性别、年龄、健康状况、遗传因素等；生活方式，主要有吸烟、酗酒、饮食、睡眠等；学习能力，如文化程度、学习经历、学习兴趣、学习方式等；对健康知识的认识情况，如常见病的相关知识、疾病的预防方法、服药知识等。②教育环境：包括生活环境、学习环境、社会环境；③卫生资源：包括医疗卫生机构的数量及位置、享受基本医疗卫生服务的情况、卫生政策与立法情况、社会经济状况等。④教育者：包括教育者的学历、能力、经验水平以及对健康教育工作的热情等。

（2）评估方法　评估方法分为直接评估和间接评估：①直接评估：采用观察法、焦点人物访谈、问卷调查、召开座谈会等评估方法。②间接评估：采用查阅文献资料、查阅档案、开展流行病学调查等评估方法。

2. 社区健康教育诊断　诊断，即确定问题。社区护理健康教育诊断是指社区健康教育者或社区护士根据已收集的资料进行整理与分析，针对社区群体共同的健康教育需求，确定教育对象的现存或潜在的健康问题及相关因素。

（1）确定教育诊断　①列出教育对象现存或潜在的健康问题：教育者应根据收集的资料，找出教育对象现存的和可能出现的健康问题。②选出可通过健康教育解决或改善的健康问题：教育者在列出的所有健康问题中，排除由生物遗传因素所导致的健康问题，从而挑选出由行为因素导致的、可通过健康教育改善的健康问题。③分析健康问题对教育对象健康所构成的威胁程度：教育者将挑选出的健康问题按其严重程度加以排列。④分析开展健康教育所具备的能力及资源：教育者对社区内及本身所具备开展健康教育的各种人力、物力资源及能力进行分析，从而决定所能开展的健康教育项目。⑤找出与健康问题相关的行为、环境因素和促进行为改变的相关因素。

（2）确定优先项目　优先项目是指能够反映群众最迫切需要，并且通过干预能达到最佳效果的项目。教育者应在尊重教育对象意愿的基础上，根据其重要性、可行性及有效性排列来确定优先项目。

3. 社区健康教育计划   科学地制定健康教育计划，是组织实施健康教育工作的基础和必要前提。制定计划要以教育对象为中心，遵循一定的原则，明确教育的目标，确定教育的内容，选择适当的教育方法，确定教育的评价方式和指标。

（1）计划设计原则   计划的设计应遵循6项原则：①目的性：每一项计划都必须明确目标。②整体性：社区健康教育是社区卫生工作的一部分，不能脱离社区卫生服务而独立存在。③前瞻性：计划是面向未来发展的，在制定社区健康教育计划时要预测未来，考虑并把握未来发展要求。④弹力性：在制定计划时，要尽可能预见到实施过程中可能遇到的问题，留有余地。⑤实用性：制定计划时不能从主观意愿出发，要依据社区可利用的人力、物力、财力、政策等因地制宜地计划。⑥参与性：使社区群众参与到项目立项、计划设计和实施的整个过程中。

（2）确立目标   明确通过健康教育，最终要达到什么目标，要制定近期目标和远期目标。教育的具体目标可分为教育目标、行为目标、健康目标和政策与环境目标4个方面。

（3）确定教育者和教育对象   ①健康人群：侧重于定期健康检查，提高对健康危险的警惕性，帮助他们促进健康和维持健康。②高危人群：侧重于预防性教育，帮助他们了解疾病危险因素及如何做好自我健康管理，学会疾病的自我检查和自我监测，纠正不良行为，消除健康隐患。③患病人群：侧重疾病康复知识教育，提高遵医行为，促进他们自觉锻炼，减少残障，提高生存质量。④患者家属及照顾者：侧重疾病相关知识、自我监测方法和家庭基础护理技能的教育，掌握科学的护理技能。

（4）教育内容的选择   健康教育的内容根据教育对象的需求而确定，可以划分为3大类：①一般性教育：包括常见病、多发病的防治知识，环境保护，饮食营养，活动与安全，心理健康，计划生育，常用药品的储存、使用和管理等。②特殊性教育：社区特定人群（如老人、儿童、青少年、妇女、残疾人等）的健康问题及特定疾病的治疗、康复、护理知识等。③卫生管理法规教育：包括相关法律法规及卫生政策的教育，使社区居民养成良好的道德观与健康观，提高责任心，自觉维护社区健康水平。

（5）教育方法的选择   根据教育对象、教育内容来选定教育方法，同时注意多种方法的联合应用。常用的教育方法有语言教育、文字教育、电化教育、案例教育、同伴教育等。

（6）确定教育实践地点   根据项目的目的、教育对象、教育内容和方法，确定教育地点，可选择在社区、学校、企业或机构、公共场所、居民家庭等。

4. 社区健康教育实施   社区健康教育实施即将计划中的各项措施变为实践。在制定了完善的社区护理健康教育计划后，即可付诸实施。实施的过程包括组织、准备和具体实施3个环节。

（1）组织   社区健康教育活动涉及多部门、多学科、多手段，如果没有权威的组织来进行领导和协调将难以进行。因此，实施的首要任务是开发领导部门的参与，并动员多部门协作，建立一个支持性政策环境。具体组织内容有：①领导机构：一个有影响力、决策力和高效的领导机构是实施教育计划的基础。领导小组的职责是审核实施计划，听取进展报告，提供政策支持，解决实施过程中的困难。②执行机构：负责健康教育的具体运行，由专业人员组成，每个成员应保证能够完成任务。③组织间的协调与合作：完善各部门间的合作也是健康教育实施成败的关键，应组织社区相关部门、机构、团体参与，共同建立起社区工作网络，发挥各自作用，保证目标的顺利实现。④政策支持：项目成功的标志不是项目的完成，而是在实施期间进行政策开发和制定。⑤动员社区人群参与：实施过程中，动员政府各部门、各群众团体和组织、大众媒体、教育者等积极参与，帮助社区居民提高对健康的认识和参与精神，向社区提供技术支持和帮助，与组织机构建立联系，促进"社区赋权"。

（2）准备　此阶段要完成3方面的工作：①制定实施工作表：工作表是实现具体目标的详细操作步骤，包括每一项活动的具体内容、工作范围、活动应达到的目标、具体执行人员，以及所需要的设备、资源、经费等。②人员培训：培训的组织分教学和后勤保障两部分。应做好培训的时间和地点、内容和时间分配、培训方法等计划。培训方法的选择不同于学校教育，可以采用如角色扮演、案例分析、小组讨论和"头脑风暴"等方法。③配备必要物资：运用于目标人群的设备设施，因项目不同存在差异，如社区高血压预防项目可能需要血压计、盐勺、体重计、计步器等；运用于人员培训的设备设施，如笔记本电脑、投影仪、激光笔等；日常办公用品，如电话、照相机、录音笔、摄像机、复印机、文具纸张等；交通工具，如车辆等。

（3）具体实施　在实施过程中要注意以下几个方面：①要注意营造一个良好的学习环境，并获得相关社区领导的支持。②要注意采用灵活多样的教育方式和方法，并能不断创新。③注意正面典型事例的培育，并积极推广，争取以点带面。④要注意质量控制，应及时记录各种信息，做好资料的收集和保存。

质量控制的目的是，确保各项活动能按照目标完成并符合质量要求。其主要内容包括：①进度监测：是否在特定时期内完成了特定的工作，适时进行调整。②内容监测：项目活动内容是否属于项目计划，根据实际情况进行调整。③数量与范围监测：工作活动数量与范围是否与计划一致。④费用监测：对各项干预活动经费开支进行监测，确保整个项目的经费合理使用。⑤目标人群监测：了解目标人群参与项目的情况，对项目的满意程度及建议，目标人群认知、行为的变化，必要时调整干预活动。

完成上述内容，通常采用的方法有记录与报告、现场考察和参与、审计法、调查法等。

5. 社区健康教育评价

（1）过程评价　过程评价包括对执行者的评价、针对组织的评价、针对政策和环境的评价等，贯穿整个实施过程。过程评价的指标包括活动的执行率、活动的覆盖率、活动的有效指标、目标人群的满意度、活动经费的使用率等。过程评价可以通过查阅档案资料、目标人群调查、现场观察等手段来完成。

（2）近期效果评价　评估干预所导致目标人群健康相关行为及其影响因素的变化，如通过实施控烟计划，目标人群的知识、信念、态度发生改变，吸烟率下降。

（3）远期效果评价　远期效果评价是对健康教育的总体目标进行评价，着眼于对健康教育实施后目标人群健康状况，甚至生活质量的评估。远期效果评价包括：①目标人群的健康状况，如生理和心理健康指标、疾病与死亡指标的改变。②目标人群生活质量，如生活质量指数、生活满意度指数等的变化。远期效果评价可以通过人口学调查、问卷调查等方式进行。

（三）社区护士在社区健康教育中的角色

1. 健康教育活动组织者。

NOTE

2. 健康信息传递者。

3. 健康行为指导者、监督者、支持者和协助者。

4. 健康教育效果评价者。

（四）社区健康教育服务规范

卫生部颁发的《国家基本公共卫生服务规范（2011 年版）》（附录Ⅰ）对我国健康教育服务规范进行了明确的阐述，具体内容包括健康教育服务对象、教育内容、服务形式、服务流程、服务要求及考核指标等，为我国社区健康教育服务规范提供了有效的指导。

三、社区健康促进

（一）相关概念

1. 健康促进（health promotion）   1986 年 11 月 21 日，WHO 在加拿大的渥太华召开的第一届国际健康促进大会，大会通过的《渥太华宣言》提出："健康促进是促使人们提高、维护和改善他们自身健康的过程，是协调人类与他们所处的环境之间的战略，规定个人与社会对健康各自所负的责任。"这一概念表达了健康促进的目的、范围和方法。

目前学术界多采用的是美国教育学家劳伦斯·格林（Lawrence W. Green）和他的团队提出的概念："健康促进是指一切能促使行为和生活条件向有益于健康改变的教育和环境支持的综合体。"这一概念强调创造支持性环境。

2. 社区健康促进（community health promotion）   社区健康促进是指通过健康教育和环境支持改变个体和群体行为、生活方式与社会影响，降低本地区发病率和死亡率，以提高社区居民生活质量和文明素质而进行的活动。其构成要素包括健康教育和一切能够使行为、环境改变的经济、政策、组织等支持系统。

（二）健康促进相关理论

1. 格林模式（PRECEDE - PROCEED 模式）   格林模式又称为健康诊断与评价模式。由美国著名的健康教育学家劳伦斯·格林（Lawrence W. Green）主创，是世界上应用最广、最具权威性的模式。PRECEDE - PROCEED 模式前后呼应，为规划设计、执行及评价提供了一个连续的步骤。其包括两个阶段 9 个步骤：

第一阶段：PRECEDE，即评估阶段，是由在环境的评价中应用倾向因素、促成因素和强化因素英文首字母排列而成，包括社会诊断、流行病学诊断、行为与环境诊断、教育与组织诊断及管理与政策诊断 5 个步骤。

第二阶段：PROCEED，含义是继续进行，即执行与评价阶段。是由在环境干预中应用的政策、法规和组织手段的英文首字母组成，是计划实施和评价阶段。

格林模式注重教育与组织诊断，强调倾向因素、促成因素和强化因素对健康行为的影响，并强调促进的最终目标是提高人群的生活质量。

格林模式的 9 个步骤的具体内容为：

（1）社会诊断（social diagnosis）   社会诊断是生物 - 心理 - 社会医学模式的具体体现。其主要目的是从分析广泛的社会问题入手，了解社会问题与健康问题的相关性，其重点内容包括生活质量和社会环境评价。生活质量受社会政策、社会服务、卫生政策和社会经济水平的影响；社会环境评价包括对社会政策环境、社会经济环境、卫生服务系统健康教育工作的完善性、社会资源的利用状况和对健康的投入情况的评价。

（2）流行病学诊断（epidemiological diagnosis） 流行病学诊断是按照流行病学特有的内容进行诊断。其主要任务是要客观地确定目标人群的主要健康问题以及引起健康问题的行为因素和环境因素。流行病学诊断要描述人群的躯体健康问题、心理健康问题、社会健康问题及相对应的各种危险因素的发生率、频率、强度等，以确定健康问题的相对重要性，并揭示健康问题随年龄、性别、种族、生活方式、住房条件和其他环境因素变化而变化的规律。特别是通过对与健康相关的行为危险因素发生、分布、强度、频率等研究所获取的信息，往往就是健康教育和健康促进项目的干预重点。总之，流行病学诊断最终应回答以下 5 个问题：①威胁目标人群生命与健康的问题是什么？②影响该疾病或健康问题的危险因素是什么？其中最重要的危险因素是什么？③这些疾病或健康问题的受害者在性别、年龄、种族、职业上有何特征？④这些疾病或健康问题在地区、季节、持续时间上有何规律？⑤对哪些（哪个）问题进行干预可能最敏感？预期效果和效益可能最好？

（3）行为与环境诊断（behavioral and environmental diagnosis） 行为诊断是确定导致目标人群疾病或健康问题发生的行为危险因素，其主要任务包括 3 个方面：①区别引起疾病或健康问题的行为与非行为因素：分析导致已知疾病或健康问题因素是否为行为因素。②区别重要行为与相对不重要行为：以下 2 条原则是区别重要与相对不重要的原则：行为与疾病或健康问题的密切程度；是否经常发生的行为。③区别高可变性行为与低可变性行为：所谓高可变性行为与低可变性行为是指通过健康教育干预，某行为发生定向改变的难易程度。高可变性行为是，正处在发展时期或刚刚形成的行为；与文化传统或传统的生活方式关系不大的行为；在其他计划中已有成功改变实例的行为；社会不赞成的行为。低可变性行为是，形成时间已久的行为；深深植根于文化传统或传统的生活方式之中的行为；既往无成功改变实例的行为。

环境诊断是为确定干预的环境目标奠定基础。其主要步骤为，从众多的社会环境因素中，找出与行为相互影响的环境因素；根据环境因素与健康和生活质量关系的强度，以及该环境因素所导致的发病率、患病率、罹患率状况，确定其重要性；根据环境因素是否可通过政策、法规等干预而发生变化，从而确定其可变性；将重要性与可变性结合分析，确定干预的环境目标。

（4）教育与组织诊断（educational and organizational diagnosis） 教育与组织诊断是分析影响健康行为的因素并确定干预重点。诊断行为受多种因素的影响，主要包括遗传因素、环境因素和学习因素。在格林模式中，将这些因素划分为倾向因素、强化因素和促成因素 3 类。任何一种健康行为均会受到这 3 类因素的影响，教育诊断主要分析这 3 类因素：①倾向因素：是指产生某种行为的动机、愿望，或诱发某行为的因素。倾向因素包括知识、信念、态度和价值观。②促成因素：是指使行为动机和意愿得以实现的因素，即实现或形成某行为所必需的技能、资源和社会条件，包括保健设施、医务人员、诊所、医疗费用、交通工具、个人保健技术及相应的政策法规等。③强化因素：是指激励行为维持、发展或减弱的因素。主要来自社会的支持、同伴的影响和领导、亲属及保健人员的劝告等。

倾向因素是内在动力，促成因素和强化因素是外在条件。

（5）管理与政策诊断（administrative and policy diagnosis） 管理与政策诊断是分析制定和执行计划的组织与管理能力，其核心内容是组织评估和资源评估。组织评估包括组织内分析和组织间分析两个方面；资源评估则是对实施健康教育与健康促进的资源进行分析。

组织内分析系指对健康教育与健康促进内部的分析，如有无实施健康教育和健康促进的机构，该机构是否为专业机构，对项目重视程度如何，有无实践经验和组织能力，以及资源的配置等问题。

组织间分析系指主办健康教育和健康促进的组织外部环境，分析外环境对计划执行可能产生的影响，包括该健康教育项目与本地区卫生规划的关系、政府卫生行政部门对健康教育的重视程度和资源投入状况，本地区其他组织机构参与健康教育的意愿和现况，社区群众接受和参与健康教育的意愿和现状，社区是否存在志愿者队伍等。

（6）健康促进计划的实施　实施计划是按照已制定的计划执行健康促进的策略。

（7）过程评价（process evaluation）　在实施健康促进的过程中，不断进行评价，找出存在的问题并及时进行计划的调整。

（8）效果评价（impact evaluation）　对健康促进所产生的影响及短期效应进行及时的评价。主要评价指标有干预对象的知识、信念、态度等转变。

（9）结果评价（outcome evaluation）　健康促进活动结束后，按照计划检查是否达到了目标，特别是长期目标。常用的评价指标有发病率、伤残率和死亡率等。

2. 联合国儿童基金会模式　联合国在培训资料中，将健康促进计划分为 2 个阶段 9 个步骤。第一阶段为计划前研究阶段，其任务是评估需求，包括问题与政策分析、形式分析、目标人群分析 3 个步骤。第二阶段为计划活动研究阶段，其任务是制定对策，包含制定目标、确定干预策略、材料准备与进行预试验、制定人员培训计划、活动与时间管理和监测与评价 6 个步骤。

（三）社区健康促进的活动领域

《渥太华宪章》不仅明确了社区健康促进是实现初级卫生保健目标的重要策略，也阐明了社区健康促进的 5 个主要活动领域。

1. 制定促进健康的公共政策　社区健康促进的政策是由多方面的因素组成，包括政策、法规、财政、税收和组织改变等，而政策是针对所有部门。社区健康促进明确要求非卫生部门实行健康促进政策，其目的就是要使社区居民容易做出更有利于健康的选择。

2. 创造支持性环境　社区健康促进必须创建一种对健康更加支持的环境，必须是安全的、满意的和愉快的工作条件，应注重系统地评估环境对健康及健康相关行为的影响，通过政策倡导社会多部门和社区群体提出有针对性的策略，保证自然环境和社会环境的健康发展，合理开发并充分利用社区资源。

3. 强化社区行动　社区健康促进工作通过具体有效的社区行动，发现社区现存的和潜在的健康问题，明确社区的健康目标并确定优先项目，进而做出决策，发动社区力量，挖掘社区资源，积极有效地提高社区群众参与卫生保健计划制定和实施的积极性和责任感，实现社区健康与发展目标及社区和个人赋权。

4. 发展个人技能　个人的技能包括基本的健康知识、疾病预防、自我保健技能、自我健康维护和家庭健康管理能力、保护环境与节约资源的意识、维护公众健康与安全的意识和能力等。鼓励个体不断学习是实现个体有效维护自身健康及其生存环境的途径。

5. 调整卫生服务方向　调整卫生服务方向极为重要，将社区健康促进和疾病的预防作为卫生服务模式的一部分，能够缩短卫生投入及资源配置与人群健康需求之间的差距，适应人类健康发展，是社会平稳进步的根本保障。

（四）社区健康促进活动的主要影响因素

1. 组织与动员社区及全社会参与是首要策略 组织与动员社区参与主要包括领导层、社区人群、宗教团体、专业技术群体、家庭及个人的参与。同时组织与动员全社会参与，开发各级政府和相关部门，协调社区各部门，形成支持性网络，共同对社区的健康承担责任，创建有益的健康促进环境。

2. 干预与支持是中心环节 社区健康促进从整体上对人群相关行为和生活方式进行干预，内容涉及疾病防治及生态环境的改善等，范围广泛，包括个人、家庭、社区的健康，贯穿医疗保健的各个方面。

3. 加强信息传播是重要手段 充分利用社区的宣传渠道，采用多种传播方式相结合。

4. 加大资金投入是保证 充分开发和利用社区资源，争取政府部门的财政支持，增加对健康卫生服务的经费投入。

5. 加强人员培训是基础 人才队伍建设是社区健康促进的重要环节之一，社区健康促进人员的专业水平高低直接影响社区健康促进的质量。

6. 注重计划设计和评价是关键 为避免社区健康促进工作的盲目性和减少资源浪费，社区健康促进工作应以社区健康需求评估为基础，应具有明确的目标、任务、方法、所需资源、实施步骤等，形成科学的计划并予以实施。

（五）社区健康促进的内涵及主要内容

1. 社区健康促进的内涵 社区健康促进是推进初级卫生保健和实现"健康为人人"的全球战略的关键要素，其内涵体现在以下几个方面。

（1）社区健康促进的工作主体不仅仅是卫生部门，而是社会的各个领域和部门。

（2）社区健康促进涉及整个人群的健康和生活的各个层面，而非仅限于疾病预防。

（3）社区健康促进直接作用于影响健康的各种因素，包括生物、生态、社会、行为和卫生服务等。

（4）社区健康促进是运用多学科、多部门、多手段来增进群体的健康。

（5）健康促进强调个体、家庭、社区和各种群体积极参与健康促进活动的全过程。

（6）社区健康促进是建立在大众健康生态学基础上，强调健康 – 环境 – 发展三者合一的活动。

2. 社区健康促进的主要内容 我国的社区健康促进活动主要是在各级政府的领导下进行，具有自身的特色。国家正在积极推行医疗卫生改革，大力发展社区卫生服务，初级卫生保健规划也在实施。抓好社区卫生服务，结合社区文明创建工作，建立健康促进示范区是行之有效的方法。其内容包括以下几个方面。

（1）建立社区健康促进委员会，并纳入考评管理。

（2）建立健全社区健康教育和健康促进网络。

（3）动员社区参与，充分利用社区资源，建设文明卫生的社区环境。

（4）完善各项管理制度，以行政、组织、社区规范、评比奖惩等措施促进工作的开展。

（5）提供社区基本卫生服务，如建立健康档案、重点人群监测、常见病的筛查、社区咨询等。

（6）评估社区需求，开展社区干预，评价干预效果。

健康促进作为当代卫生政策的核心举措，已成为新时期卫生体制改革的重点之一，并作为干预社区群众的健康相关行为和生活方式、改善社区环境的主要手段，在社区卫生工作中发挥着越来越重要的作用。

第三节　家庭访视

家庭访视是社区护理工作方法之一。通过家庭访视，社区护士可以了解居民健康状况，建立家庭健康档案，开展有针对性的家庭护理、健康教育、保健指导等服务。

一、家庭访视的概念

家庭访视（home visit）简称家访，是为了维持和促进个人及家庭健康，在服务对象的家庭里进行有目的的交往活动。家庭访视是开展社区护理的重要工具。

二、家庭访视的目的

1. 协助家庭发现健康问题及其影响因素　在家庭环境中对家庭成员的健康观和行为，家庭的结构、功能、资源和环境进行评估，可收集真实的资料，确定家庭健康问题及影响家庭健康的相关因素。

2. 为居家的病、伤、残者提供各种必要的保健和护理服务　家庭访视可消除家庭环境中的不安全因素、致病因素，确保家庭环境的健康，充分发挥家庭功能，促进家庭成员之间的相互关心和理解。

3. 促进家庭健康功能　家庭访视可促进家庭成员的正常生长发育，并提供有关健康促进和疾病预防的健康知识。

4. 建立良好的信任关系　访视对象在熟悉的家庭环境中可与社区护士充分交谈，这有利于双方建立良好的信赖关系，有助于家庭访视活动的进行，有效利用支持系统。

三、家庭访视的种类

根据访视目的、对象和内容的不同，可将家庭访视分为评估性家访、预防保健性家访、连续性家访和急诊性家访。

1. 评估性家访（evaluation family visit）　其目的是进行家庭健康评估，发现健康问题，为制定护理计划提供依据。

2. 预防保健性家访（preventive care home visit）　其目的是进行疾病预防、日常保健指导，提高家庭成员保健知识水平及自我健康管理能力。

3. 连续性家访（continuous family visit）　其目的是为居家患者提供直接的护理服务，如慢性病患者及残疾人。

4. 急诊性家访（emergency family visit）　其目的是处理家庭临时和紧急情况，有突发健康问题的家庭，需提供临时护理服务或紧急救护的家庭。

四、家庭访视的程序

家庭访视的程序包括访视前、访视中、访视后 3 个阶段。

（一）访视前

访视前，社区护士应确定家庭访视的对象及优先次序，对访视家庭进行初始评估，制定家庭访视计划，联络被访家庭，准备家庭访视的用品，安排访视路线。

1. 访视的优先次序

（1）先访视有严重健康问题或有急性患者的家庭，如先访视有外伤出血患者的家庭，再访视需要进行压疮换药的患者家庭。

（2）先访视健康问题涉及人数较多的家庭，如先访视食物中毒的家庭，再访视需要进行脑卒中恢复期康复训练指导的家庭。

2. 根据现有资料进行初始评估　如健康档案、健康咨询记录、既往住院治疗和护理资料等。对访视对象进行初始评估，了解其生理、心理状况，健康行为，家庭环境，社会文化状况及可利用的卫生服务资源，分析影响访视对象健康的相关因素，制定或调整家庭访视计划。

3. 制定家庭访视计划　对初次访视对象应充分利用初始评估资料，对于正在接受家庭连续性护理的访视对象，应对前次访视进行评价，及时调整计划。制定访视计划的步骤包括：

（1）确定访视对象的需求及优先次序　一次家庭访视通常不能解决访视对象所有的健康问题，应根据问题对健康影响的严重程度及可利用的资源确定本次家庭访视最需要解决的问题。

（2）确定访视目的和目标　访视目的是对家庭访视活动预期效果的总体描述，访视目标则具体陈述。例如，对于有偏瘫患者的家庭，访视目的是"有效提高患者的自理能力"，而访视目标则应具体陈述为"患者能利用辅助用具独立进餐"。

（3）确定访视内容和时间　根据访视目标和访视对象的需求及其家庭实际情况，确定访视内容和时间。访视内容应包括解决健康相关的问题及促进健康的活动，访视时间的确定应结合家庭活动的具体安排选择适宜的时间。

（4）确定访视所需物品　根据访视内容列出家庭访视需要的物品。

（5）确定评价指标　家庭访视过程中，部分访视活动的效果不能立即体现，因此评价指标应包括短期评价指标和长期评价指标。短期评价指标可评价访视对象对家庭访视活动的即时反应，帮助社区护士在访视过程中及时调整访视活动计划。长期评价是在后续的访视过程中评价以往访视活动的效果。

4. 联络被访家庭　社区护士可通过电话联系被访家庭，并在首次电话联系中介绍自己的姓名、工作单位、本次访视的目的和内容，确认访视家庭的地址，并与访视对象协商访视时间。

5. 准备访视物品　访视所需物品应根据访视目的和家庭可利用的物品情况进行准备。访视物品包括 3 类。

（1）基本物品　社区护士的家庭护理包内应配备基本物品，并在每次访视结束后及时补充，如常用体检工具（体温计、血压计、听诊器、手电筒、量尺）、常用消毒物品和外科器械

（酒精、棉球、纱布、剪刀、止血钳）、隔离用物（消毒手套、塑料围裙、口罩、帽子、工作衣）、常用药物及注射用具、记录单和健康教育材料及联系工具（地图、电话本）等。

（2）需增设的访视物品　每次家访前还应根据具体的访视目的增设访视物品，如为糖尿病患者进行饮食指导时应携带食物营养成分计算手册。

（3）可利用的家用物品　指导访视家庭准备一些家用物品，用来制作简易的护理用品，如利用座椅为脑瘫患儿制作简易的步行器，可将座椅的两前腿截去一段，装上两个小轮子。

6. 安排访视路线　社区护士应根据访视家庭地址的远近、问题的严重情况安排一天内的家庭访视路线，并准备简单的地图。

（二）访视中

访视中分为初次访视和连续性访视。家庭访视的具体内容包括与访视对象建立信任关系，核实初始评估的正确性并调整访视计划，实施家庭护理，对访视效果进行评价。

1. 与访视对象建立信任关系　双方建立信任关系的关键在于初次访视。初次访视时社区护士应进行自我介绍，解释本次访视目的、所需时间。访视中社区护士应尊重访视家庭的交流方式、文化背景，发挥访视对象的主观能动性，多给予鼓励，并以诚恳的态度与其讨论家庭存在的健康问题。

2. 核实初始评估的正确性并调整访视计划　初始评估是根据已有的健康资料对访视家庭进行评估和诊断，不一定能完全反映访视家庭的真实情况。因此，实际访视时应对初始评估进行核实，通过实地评估了解家庭实际存在的健康问题，发现新的健康需求，必要时调整访视计划。例如，社区护士在初始评估时了解到某一糖尿病患者的饮食结构不合理，需对其进行饮食指导，但通过家庭实地评估发现该患者已并发足部溃疡。因此，社区护士应及时调整访视计划，为其进行足部护理，同时进行饮食指导。

3. 实施家庭护理　家庭护理的内容包括：①为家庭成员提供直接的护理。②对家庭进行健康教育。③为家庭成员提供情感支持，给予安慰和鼓励。④指导家庭充分利用家庭内外部健康资源。⑤指导家庭采用有效的交流方式和应对技巧。⑥指导家庭各成员的行为与家庭的目标和活动协调一致。

4. 对访视对象进行评价　家庭访视结束前，社区护士须对家庭访视进行评价，如评价护理措施的适宜情况，访视对象对家庭访视配合的程度，通过评价可及时调整家庭访视计划。

访视结束时，社区护士应简要记录评估资料、实施的护理措施及干预的效果，记录时应注意兼顾与访视对象的交流。

同时，社区护士应与访视对象一起对本次访视进行分析总结，共同决定是否需要下次访视及下次访视的目的、内容及时间。离开访视家庭时，社区护士应留下其联系方式。

（三）访视后

1. 物品的消毒与补充　访视结束回到社区卫生服务中心后，应首先洗手，并对使用过的物品进行消毒、灭菌处理，同时补充访视包内物品。

2. 访视情况记录　对访视的整个过程，社区护士应使用统一、规范的表格进行详细的记录。根据记录资料，写出访视报告，内容包括访视对象的反应、体检结果、存在的健康问题、健康护理资源、护理措施、护理效果、注意事项等。

3. 访视效果评价　根据访视获取的护理资料，对家庭出现的新问题及时评价，对家庭的健康问题、护理目标、护理措施进行修改和补充，以便制定下一次访视计划，提高访视效果；若访视对象的健康问题已解决，可停止访视。

（四）家庭访视的注意事项

1. 服装整洁，佩戴工作牌，表明社区护士身份。姿态大方稳重，亲切自然，表现出对访视家庭的尊重和关心。

2. 尊重访视对象，保守访视家庭的秘密，鼓励访视对象积极参与访视工作，给予其充分的自主性。不可擅自为家庭做出决策或干涉访视家庭内部事务。

3. 灵活应变根据现场收集的资料做出决策，充分利用家庭和社会资源，必要时及时调整计划。

4. 访视时间一般在1小时以内，尽可能选择家庭成员都在的时候进行访视，应避开访视家庭吃饭时间和会客时间。

5. 明确告知访视对象相关收费项目及其标准，不直接参与收费。

6. 家庭访视前，社区卫生服务机构应与被访家庭签订家庭访视协议，以明确双方的责任与义务。家庭访视协议包括问题、目标、计划、责任、期限、措施及评价等内容。

7. 社区护士保护访视对象的安全，同时也应维护自身的安全。

第四节　居家护理

居家护理作为一种新的护理模式已在发达国家普及，在我国由于医学模式，疾病谱的改变，以及老龄化进程的加快，居家护理越来越受到社会各方面的重视，居家护理方式近年来已成为护理研究的重要对象。居家护理是一种方便、灵活、经济、有效的社区护理工作方法。研究表明，家庭日常环境是服务对象接受健康和护理服务的最适宜场所，在居家环境中实施护理更易于帮助服务对象达到恢复健康、预防疾病和促进健康的目的。

一、居家护理的概念

居家护理（home care nursing）是在有医嘱的前提下，社区护士直接到患者家中，应用护理程序，向社区中有疾病的个人，即出院后的患者或长期家庭疗养的慢性病患者、残障人、精神障碍者，提供连续的、系统的基本医疗护理服务。居家护理是由专业医护人员在服务对象熟悉的居家环境中为其提供专业的健康照顾和护理服务，强调服务人员及服务内容的专业性和规范性。

国外居家护理概念涵盖的范畴较广泛，不仅限于为特定的人群如慢性病患者、年老体弱者提供疾病治疗、恢复健康的专业的技术性护理服务，还包括疾病预防、健康促进、临终关怀及家政服务等。

二、居家护理的目的

随着高龄老人的增多，患病或行动不便、生活起居需要他人照顾者也日渐增多；出院返家的患者病情虽然稳定，但仍有特定的健康问题，他们在居住的地方，需要得到专业化护理和定期性的照顾。居家护理的目的就是帮助服务对象恢复健康、维持健康和促进健康。我国现阶段居家护理的主要目的为：

1. 为患者提供系统、连续的治疗和护理，使其出院后仍能获得专业的护理服务，减少并发症和残障的发生，最大限度地保存患者的功能。

2. 发挥患者的独立自主性，充分提高其自理能力和照顾者的护理能力。

3. 维持家庭的完整性，为患者及其照顾者的生活提供便利，减少照顾者往返奔波医院之苦，提高他们的生活质量。

4. 减轻家庭经济负担，缩短患者住院日数，增加病床的利用率，降低再住院率及急诊就诊率，减少医疗费用，减轻家庭的经济负担。

5. 促进护理学专业的发展，拓展专业工作领域，满足社会日益增长的居家护理需求。

三、居家护理的对象

1. 需要护理的居家慢性病患者　是目前居家护理的主要服务对象，以老年人居多。如高血压、冠心病、糖尿病、脑血管病恢复期、肺心病、慢性肾功能衰竭患者等。

2. 需要短期阶段性护理的居家患者　如出院后病情稳定但仍需治疗或康复的患者，骨折术后需要康复训练的患者，外伤需要换药、拆线的患者，恶性肿瘤放化疗期间需要支持治疗的患者等。

3. 需要姑息护理的重症晚期居家患者　如晚期肿瘤、植物状态、老年痴呆症等需要姑息治疗的患者。

4. 需要康复护理指导的功能障碍者或残疾者　需要康复护理指导的患者，如脑出血、脑卒中恢复期患者等。

四、居家护理的内容

（一）日常生活护理

对生活自理能力缺陷的患者，需要指导、协助及料理其生活，包括环境、饮食、睡眠、卫生、体位等。

1. 环境方面　要注意室内温度、湿度、通风情况及周围环境卫生、噪声等，让患者感受到安全与舒适，以利于居家患者的康复。

2. 饮食方面　合理的饮食指导是居家护理的重要内容，社区护士需要根据患者的不同病情调整饮食，如流质、半流质或普通饮食等，以保证患者营养，提高生活质量。

3. 睡眠方面　指导患者及家属创造宽松、舒适、和谐的睡眠环境，提高患者睡眠质量。对睡眠障碍者，除了合理安排日间活动外，也可指导适当使用药物。

4. 卫生方面　指导家属或协助患者做好口腔、头发、皮肤、会阴及衣物与被褥等的卫生，保持患者的清洁与舒适。

5. 体位方面　对活动受限的患者，指导或协助患者保持良好的体位，保持机体的功能，采取各种措施预防压疮、感染等并发症。

（二）治疗性护理

1. 一般身体检查　如测量体温、脉搏、呼吸、血压、血糖及病情评估、健康问题的确立等。

2. 创口护理　如压疮、外伤及其他原因所致的创口护理。各种导管，如鼻胃管、造瘘管、气切套管、T 型管等的更换及护理。

3. 用药护理　包括皮内、皮下、肌肉、静脉输液、静脉注射等护理，以及指导患者按医嘱及时服药。

4. 其他　如血、尿、粪标本采集与送检、小量灌肠、体位引流、雾化吸入、会阴冲洗、膀胱功能训练等常用护理操作技术。

（三）居家康复指导

应根据居家患者的病情进行康复指导，预防并发症的发生。例如，对糖尿病患者应指导其预防低血糖、糖尿病足的发生等；对生活不能自理者，指导居家患者进行生活自理能力训练、认知训练、运动训练、排痰功能训练等。

（四）心理护理

居家护理人员应有针对性地介绍疾病的基本知识，加强对居家患者的心理疏导和精神安慰，消除其焦虑、紧张的情绪，让患者保持愉悦的心情，从而促进健康，改善病情。

（五）应急救护指导

向患者和家属介绍病情及可能发生的紧急情况、先兆表现，指导患者及家属如何做好自救和急救。例如，对冠心病心绞痛患者，应告知患者及家属急性心肌梗死的先兆表现、处理方法及心肺复苏方法等。

（六）为照顾者提供支持

由于长期照顾患者，照顾者的心理和生理受到不同程度的影响，生活质量下降，应对照顾者提供多方面的护理咨询服务，提高照顾者的知识与技巧，从而减缓照顾者的负担，提高照顾质量。

（七）临终关怀

向家属介绍患者临终时的心理需求和生理感受，满足患者的需求，让其心满意足地离开人世。

五、居家护理的形式

（一）国内居家护理的形式

现阶段，我国居家护理的主要形式为家庭病床及老年居家护理试点机构。

1. 家庭病床　家庭病床是医疗单位对适合在家庭条件下进行检查、治疗和护理的患者在其家庭就地建立的病床。我国的家庭病床服务起源于 20 世纪 50 年代的天津，随后很快普及全国，后由于多种原因未能很好地坚持。直至 1984 年，卫生部将建立家庭病床作为一项城市医院改革措施，制定了家庭病床暂行工作条例，召开了家庭病床会议，家庭病床在全国范围内才得以再一次蓬勃发展。近年来，随着社会对家庭病床需求的日益增长，各省市根据本地区的特点和需要，制定了相应的政策和制度。以下主要介绍目前我国家庭病床的机构设置、收治对象、服务流程和方式及服务项目。

（1）机构设置　目前，家庭病床的机构设置主要包括在社区卫生服务中心设置家庭病床科（组）。一般在综合医院负责的地段建立，由基本医疗保险承担费用或个人承担。

（2）收治对象　①老年病、常见病、多发病及病情适合在家中治疗的患者。②病情较重但尚不需住院的患者。③应住院但因某种原因未能住院的患者，如经济困难者。④出院后处于恢复期仍需治疗的患者。⑤肿瘤晚期需要减轻疼痛及支持治疗的患者。⑥一切适合在家中治疗的慢性疾病患者。

（3）服务流程和方式　家庭病床的建立通常由患者家庭提出要求，由医院或所在社区卫生服务中心临床医生确诊建立。患者或其家庭成员到家庭病床科（组）登记，由科（组）安排社区医生上门建立家庭病床病历并制定治疗方案，确定上门诊治周期，社区护士遵医嘱对患者进行连续、系统的护理服务。家庭病床的工作人员不固定，由医院派遣。

（4）服务项目　家庭病床的主要项目有肌内注射、换药、化验标本采集、吸氧、鼻饲、导尿、灌肠、测血糖、留置管道护理、压疮护理、口腔护理、会阴护理、针灸和按摩、心电图检查、康复训练、心理护理、服药指导等。

2. 老年居家护理试点机构（elderly home care pilot institutions）　近年来，国内一些老年看护服务公司逐渐推出了专业的老年居家护理试点机构，这些机构借鉴发达国家的居家护理模式，聘用具有丰富临床护理经验的专业护理人员，为老年人提供病情观察、生活护理、合理用药和居家安全指导，以及急性疾病发病的应急护理、老年常见病护理、康复护理、肢体功能训练、感知觉恢复训练指导、心理支持等专业居家护理服务。

（1）机构设置　由社区财团、医院或民间组织等设置，经费独立核算。经费主要来源于保险机构，少部分由服务对象承担。

（2）工作人员　工作人员固定，包括主任 1 名，副主任 1 名，医生 1~2 名，社区护士数10 名，护理员和家政服务员数 10 名，康复医生数名，心理咨询师 1 名，营养师 1 名。中心的主任和副主任多数是由社区护士担任，也可由医生担任。

（3）服务方式　需要居家护理的家庭到服务中心申请后，服务中心派社区护士到申请者家庭中访视评估。

（4）创立条件　家中必须有照顾责任人，护理费用纳入相关保险，有明确的经营方向和资源管理方法，建立健全的转诊制度。

（二）国外居家护理的形式

欧美等发达国家的居家护理形式多样，下面以美国为例介绍居家护理机构的设置、实践标准、实践范畴及服务方式和服务类型。

1. 机构设置　居家护理机构可由政府、个体志愿者、合作组织、医院、社会财团等多种机构设置。各类机构的组织和管理各有不同，其中政府机构设置的居家护理机构是非盈利的，主要依靠税款资助，其所提供的护理服务由医疗保险、公共医疗补助及个人保险公司支付。

2. 实践标准　美国护理学会制定了统一的居家护理实践标准，包括服务标准和专业表现标准。服务标准是评价社区护士是否按照护理程序的工作方法开展居家护理实践。专业表现标准主要评价居家护理服务的有效性及质量水平、社区护士的专业知识和能力、实践中是否遵循了伦理原则、对科研结果和资源的利用情况、与其他专业人员及服务对象的交流合作情况、促进同行专业发展的情况等。

3. 实践范畴　居家护理的实践范畴广泛，包括疾病护理、疾病预防和健康促进等一系列专业实践活动。居家护理实践活动可分为直接护理和间接护理。直接护理活动包括对服务对象进行健康评估、伤口敷料的更换、造口护理、注射给药、导尿、静脉输液、康复训练及教会患者与照顾者一定的家庭护理操作技能等。间接护理活动包括与其他专业人员交流服务对象的健康问题，联系健康服务系统及医疗保险机构等，如咨询药剂师有关监测和预防药物副反应的最佳方案，与社会服务机构取得联系以帮助患者获得医疗资助。

4. 服务方式　采用由医生、社区护士、护理员、康复医生、心理咨询师、营养师、家政服务员多学科专业人员组成的居家护理工作小组，为服务对象提供全面的居家护理服务。居民需要居家护理服务时，可先到居家护理机构申请，机构接到申请后，由社区护士到申请者家中访视，进行评估，确定医疗诊治、专业护理、康复训练、物理治疗、职业治疗、心理咨询、营养指导、个人照顾服务、生活护理、医疗社会工作服务、家政服务、家庭居住环境改造及社区援助等多方面的居家护理需求，由工作小组及服务对象共同制定居家护理计划。

5. 服务类型　美国居家护理机构提供多种类型的服务，包括特定人群的居家护理、居家过渡护理、居家基本照护、临终关怀等。

（1）**特定人群的居家护理**　特定人群的居家护理是为有特定健康问题的人群，如心血管病、糖尿病、精神疾病患者及家中有老人、婴儿的家庭提供的居家护理服务。居家护理通常由一个护理工作小组来完成，强调跨学科的合作，根据护理对象的特定需求提供服务。例如，社区护士和医生、药剂师等专业人员共同对一位老年心衰患者进行综合健康评估，制定并实施居家护理计划，必要时提供转介服务。

（2）**居家过渡护理**　居家过渡护理是为有复杂的、高危健康问题的人群从一种健康照顾模式过渡到另一种模式时提供的居家护理服务。例如，一位糖尿病患者即将出院，社区护士对其评估后与医院的医护人员结合患者家庭的具体情况制定出院治疗和护理计划，患者出院回家后，该社区护士对其进行有关自我护理的健康教育，同时为其联系适宜的家庭护理机构并将其转介至该机构接受后续的居家护理服务，并在其后每一次转介期间均提供相应的护理指导。再如，为老年心衰患者、高危妊娠妇女或存在认知损害的患者提供从计划出院到转介至某一家庭护理机构这段过渡时期的护理。居家过渡护理可保证患者得到系统、连续的健康照顾。

（3）**居家基本照护**　居家基本照护由社区护士与初级保健医生及社会工作者合作，为因功能受限或其他健康问题而不能去医疗机构进行诊疗的患者提供的服务，包括治疗护理、个案管理、转介服务等，强调提高患者的自我护理能力，帮助患者最大限度地维护独立的功能。

（4）**临终关怀（hospice care）**　居家护理机构可为临终患者及其家属提供姑息性及支持性的全面照顾，包括生理、心理、社会和精神等方面，如控制疼痛、缓解症状及情感支持等，以维护患者的尊严，提高临终生活质量。临终关怀服务采取由医生负责，护士协作，营养学和心理学工作者、社会工作者、家属、志愿者等人员共同参与的多学科合作服务方式。其中，护士应具备为临终患者进行居家护理及给予患者及家属情感安慰和支持的知识、技能。临终关怀人员可提供24小时全天候电话在线服务，以监测护理对象状态的变化及满足患者及其家属的需求。在患者死亡后1年内，临终关怀人员可继续为其亲属提供心理咨询与服务。

六、居家护理的发展

我国已面临人口老龄化的巨大挑战，老年居家护理已经迫在眉睫。老年患者多以慢性病为主，病程长，恢复慢，护理量大，居家护理是满足老年人健康需求的有效途径。如何借鉴西方国家居家护理模式和体系，建立适合我国国情的居家护理模式是人口老龄化提出的新的要求，也是居家护理的发展方向。

（一）我国引入居家护理的必要性

1. 健康观念改变 由于全球卫生教育事业的推广和发展，人们的健康观念和就医行为发生了巨大的改变，医疗护理事业面临新的挑战。而我国由于自身特殊的国情，引入居家护理更显必要。

2. 人口老龄化加速 我国早在 2000 年第五次人口普查时就显示已经进入老龄化国家。而且我国自从 1979 年实行计划生育政策以来，人口出生率就一直在下降。现在很多家庭结构已经转变成 421 模式，即一个家庭中有 4 位老人，2 位年轻人和 1 个孩子。家庭赡养老人的压力很大，且老年人多半体弱多病，智力下降，有的甚至患上老年痴呆症，需要专人照料，他们对居家护理的需求就显得尤为迫切。

3. 疾病谱的改变 随着时代的发展、科技的进步，各种传染病的流行和传播均得到了较好的控制，死亡的主要原因已变为慢性病、退行性疾病和意外伤害。在医疗科技的帮助下，长期带病生存已成为可能，这大大增加了对基础医疗服务的需求。而如何保证带病生存者的生活质量，则成为居家护理的主要任务和主要研究目的。

（二）我国居家护理的发展趋势

1. 建立完善的居家护理体系 目前我国的居家护理还处于起步阶段，还未建立完善的居家护理体系，应将居家护理放在与医院护理同等重要的位置，制定评价、规范和指导社区居家护理工作的质量标准体系，制定不同居家护理对象所需照护的等级和标准，确定相应的收费标准。

2. 建立居家护理的医疗保险制度 据卫计委调查表明，全国大多数卫生服务项目，尤其是居家服务项目还未列入医疗保险报销范围，这就导致了居家护理一旦涉及收费问题，就会被拒之门外，出现"高需要、低利用"现象。我国应借鉴西方国家较为先进的居家护理经验，建立居家长期护理的医疗保险制度，从而促进居家护理快速、规范、有序地发展。

3. 培养专业化的居家护理人才 社区护理人员需要拥有多学科的知识。因此，应加强社区护士的培训考核工作，不断提高社区护士的业务水平和综合素质。医学院校应开设居家护理课程，相关机构应开展短期居家护理培训班，培养拥有扎实护理专业知识和技能的专科居家护理队伍，以满足日益增长的居家护理需求。

4. 建立居家护理规范 护理病历是护士在护理操作过程中的真实记录，随着医疗管理法制化的不断加强，《医疗事故处理条例》的颁布和实施，护理记录还将成为处理纠纷的重要依据。因此，社区卫生服务中心应建立患者档案，统一操作规范。目前医院普遍使用的护理操作常规大部分适用于家庭，但由于居家护理的特殊性，有必要制定适合于社区护士使用的居家护理操作常规或细则。

5. 确保居家护理的可持续发展 在我国，居家护理作为一种新的护理模式，需要在实践中不断完善，更需要多个专业部门的共同执行与配合。社区卫生服务中心应加强与各相关社会职能部门的协调，充分发挥社区的作用，推动居家护理的可持续发展。

第五节　建立健康档案

健康档案是记录与个体、家庭和社区健康相关的系统化文件记录，它以社区居民健康为核心，涵盖各种健康相关因素，包括基本信息、健康检查记录、重点人群健康管理记录及其他医疗卫生服务记录等。健康档案的种类包括个人健康档案、家庭健康档案和社区健康档案。

为推进健康档案的建立工作，卫生部于 2011 年制定了《城乡居民健康档案服务规范》（以下简称《规范》），印发了《关于规范城乡居民健康档案管理的指导意见》，对健康档案的建立、使用、管理各环节提出了明确要求。《规范》对城乡居民健康档案管理服务的对象、内容、流程、要求、考核指标做了明确的阐述，并列出了居民健康档案各种表格的样表（参见附录Ⅱ）。

一、建立健康档案的目的与作用

（一）目的

科学、完整、系统的健康档案是卫生保健服务中不可缺少的工具。建立社区健康档案，有利于社区医护人员和社区卫生工作者全面地认识社区居民的健康状况、家庭状况和卫生资源的利用状况，了解社区居民主要健康问题和卫生问题的流行病学特征，为筛选高危人群、开展疾病管理、采取针对性预防措施奠定基础。健康档案通过信息化手段，还可实现不同医疗卫生机构之间健康信息资源共享，有利于提高卫生服务效率，改善服务质量，节约医药费用。

（二）作用

1. 为全科医疗和社区护理的实践提供依据　健康档案涵盖了社区居民个人及其家庭的基本资料、健康状况、健康管理等全面、系统的健康信息，全科医生和社区护士能较全面地了解居民的健康问题，能更好地利用社区卫生服务的人力、物力和财力资源，使居民得到科学的、连续性的卫生服务。

2. 为全科医疗、社区护理教学与科研提供资料　居民健康档案是良好的参考资料，应用于全科医疗和社区护理的教学及社区卫生人员的业务培训中，有利于培养临床思维和处理问题的能力，提高社区卫生服务人员的业务能力和工作经验。规范、完整、系统的健康档案还能为全科医疗和社区护理科研提供素材与依据。

3. 为社区卫生服务质量和技术水平提供评价依据　系统的健康档案可用于评价全科医生和社区护士的服务质量及技术水平，有时还可能作为处理医疗纠纷的法律依据。

4. 是建立健全我国社区卫生规划的需要　完整的健康档案不仅记录了居民健康状况的全部信息，还记录了社区卫生服务机构、卫生人力等资源的信息，可以作为医疗管理机构和政府决策部门收集基层卫生服务信息的重要内容，为制定卫生服务规划提供参考资料。

二、个人健康档案

个人健康档案是以个人健康为核心，动态测量和收集生命全过程的各种健康相关信息，满足居民个人和健康管理需要而建立的健康信息资源库。个人健康档案根据目的不同可分为以问

NOTE

题为导向的健康记录和以预防为导向的健康记录。以问题为导向的健康档案记录方式（problem oriented medical record，POMR）是 1968 年由美国的 Weed 等首先提出来的，要求在医疗服务中采用以个体健康问题为导向的记录方式。目前已成为世界上许多国家和地区建立居民健康档案的基本方法。

个人健康档案的具体包括以下几方面内容。

1. 居民健康档案封面，包括姓名、住址、联系方式、街道名称及建档单位等信息。

2. 个人基本信息表，包括一般人口学资料、既往史和家族史、遗传病史、残疾情况、生活环境等。

3. 健康体检表，包括日期、一般状况、生活方式、脏器功能、查体、辅助检查、中医体质辨识及现存主要健康问题等。

4. 重点人群健康管理记录表（卡），主要包括 0 ~ 6 岁儿童、孕产妇、预防接种卡、慢性病和重性精神疾病患者等各类重点人群的健康管理记录：①对 0 ~ 6 岁儿童的健康管理记录表可具体分为新生儿家庭访视记录表、1 岁以内儿童健康检查记录表、1 ~ 2 岁儿童健康检查记录表、3 ~ 6 岁儿童健康检查记录表。②孕产妇健康管理记录表包括第一次产前随访服务记录表、第 2 ~ 5 次产前随访服务记录表、产后访视记录表及产后 42 天健康检查记录表。③预防接种卡。④高血压患者随访服务记录表。⑤2 型糖尿病患者随访服务记录表。⑥重型精神疾病患者管理记录表包括重性精神疾病患者个人信息补充表及重型精神疾病患者随访服务记录表。

5. 其他医疗卫生服务记录表，如接诊记录表、会诊记录表等。

6. 居民健康档案信息卡。

三、家庭健康档案

家庭健康档案是以家庭为单位，记录其家庭成员和家庭整体在医疗保健活动中产生的有关健康基本状况、疾病动态、预防保健服务利用情况等的文件材料，包括封面、家庭基本资料、家系图、家庭健康相关资料、家庭卫生保健记录、家庭主要健康问题目录和问题描述、家庭各成员健康资料（其形式与内容如前述个人健康档案），是实施以家庭为单位的医疗护理的重要参考资料。

1. 封面　包括档案号、户主姓名、社区、建档护士、家庭住址、电话等内容。

2. 家庭基本资料　包括家庭住址、人数、家庭成员的姓名、与户主关系、性别、出生日期、文化程度、职业及婚姻状况等。

3. 家系图　以绘图的方式表示家庭结构及各成员的健康和社会资料，是简明的家庭综合资料，其使用符号有一定的格式。

4. 家庭健康相关资料　包括家庭结构、功能及生活周期。家庭结构是指家庭内部的构成和运行机制，反映家庭成员之间的相互作用和相互关系。

5. 家庭卫生保健记录　是评价家庭功能、确定健康状况的参考资料，包括家庭居住面积、房屋类型；家庭环境的卫生状况，如厨房使用方式及排风设施，厕所状况，垃圾处理、饮水、燃料情况；家用电器及交通工具；家庭成员的生活起居方式。

6. 家庭主要健康问题目录　记载家庭生活压力事件及危机的发生日期、问题描述及结果等。对家庭问题的记录可参照 WONCA 于 1997 年修订的基层医疗国际分类"ICPC - 2"中对社会问题的分类标准。家庭主要问题目录中所列的问题按编号，以 SOAP 方式进行描述（表 2 - 1）。

表 2 - 1 家庭主要问题目录表

问题编号	主要问题	发生日期	ICPC - 2 编码	SOAP	处理结果
1	丧偶	2014.12.20	Z15	S：高血压 20 年，老伴去世 1 个月，心慌、失眠、头痛、悲伤 O：年龄 67 岁，BP180/100mmHg，心率 90 次/分，余无异常 A：根据主诉与体检，可诊断为：高血压 P：1. 控制高血压 　2. 给予心理支持与辅导，帮助度过丧偶悲伤期	血压得到控制，适应丧偶后的生活

7. 家庭成员健康资料 在家庭健康档案中，每个成员都有一份个人健康档案（同个人健康档案）。

四、社区健康档案

社区健康档案是记录社区自身特征及居民健康状况的文件资料，以社区为单位，通过入户居民卫生调查、现场调查和现有资料搜集等方法，收集和记录反映社区主要健康特征、环境特征与资料及其利用状况的信息，并在系统分析的基础上评价居民健康需求，最终达到以社区为导向进行整体性和协调性医疗保健的目的。社区健康档案是实施健康服务的重要依据。

1. 社区基本资料 包括社区自然环境和人口学资料、社区经济和组织状况、社区社会动员潜力。

（1）社区自然环境和人口学资料 社区自然环境记录社区所在地域、范围、面积、社区类型、组织及其特点，具体包括社区地理环境、社区产业及经济现状，社区为居民健康服务的人力、财力和物力，社区组织的种类、配置及相互协调，社区中影响居民健康的因素等。社区人口学资料包括社区常住人口和户籍人口数、年龄和性别构成，各年龄组性别比、文化构成、职业构成、婚姻状况、民族特征，人口动态变化如人口增减状况及趋势，人口流动速度和状态，人口就业与失业比例等。人口的增减会影响社区卫生保健需求，而与人口就业相关的经济水平直接影响社区卫生服务的利用。

（2）社会经济和组织状况 社会经济主要指标包括社区居民人均收入、消费水平等。社区组织状况主要指与社区居民健康相关的社区内组织机构，如疾病康复中心、居委会等。

（3）社区社会动员潜力 通过全科医生和社区护士的活动，开发为社区居民健康服务的社区人力、物力、财力等资源。

2. 社区居民健康状况 ①社区急慢性疾病发病率、传染病发病率、精神病患病率、残疾率及常见疾病构成等。②社区死亡特征，包括居民平均寿命、婴儿死亡率、产妇死亡率、死亡人群性别和年龄的分布、社区的主要死因等。③潜在健康问题：是指社区中易感人群、高危人群数量及其分布情况，社区居民的行为与生活方式，如饮酒、吸烟、饮食习惯、疾病预防、求医和遵医行为、与健康有关的习俗等。

3. 社区卫生服务资源   是指社区卫生服务机构的设置及人力资源的配置状况。

（1）卫生服务机构   主要包括：①医疗保健机构，如医院、保健所、防疫站、社区卫生服务中心（站）、私人诊所等。②福利机构，如福利院、敬老院、老年公寓等。③医学教育机构，如医学院校等；每个机构的基本情况，如面积、床位、固定资产、人员配备与结构、服务范围、优势服务项目、地点等，均应记录在社区档案中。社区医护人员可根据以上情况进行转诊、咨询等，从而充分利用卫生资源，为居民提供协调性保健服务。

（2）卫生人力资源   包括本社区卫生服务人员的数量、构成、素质与专长等状况。

4. 社区卫生服务状况   ①每年的门诊量、门诊服务内容及种类。②家庭访视和居家护理的人次、转诊统计。转诊统计包括转诊率、患病种类及构成、转诊单位等。③住院统计包括住院病人数量（住院率）、患病种类及构成、住院起止时间等。

思考题

1. 如何从健康促进所涉及的 5 个主要活动领域开展高血压病的健康促进工作？

2. 请选择一种健康教育理论将其应用于控烟活动中。

3. 根据某社区糖尿病患者资料进行社区健康教育评估、诊断，并制定社区健康教育计划。

4. 以问题为导向的个人健康档案记录应包括哪些内容？

5. 简述我国开展居家护理的必要性及发展趋势。

第三章　家庭健康护理

案例导入

　　社区护士家访时，遇到了有同样慢性病患者的两个核心家庭。虽然丈夫都患脑卒中 1 年，但家庭成员间相处及应对状况却有很大差别。

　　第一个家庭，夫妻平日感情好，丈夫患病后，妻子娘家给予很多经济资助。丈夫的母亲常过来帮助照顾儿子。儿子在学习之余也主动帮妈妈做家务和照护父亲。妻子是名护士，在丈夫度过急性期后，就注重患者的早期康复锻炼。在大家的共同努力下，患者的日常生活已能自理。

　　第二个家庭，丈夫从事建筑行业，收入较高，平时家里的大事都由丈夫做主。由于丈夫有嗜酒和赌博的恶习，导致家中积蓄不多，为此夫妻经常争吵。丈夫患病后，因不能工作而收入减少。妻子的父母在经济上帮不忙。丈夫的母亲生活在另一个城市，在儿子住院时曾来照护 1 个月，出院后就回去照顾刚做完心脏手术的丈夫。出院后患者情绪较差，常摔东西，责怪妻子照顾不周。妻子感到很委屈，近日出现头痛、失眠等症状，感觉支撑不住了。而儿子近期的学习成绩有所下降，又因父母争吵，感到心烦，不愿待在家里，将节省的午饭钱用于泡吧、玩游戏。患者 1 年中曾因脑梗死再次住院治疗，目前在家生活仍然不能自理，需要他人照顾。

　　为什么相同疾病的患者在不同的家庭会出现不同的康复效果呢？

　　家庭健康护理的对象是家庭，它探讨的是家庭整体的健康问题，即家庭成员患病或家庭发展各阶段出现变化时的家庭健康状况。当家庭出现变化时，健康家庭能很好地适应，并进行相应的角色调整，充分利用家庭内外资源，努力恢复家庭的稳定和健康；反之，当可利用的家庭内外资源或/和家庭应对能力等薄弱时，家庭的变化会威胁到家庭的健康。通常是不健康的家庭孕育了家庭成员患病或家庭发展阶段的问题。因此，社区护士不仅要关注患者，更应关注其家庭的整体健康状况。

第一节　家庭健康护理概述

一、家庭的基础知识

（一）家庭的概念与类型

1. 概念　传统的家庭是以婚姻和血缘关系为纽带的社会生活组织形式。随着社会的发展，

NOTE

家庭的概念也在发生改变。现代家庭指的是由两个或多个人组成的，家庭成员共同生活与彼此依赖的场所。家庭应具有血缘、婚姻、供养和情感承诺的永久关系，家庭成员共同努力以达到生活目标。家庭亦是个人与社会之间的缓冲地带，是发生健康问题的重要场所，是需要护士帮助的护理对象。

家庭健康不等于家庭成员没有疾病，而是一个复杂的、各方面健全的动态平衡。健康家庭是指家庭中每一个成员都能感受到家庭的凝聚力，能够提供满足身心健康需要的内部和外部资源的家庭。健康家庭应具备的条件有：①良好的交流氛围。②能增进家庭成员的发展。③能积极面对与解决问题。④有健康居住环境和生活方式。⑤与社区保持联系。

2. 类型 我国常见的家庭类型有以下几种。

（1）**核心家庭** 核心家庭是指由夫妇及未婚子女或未婚养子女组成的家庭，也包括丁克（仅有夫妻两人）家庭，一般由两代人组成。核心家庭已成为我国主要的家庭类型，其特点是家庭成员少，结构简单，关系单纯，家庭成员间容易沟通，只有一个权力中心，容易集中，便于决策家庭重要事件；但家庭成员关系既亲密又脆弱，当面临家庭问题时，可利用的家庭内外资源较少，易出现家庭危机。

（2）**主干家庭** 主干家庭又称直系家庭，是指由1对夫妻同其父母及未婚子女组成的家庭。其家庭成员多，有一个权力中心，还会有一个次权力中心；不容易集中，但具有面临困难时可利用的家庭资源多的优点。

（3）**联合家庭** 联合家庭又称复式家庭，是指由两对或两对以上的同代夫妇及其未婚子女组成的家庭。

（4）**单亲家庭** 单亲家庭是指由离异、丧偶或未婚的单身父亲或母亲及其子女或领养子女组成的家庭。

（5）**其他** 如重组家庭、同居家庭、同性恋家庭等。

我国多数家庭以婚姻为基础，以法律为保障，传统观念较强，家庭关系比较稳定。但是，随着经济与社会的发展，家庭结构也在发生变化。空巢、独居老人增多，社会养老负担加重。此外，由于人口流动性增加、离婚率增高、晚婚、未婚生育、人类预期寿命延长和丧偶等，单身家庭与单亲家庭也呈现增多趋势。

（二）家庭结构与功能

1. 家庭结构 家庭结构是指家庭的组织结构及家庭成员间的互动特征，分为家庭外部结构和家庭内部结构。家庭外部结构是指家庭人口结构，即家庭的类型；家庭内部结构是指家庭成员间的互动特征，包括家庭角色、家庭权利、沟通方式与家庭价值观4个方面。

（1）**家庭角色** 家庭角色是指家庭成员在家庭中所占有的特定地位。家庭每一个成员承担1个以上角色，如一位中年女性，在家庭中承担着妻子的角色，同时也有母亲、女儿或姐妹的角色等。如果不能履行好其角色义务，常常会产生矛盾冲突的心理，甚至出现躯体障碍、家庭功能障碍，影响家庭健康。

（2）**家庭权力** 家庭权力是指家庭成员对家庭的影响力、控制权和支配权，可分为传统权威型、情况权威型、分享权威型：①传统权威型：是由家庭所在的社会文化传统规定而来的权威。如男性主导社会，父亲是一家之主，家庭成员均以父亲为权威人物，而不考虑其社会地位、职业等。②情况权威型：是指家庭权力会因家庭情况的变化而产生权利转移，即家庭中谁负责供养家庭、主宰家庭经济大权，其权力则最大，可以是丈夫，也可以是妻子或子女。③分享权威型：是指家庭成员根据各自能力、兴趣分享权威或共同商量做出决定。此种类型被现代社会所推崇。每个家庭可以有多种权利结构并存，不同时期也可以有不同类型。

（3）沟通类型 沟通家庭是指家庭成员间在情感、愿望、需求、意见、信息与价值观等方面进行交换的过程。家庭成员间沟通类型有直接沟通和间接沟通，有清晰沟通和模糊沟通，有情感性沟通（内容与情感有关，如"我爱你"）和机械性沟通（指一般信息或与家居活动的动作有关，如"今晚我加班"，"把盐递给我"）。沟通类型最能反映家庭成员间的相互关系，情感性沟通受损，预示出现家庭功能不良。机械性沟通中断，预示家庭功能障碍严重。家庭成员间良好的沟通能化解家庭矛盾、解决家庭问题，促进家庭成员间的关系。

（4）家庭价值观 家庭价值观是指家庭判断是非的标准及对某件事情的价值所持的态度，影响着家庭成员对外界干预的感受和反映行为。家庭价值观影响家庭生活方式、教育方式、健康观念与健康行为等，其形成受到家庭所处的社会文化、宗教信仰与现实状况的影响，是家庭生活的重要组成部分。社区护士了解家庭价值观，尤其是健康观，有助于确认健康问题在家庭中的地位，有助于与家庭成员一起制定出切实可行的家庭护理计划，有效解决家庭健康问题。

2. 家庭功能 家庭功能是指家庭在人类生活和社会发展方面所发挥的有效作用。其主要功能是满足家庭成员的需求，维护家庭的完整性，实现社会对家庭的期望。随着社会飞速发展，家庭功能不断分解和转变。目前家庭功能主要体现在5个方面：

（1）情感功能 情感功能是指家庭成员以血缘和情感为纽带，通过相互理解、关爱和支持，满足爱与被爱的需要。情感功能是形成和维持家庭的重要基础，是家庭的基本功能之一。家庭成员之间的关爱与支持可以使他们获得归属感与安全感。

（2）经济功能 经济功能是指维系家庭生活需要的经济资源，包括物质、空间和金钱等，以满足家庭成员的衣、食、住、行、教育、医疗、娱乐等方面的需要。

（3）生殖养育功能 生殖养育功能是指家庭具有繁衍和养育下一代、赡养老人的功能。通过生育子女、赡养老人，起到延续人类、种群和社会的作用。

（4）社会化功能 社会化功能主要是指家庭有培养其年幼成员走向社会的责任与义务，为其提供相关的教育，帮助其适应社会；帮助年幼成员学习语言、知识、社会规范，使其具有正确的人生观、价值观和健康观。

（5）健康照顾功能 健康照顾功能是指家庭成员间的相互照顾、保护、促进家庭成员的健康，为患病家庭成员提供各种照顾与支持的功能。其主要内容有，提供合理饮食、保持有益于健康的环境、提供适宜衣物、提供保持健康的卫生资源与配合社区整体健康工作等。

二、家庭健康护理的基础知识

社区护理的服务对象包括个人、家庭、人群及整个社区。家庭护理是以家庭为中心的护理，社区护士运用护理学、社会学、家庭治疗与行为健康学等基础理论与技术，为整个家庭提供健康服务。

（一）概念及意义

1. 概念 家庭健康护理（family health nursing）是以家庭为服务对象，以家庭理论为指导思想，以护理程序为工作方法，护士与家庭共同参与，确保家庭健康的一系列护理活动，也称为家庭护理。其目的是促进和维护家庭及其成员健康。提供家庭健康护理的基本工作方法是家庭访视。

2. 意义

（1）有助于早期发现家庭健康问题　生物遗传是影响人类健康与疾病的重要因素，人类的身高、体型、性格等均受到遗传因素的影响。血友病、癌症等疾病与遗传因素密切相关，高血压、冠心病、糖尿病等疾病又具有家族聚集性。通过家庭护理，可以进行家庭成员的早期筛查，早期防范，做到早发现、早治疗。

（2）促进儿童的生长发育　家庭作为儿童生长的基本环境，良好的家庭护理，可使儿童接受良好的教育、合理的喂养，促进儿童生理、心理发育。

（3）有效控制疾病发生、发展及传播　通过家庭护理，可以传输防病知识，影响家庭健康观念，改变就医及遵医行为，形成良好的行为生活方式，有助于控制疾病的发生、发展及传播。

（4）促进疾病的康复　通过家庭护理，促进家庭对病成员的关心、照顾及经济、情感支持，有助于患者的康复，从而促进和维持家庭成员的健康，发挥家庭最大的健康潜能。

（二）服务对象

1. 有健康问题的家庭及家庭成员　家庭中有患各种疾病出院后需要继续治疗和康复的患者，在家休养的慢性病患者，患有急性病需要立即就诊与转诊的患者及在家中度过人生最后时期的临终患者等。

2. 有重点保健人群的家庭及家庭成员　家庭中有孕产妇、更年期妇女、儿童、老年人、残疾人等社区重点保健人群，这类人群有特殊的生理及心理需求，是家庭护理的重点服务对象。

3. 具有疾病高危因素的家庭及家庭成员　家庭中存在一些导致疾病的某种危险因素，如吸烟、酗酒等，其发生疾病的概率高于普通家庭。

4. 健康与亚健康的家庭成员　健康与亚健康的家庭成员需要学习健康相关知识，形成良好的生活方式，减轻亚健康状态，预防疾病的发生。

（三）工作内容

家庭护理是较复杂、高级的护理实践活动，其服务内容广泛，涉及家庭生活的方方面面，既有家庭内外相互关系的处理，如家庭关系、社会支持系统，又有家庭发展转变的指导及处理、家庭成员个体健康的发展等。其具体工作内容有以下几个方面。

1. 与家庭及家庭成员建立良好的人际关系　建立良好的信赖关系是社区护士的首要工作，是家庭护理得以开展的基础。社区护士应尊重家庭的想法、行为和隐私，与家庭建立良好的信任关系。

2. 为居家患者提供疾病的医疗和护理服务　向居家患者及其家属提供护理知识和技能，为家庭提供有关疾病、居家护理的知识和技能训练，使家庭获得全面的医疗护理服务。同时，协助家庭发现健康问题，指导家庭尽早明确诊断和接受治疗，促进疾病康复。

3. 协助家庭成员心理、社会适应　随着家庭发展变化，家庭的不同发展周期面临着不同的家庭发展任务。社区护士应充分认识家庭所处的发展阶段及其发展任务，及时发现各发展阶段现存或潜在的健康问题，并帮助解决，以满足家庭成员的生理、心理需求，使家庭成员适应社会，获得最佳健康状态。

4. 协助家庭获得或改善健康的生活环境　生活环境是影响家庭健康的重要因素，为家庭成员提供一个良好的生活环境是一个健康家庭的必备条件。社区护士应评估家庭成员的健康观念与健康行为，与家庭充分交换意见，进行健康教育，充分利用家庭现有资源，帮助家庭改善家庭生活环境，建立健康的生活方式，使家庭成为获得安全、适于生长的健康生活环境。

5. 协助家庭运用健康资源　充分利用家庭内外部健康资源来解决家庭健康问题。常见的健康资源有，家庭自身的有利条件（家庭成员或亲属的支持与帮助）、社会支持性团体（邻里、志愿者和家政服务部门等）、社会福利机构（医疗保险机构、居民委员会、养老院、社区卫生服务中心等）。社区护士有责任与义务为家庭提供相应的社会福利信息，协助家庭成员充分认识家庭内外部健康资源，使其充分利用所拥有的资源来解决家庭的健康问题。

6. 协助家庭参与社会和社区活动　社区护士应根据社区人群的健康状况或社区疾病的流行情况等开展各种形式的健康活动，同时为家庭提供各种活动的信息并鼓励家庭参与，使家庭获得健康知识与保健技能，促进家庭与社区联系互动，不断增进感情，增强战胜疾病的信心，充分挖掘家庭的健康潜能。

三、家庭健康护理的发展史

（一）家庭健康护理的产生与发展

自古以来，在尚未出现医疗的时期，家庭就具有照顾的功能，如孕产妇、儿童和高龄老年人都需要其家庭成员的照顾；另外，当家庭出现患病成员时，家庭会自动承担起照顾的责任。护理学始终将"家庭"作为患者的重要资源，动员亲属支持患者，教育和帮助亲属掌握相关的疾病护理知识和技术，以此加快患者的康复和提高患者的生活质量，维持患者健康水平，伴随患者度过临终期。由此可见，早期的家庭健康护理是以家庭患病成员为中心的，亲属作为患者的资源，起到照顾和帮助患者康复的作用。

自20世纪70年代以来，以北美为中心，诞生了以家庭作为服务对象的"家庭健康护理"。20世纪80年代初，在美国和加拿大开始逐步形成家庭健康护理知识体系。21世纪已经发展成为一个专科领域，尤其在妇产科护理学、儿科护理学、精神科护理学和社区护理学中，以家庭整体作为护理对象，进行家庭健康护理已取得一定的成效。

20世纪90年代，各国的家庭健康护理学者不断深入研究和探索，家庭健康护理这个较新的领域孕育了一批护理学者。他们著书立说，组织国际性的家庭护理会议，主持了关于问题家庭和幸福家庭的研究，形成了家庭护理理论，发表了家庭护理研究成果论文，促进了家庭健康护理的理论知识体系的逐步形成，开发了家庭健康护理技术。具有代表性的是，1988年在加拿大发起的"国际家庭健康护理学学术会议"和1995年2月美国创刊的《家庭护理杂志》，推动了家庭护理的全球化发展。

近20年来，家庭健康护理的课程、研究、实践在全球得到了发展。在加拿大卡尔加里大学，洛林莱特（Lorraine Wright）和莫琳莱特（Maureen Wright）等理论家形成了"卡尔加里家庭评估模式"。在日本，教师们已经在课堂中广泛应用家庭护理的概念，已有翻译为日文的家庭健康护理教材，并进行了家庭护理方面的研究。1994年，日本成立了家庭健康护理学会。

（二）我国家庭健康护理现状

我国在 20 世纪初引入以家庭为中心护理（family-centered care，FCC）以来，得到了医学界的广泛认可，并在护理各个领域得以推广应用，家庭的作用逐渐凸显并得到重视，充分体现了以人为本的护理理念。家庭为中心护理强调家庭成员作为重要参与者在患者疾病救治中的重要作用，支持家庭各自承担独特的护理角色，强调人是生理、心理、社会的综合体，符合现代医学模式的发展理念及优质护理的发展要求，是适应时代发展的一种护理模式。

家庭健康护理是社区护理公认的护理模式之一。社区护士在具体的社区卫生服务工作中，如居民健康教育、新生儿和孕产妇家庭访视、儿童生长发育检测、慢性病患者和精神障碍者健康管理及残疾人康复护理中，都渗透着家庭健康护理的理念。但在我国的社区卫生服务现阶段，多数社区护士还只是将亲属作为患者的健康资源，尚未开展以家庭为单位的健康护理服务项目。社区护士在家庭的背景下探讨研究家庭成员的康复、维持和促进健康及临终关怀将是今后护理学的重要发展方向之一。

第二节　家庭健康护理理论

与家庭健康护理理论相关的有家庭系统理论、家庭压力应对理论、家庭生活周期理论等。

一、家庭系统理论

家庭系统理论（family systems theory）出现于 20 世纪 70 年代初，是受生物学家路德维（Ludwing Von Bertalanffy）于 1945 年提出"一般系统理论"的影响而产生的。该理论认为家庭是由家庭成员组成的家庭单位（家庭系统），家庭成员间相互影响，也受其所处环境（社会系统）的影响而发生着变化。家庭是受社会文化、历史和环境的相互作用而形成的一个"开放系统"，既强调家庭成员和环境之间的持续相互作用，又强调家庭成员之间的相互作用。家庭系统理论具有以下的特点：

1. 组织性　家庭成员有角色层次，如家庭成员是由不同世代的父母、子女、兄弟姐妹组成，他们既是独立的个人，同时也是相互具有联系的子系统。作为父母层次，有养育子女长大成人的角色义务，父母期待子女通过学习以适应社会，子女学习父母的言行，这就是一种角色层次性质的体现。另外，家庭又是社会系统中的子系统。

2. 整体性　家庭成员的变化一定影响家庭整体的变化。家庭由许多家庭成员构成，家庭功能的运作是全体成员参与的结果，因此当家庭中某一成员出现变化（疾病、意外事件等），家庭系统也将发生变化。例如，妻子突然生病住院，打破以往的家庭生活状况。丈夫由于工作忙，孩子则担当了帮助父母料理家务的工作，家庭成员自行调整了家庭生活。由于家庭角色分配发生变化，导致家庭整体发生变化。

3. 积累性　家庭整体的功能大于家庭成员功能之和。家庭成员间的相互作用有时可引起成倍的效果。例如，年迈的奶奶生病，生活不能自理，需要人照顾。此时家庭的全体成员包括夫妻、兄弟姐妹、孙子孙女聚集在一起，商量如何分工照顾老人。家庭成员汇聚一起讨论的效果明显优于家庭成员独自想办法的效果。

4. 稳定性　当家庭内外发生变化时，家庭系统力图应对家庭内外的变化，维持家庭的安定。例如，新婚期的家庭，夫妻双方各自有婚前家庭的生活习惯，俩人组成新的家庭，必然出现难以适应的地方，但他们会尽量互相做出一些让步，以适应新的家庭生活，维持家庭稳定。

5. 周期性因果关系　家庭成员的行为促使家庭内部发生各种变化，产生周期性因果关系。例如，父亲染上了赌博的坏习惯，经常挥霍家里的钱财。妻子说服不了丈夫，经常苦闷而出现身心症状，导致不能很好地料理家务。孩子看到父母的状态，感到担心和害怕，无心学习，经常旷课，学习成绩下降。进而使父亲的心理压力增大，想通过赌博把失去的财产找回来，以至于出现恶性循环。由此可见，家庭成员间的关系不仅停留在单一原因与结果的关系上，而且还会连锁性地影响家庭每个成员，出现新的原因，这样周而复始地循环，呈现周期性。

家庭系统理论主要应用于家庭关系出现问题时，判断家庭在哪个环节出现了问题，用何种方式可以解决。加拿大卡尔加里大学的怀特（Wright L. M.）和美国怀俄明大学的费里德曼（Friedemann M. L.）明确地提出将家庭整体作为护理对象的家庭系统理论。怀特教授的团队将家庭系统的认知、情感、行动带来的变化等加入家庭健康护理单元，进行实践教学。

美国威斯康星大学的安德逊（Anderson K. H）把家庭系统论用于护理，他主张应用家庭系统的各程序进行家庭健康护理，并将家庭系统理论中提出的家庭特点和家庭健康相关理论进行综合，提出了家庭健康系统的 5 个程序：①发展程序：即家庭发展阶段的转变、家庭发展动力。②保健程序：即健康信念、健康状态、健康习惯、生命周期、保健服务的提供。③应对程序：即资源的灵活使用、问题的解决、压力和危机的应对。④相互作用程序：即家庭成员关系、沟通与交流、养育、抚爱、外来支援。⑤综合程序：即共同体验、同一性、责任、历史、价值观、境界、仪式，并指出相互作用程序和综合程序是影响家庭所有自护功能的最根本的功能。

二、家庭压力应对理论

家庭压力应对理论阐明了家庭如何应对家庭危机（压力），该理论的研究者是美国的家庭社会学者希尔（Hill R）。在美国，由于第二次世界大战，部分家庭中的丈夫或父亲出征，导致其家庭面临着生活困难及战后军人复员家庭重新组合的状况。希尔对出征人员的 135 个家庭进行跟踪调查，研究了这些家庭面临的危机及应对危机的过程，并于 1949 年发表了著作《压力下的家庭》。希尔通过实证研究提出 abcX 模式。此后，也有许多社会学者对家庭压力进行研究，取得了一些成果，其中最有代表性的是美国的麦卡宾（McCubbin H），他从更加长远的角度分析家庭压力，得出双重 ABCX 模式。麦卡宾还提出了家庭应对的概念，解释了家庭适应。

1. abcX 模式　a 表示压力源事件，b 表示家庭应对危机所具有的资源，c 表示家庭对事件的认识，X 表示家庭危机。该模式主要诠释了家庭发生危机过程的构造，即 a 和 b 和 c 的相互作用，产生 X。该模式主要强调的是家庭产生压力或发生危机取决于两个变量，即家庭资源和家庭成员对事件认识，并不是某些事件直接导致的结果。

2. 双重 ABCX 模式　图 3 - 1 的横轴表示时间，分为前危机阶段和后危机阶段。前危机阶段保留了 abcX 模式。后危机阶段显示的是应对危机的一个适应过程，其中 aA 表示压力源积累；bB 表示已存或新增的家庭应对行为；cC 表示开始的认知，附加压力源及新旧资源和恢复平衡的因素；xX 表示家庭适应的结果。该模式的宗旨是用"适应"这一概念说明希尔的重组化过程。与 abcX 模式相比，双重 ABCX 模式在分析框架中明确了时间的位置，能解释家庭长期压力的影响。

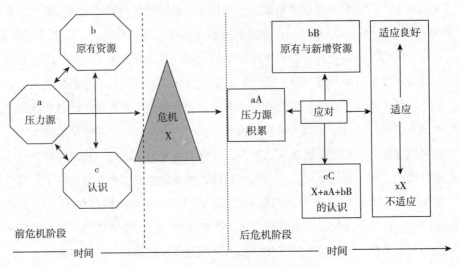

图 3-1　双重 ABCX 模式

3. 家庭应对与家庭适应　家庭应对是指每个家庭成员或家庭整体做出的行动反应，即通过认识、资源和应对行动的互相作用而保持处于危机状态下家庭功能的平衡。例如，家庭通过获得或开发社会、心理和物资等资源，去解除压力源，处理困难状况，解决家庭内部纠纷，缓解家庭紧张和促进家庭适应。家庭适应是指家庭为了维持家庭成员与家庭、家庭与社区这种双重功能平衡而做出的努力，家庭适应行动的目标有 5 个方面，即避免或解除家庭压力源和紧张、困难状况的管理、家庭系统的整合、家庭士气的维持、调整后家庭结构变化的适应。

当家庭处于危机状态时，需要社区护士的援助。社区护士可运用家庭压力理论的相关知识，对家庭所面临压力的种类、性质、发生和发生后的过程及结果进行评估，进而采取有针对性的家庭健康护理措施。此外，家庭压力应对理论还可以帮助社区护士判断家庭危机的发展阶段，以利于护理该阶段家庭成员，促进他们提高应对问题的能力，增强生活能力。同时也促进社区护士选择适当的援助方法，挖掘成员中促进家庭健康的各种潜力，发挥作用。

三、家庭生命周期理论

20 世纪 70 年代，杜瓦尔（Duvall E. M.）提出了家庭生命周期概念。他将家庭发展分为 8 个阶段（表 3-1），认为家庭如同人的生命也有生命周期和不同发展阶段的需求。家庭的发展任务可成功地满足家庭成员成长的需要，否则将导致家庭生活中的不愉快，并给家庭自身发展带来困难。杜瓦尔强调，家庭如同一个整体不断成长，在家庭进入下一发展阶段前，家庭和家庭成员必须完成本阶段的发展任务，只有这样家庭才有能力完成以后各阶段的发展任务。

表 3 - 1　杜瓦尔家庭发展 8 个阶段

发展阶段	定义	发展任务	保健项目
新家庭	男女结婚建立的家庭	1. 发展夫妇间亲密关系 2. 适应新的人际关系 3. 分享价值观、承诺及忠诚 4. 夫妇生活方式的适应 5. 要孩子的决定和准备	1. 性生活指导 2. 计划生育指导 3. 心理沟通指导 4. 人际关系指导
孩子诞生家庭	最大孩子小于 30 个月的家庭	1. 父母角色的适应 2. 婴幼儿的养育 3. 产后的恢复 4. 稳定的婚姻关系的维持	1. 围生期保健指导 2. 新生儿和婴幼儿营养指导 3. 预防接种指导 4. 哺乳期性生活指导 5. 压力应对指导
学龄前儿童家庭	最大孩子介于 2 岁半至 6 岁的家庭	1. 儿童意外事故和传染病的预防 2. 儿童身心健康发育的促进 3. 美满婚姻的维持	1. 儿童意外事故防范的宣传 2. 儿童传染病的预防 3. 儿童生长发育的监测 4. 儿童良好习惯的培养
学龄期儿童家庭	最大孩子介于 7 岁半至 12 岁的家庭	1. 儿童学习生活适应的帮助 2. 意外事故的预防 3. 良好婚姻的维持	1. 引导儿童正确应对学习压力和社会化合理指导 2. 儿童安全教育 3. 养育子女与工作间平衡维持的指导
青少年家庭	最大孩子介于 13 岁半至 18 岁的家庭	1. 开放性母子和父子关系的维持 2. 孩子的性教育 3. 孩子的自由与责任平衡教育 4. 孩子婚姻生活责任的教育	1. 亲子代沟所致的沟通问题的指导 2. 青春期教育和性教育 3. 自由与责任平衡的督导与训练
孩子创业家庭	最大孩子离家至最小孩子离家的家庭	1. 鼓励认同孩子的独立 2. 重新适应婚姻关系 3. 照顾关心高龄父母	1. 亲子沟通指导 2. 婚姻再适应指导 3. 高龄老年人的保健指导
空巢家庭	所有孩子离家至家长退休的家庭	1. 巩固婚姻关系 2. 与新家庭成员建立关系 3. 应对更年期问题 4. 慢性病防治 5. 做好退休准备	1. 更年期保健 2. 定期体检 3. 心理咨询
老年家庭	退休至夫妇逝世的家庭	1. 退休后生活的适应 2. 经济收入变化的应对 3. 维持配偶及个人的功能 4. 面对配偶及亲朋的死亡	1. 生活指导 2. 慢性病防治 3. 自理能力及社交能力的指导 4. 孤独心理指导 5. 临终关怀

此外，金川克子将家庭发展分为 4 个阶段（表 3 - 2），从护理的角度归纳了各发展阶段的家庭常规变化和家庭变化中常规出现的发展任务。

表 3 - 2　金川克子家庭发展 4 个阶段

家庭发展阶段	家庭出现的常规变化	家庭面临的发展任务
形成期	结婚、怀孕	1. 新婚生活的计划与适应 2. 性生活的适应与计划生育 3. 健康保持与家务活的适应 4. 妊娠与生产的准备

续表

家庭发展阶段	家庭出现的常规变化	家庭面临的发展任务
扩张期	子女的出生	1. 保持正常的家庭生活 2. 经济基础的维持与强化 3. 养育子女社会化 4. 建立健康的父子或母子关系 5. 夫妻情感的维持 6. 减轻母亲育婴负担
收缩期	子女独立	1. 家庭生活的重新计划和适应 2. 独立结婚的孩子与父母关系 3. 中年夫妻的关系 4. 中年期的健康管理
衰弱期	退休、丧偶	1. 退休生活的适应 2. 经济变化的应对 3. 生活范围缩小所致社会孤立感的应对 4. 家庭角色变化的应对

在家庭各发展阶段有其相应的发展任务，在多元文化的社会，家庭有各自不同的特点，作为社区护士应了解和掌握这些内容，进行有针对性的家庭健康护理。

第三节 家庭健康护理程序

家庭健康护理程序是运用护理程序对家庭健康进行护理的方法，社区护士通过家庭访视，评估判断家庭健康问题，列出家庭健康护理诊断，制定家庭健康护理计划、具体实施和评价效果，并根据评价效果做出必要的修正，以维护家庭正常功能，促进家庭健康。

一、家庭健康护理评估

家庭健康护理评估是指为确定家庭健康问题而收集家庭健康相关资料的过程，可为家庭护理提供依据。

（一）评估内容

家庭健康护理评估应侧重于收集与家庭整体健康相关的资料（表3-3）。

表3-3 家庭健康护理评估内容

评估项目	评估具体内容
家庭一般资料	1. 家庭地址、电话 2. 家庭成员基本资料（姓名、性别、年龄、家庭角色、职业、文化程度、婚姻状况、宗教信仰） 3. 家庭成员健康状况及医疗保险的形式 4. 家庭健康管理状况 5. 家庭成员生活习惯（饮食、睡眠、家务、育婴和休假情况）

续表

评估项目	评估具体内容
家庭中患病成员的状况	1. 所患疾病的种类和日常生活受影响的程度 2. 疾病预后 3. 日常生活能力 4. 家庭角色履行情况 5. 疾病消费
家庭发展阶段及任务	1. 家庭目前所处的发展阶段与发展任务 2. 家庭履行发展任务的情况
家庭结构	1. 家庭成员间关系（患者与家庭成员间、家庭成员间） 2. 家庭沟通与交流（思想交流、情感交流与语言交流） 3. 家庭角色（角色的变化、家庭的分工） 4. 家庭权力（传统权威型、情况权威型、分享权威型） 5. 家庭价值系统（家庭成员的观念、态度、信仰、健康观、家庭价值与信念）
家庭功能	1. 家庭成员间的情感 2. 培养子女社会化的情况 3. 家庭自我保健行为
家庭资源	1. 家庭内部资源：家庭住宅面积、交通便利情况、经济来源、医疗保险、知识、风俗习惯、道德观念、信息、教育、文学欣赏 2. 家庭外部资源 （1）家庭周围社会支持性团体（邻里、志愿者和家政服务部门等） （2）社会保障设施（医疗保险机构、居民委员会、养老院、社区卫生服务中心等）
家庭与社会的关系	1. 家庭与亲属、社区、社会的关系 2. 对社区的看法 3. 家庭利用社会资源的情况及能力
家庭应对和处理问题的能力与方法	1. 家庭成员对健康问题的认识（对疾病的理解和认识等） 2. 家庭成员间情绪上的变化 3. 家庭战胜疾病的决心 4. 家庭应对健康问题的方式 5. 生活调整（饮食、睡眠、作息时间） 6. 对家庭的经济影响 7. 对家庭成员健康状况的影响

（二）评估常用工具

家庭健康护理评估常用工具包括家系图、家庭功能和社会支持度评估工具等。

1. 家系图 家系图（genogram）是以家谱的形式展示家庭疾病史及家庭成员的相互关系。根据家系图，社区护士能够迅速了解家庭基本情况；识别及判断家庭中的危机因素及高危人员；对患者进行管理，指导其改变生活方式。

家系图常包含三代人或三代以上，不同性别、角色、关系用不同符号表示（图3-2，图3-3）。同代人从左开始，根据年龄大小从左到右排列。每个成员符号旁可标注年龄、婚姻状况、出生或死亡日期、患病情况，也可根据需要标注家庭成员的职业、文化程度、家庭决策者、家庭重要事件及主要健康问题等。

2. APGAR家庭功能评估表 APGAR家庭功能评估表又称为家庭关怀度指数测评表，是斯密克汀（Smilkstein）于1978年设计的检测家庭功能的主观评价问卷，适用于初次家访对家庭功能的简单了解。

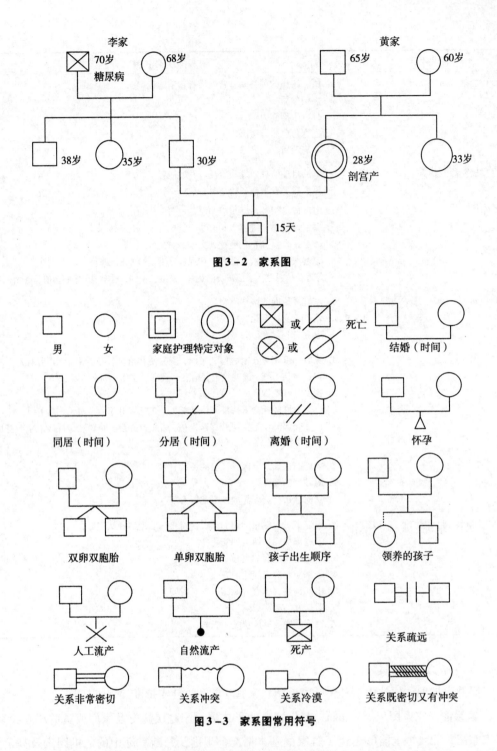

图 3 - 2   家系图

图 3 - 3   家系图常用符号

该量表共 5 个题目，每个题目代表 1 项家庭功能，分别为适应度（adaptation）、合作度（partnership）、成熟度（growth）、情感度（affection）和亲密度（resolve），简称 APGAR 家庭功能评估表（表 3 - 4）。由于回答问题少，评分容易，可以粗略、快速地评价家庭功能，AP-GAR 适宜在社区工作中使用。

A（适应度）：是指家庭在发生问题或面临危机时，家庭成员对于内在或外在资源的运用情形。

P（合作度）：是指家庭成员对家庭问题共同做出决策的情形。

G（成熟度）：是指家庭成员互相支持而趋向于身心成熟与自我实现的情形。

A（情感度）：是指家庭成员彼此之间的相互关爱的情形。

R（亲密度）：是指家庭成员对各种资源的共享情形。

表 3 - 4　APGAR 家庭功能评估表

	经常（2分）	有时（1分）	几乎从不（0分）
1. 当我遇到问题时，可以从家人处得到满意的帮助（适应度）	☐	☐	☐
2. 我很满意家人与我讨论各种事情及分担问题的方式（合作度）	☐	☐	☐
3. 当我希望从事新的活动或发展时，家人都能接受且给予支持（成熟度）	☐	☐	☐
4. 我很满意家人对我表达感情的方式及对我情绪（如愤怒、悲伤、爱）的反应（情感度）	☐	☐	☐
5. 我很满意家人与我共度时光的方式（亲密度）	☐	☐	☐

注：0~3分，家庭功能严重障碍；4~6分，家庭功能中度障碍；7~10分，家庭功能良好。

3. 社会支持度　社会支持度体现以服务对象为中心的家庭内、外的相互作用。连线表示两者间有联系，双线表示关系密切。社会支持度可以帮助社区护士较完整地认识家庭目前的社会关系及可利用的资源（图 3 - 4）。

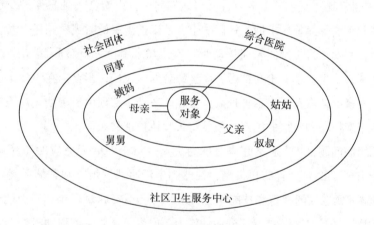

图 3 - 4　社会支持度图

（三）评估注意事项

1. 收集资料要全面　运用多种方法收集资料，如观察法和交谈法等。观察法主要观察收集家庭环境和家庭成员间的交流沟通状况。交谈法通过和家庭成员进行交流，了解患者或有健康问题的家庭成员的健康状况、家庭状况和家庭成员间的关系等。同时，还应充分利用其他人员来收集资料，以便如实掌握家庭成员的健康状况，如医院的病历记录、社区居民的健康档案、社区人口资料等。

收集资料时除收集家庭中家庭成员及患病家庭成员健康状况的相关资料外，还需注意收集与家庭功能、家庭发展阶段、家庭环境、家庭与社会的关系及家庭利用资源状况等相关资料，应考虑家庭发展的动态变化、患者和家庭成员间的关系、家庭功能等。在取得家庭充分信任的基础上，挖掘和发现家庭深层次的健康问题。

2. 认识家庭的多样性　在家庭护理评估时，社区护士要充分认识到家庭的多样性，即使是同样的健康问题，在不同家庭背景下其处理方法不完全相同，具有独特性。

二、家庭健康护理诊断

家庭健康护理诊断应以家庭整体健康为中心提出，反映的是家庭整体的健康状况。根据评估收集的资料，判断家庭存在的健康问题。

（一）基本步骤

1. 收集与分析资料 从收集的资料中选择有意义的资料，根据家庭问题类别进行分类。

2. 列出家庭健康问题 综合资料，找出护理问题，列出原因。在综合分析资料时，应重点分析家庭在各发展阶段中有无未完成的发展任务、患病的家庭成员有无给家庭带来变化、家庭中有无突发的紧急事件等健康问题。从家庭整体上分析各种健康问题及其相互关系，明确家庭护理需求。

3. 确定优先解决的护理问题 社区护士应根据家庭问题确定该家庭需护理的项目，把亟待解决、对家庭威胁最大、后果最严重的健康问题排在第一位，需要立即制定计划，优先解决。

（二）护理诊断的形成

家庭健康护理诊断与临床护理诊断一样也采用 PES 的形式表述。例如，李女士（56 岁）是小学教师，于去年退休。其丈夫张先生（58 岁）是某公司经理，平时工作很忙。李女士的父亲（79 岁）右侧偏瘫已卧床 1 年多，目前与他们同住，由李女士独自照护。近来，李女士出现腰痛、肩痛和头痛等症状，求助于社区护士。社区护士家访时观察到，李女士的父亲下肢有部分活动能力，李女士将父亲向轮椅移动时，不让其多用力，全部重力都压在李女士身上。患者能用左手做的事，也让李女士帮忙做。而且患者的床较低，李女士在为父亲翻身和擦身体时要弯腰去做。交谈中，李女士表示护理病人实在太辛苦，感到生活暗淡、烦躁和苦恼，有些承受不了。但由于责任心和亲情的关系，依然每天坚持护理父亲。

本案例中的家庭问题（P）是家庭应对能力失调，由于家庭无力应对照顾偏瘫父亲的任务，导致李女士出现"腰痛、肩痛和头痛，并感到生活暗淡、烦躁和苦恼"等身心症状。其原因（E）是照顾偏瘫老人的知识和技能缺乏、家庭可利用资源缺乏等。其表现有（S），"李女士独自照顾偏瘫父亲且父亲下肢有部分活动能力，但将父亲向轮椅移动时，李女士不让父亲多用力"；"父亲能用左手做的事，也让李女士帮忙做"。

三、家庭健康护理计划

家庭健康护理计划是以家庭健康护理诊断为依据，其步骤包括确定家庭护理目标和选择家庭护理措施。

（一）原则

1. 互动性 每个家庭及其成员都有权对自己的健康做出决定，社区护士应与家庭成员共同制定家庭护理计划，社区护士的功能主要侧重于为家庭提供信息、指导和辅助家庭完成计划。

2. 可行性 社区护士在制定家庭护理计划时，应充分考虑可利用的家庭内外资源、家庭成员的意愿等。

3. 合作性 制定家庭护理计划时，应与其他卫生服务人员和服务机构合作，充分利用可利用的家庭外资源，有效促进家庭健康。

4. 差异性　不同家庭可能会有相同的健康问题，但由于家庭可利用资源及对待问题的态度差异，不同家庭选择的护理支持方法不尽相同。

5. 意愿性　制定家庭护理计划时，应考虑家庭成员的想法及家庭健康观念、价值观念、生活习惯等。

（二）步骤

1. 确定家庭护理目标　护理目标有长期护理目标和短期护理目标。长期目标是社区护士和家庭希望达到的最终目标。如上述案例中，长期目标为，"女儿的护理工作得到多方面的配合，感受到护理父亲并不是负担，而是一种快乐的事情"。短期目标是指为实现长期目标在几天、几周或几个月内应达到的分目标。如上述案例中，短期目标为，"1周内，父亲能认识到自己应当做些力所能及的事情，这样不仅能促进身体尽快康复，同时可以减轻女儿的心理负担"；"1周内，女儿能正确认识父亲下肢的残存功能，让父亲利用残存功能做力所能及的事情"；"当天女儿认识到床位太低是产生腰痛的原因，将床的高度改变为适合护理的高度"；"当天丈夫注意到妻子护理的疲劳，给予同情和安慰的同时，为妻子雇佣家政人员或护理员，适当帮助妻子缓解疲劳"。

明确的家庭护理目标是制定家庭护理措施的指南，也是家庭护理评价的标准。因此，制定家庭护理目标时要考虑与家庭要解决问题的联系性和可能性，应可观察、可测量。

2. 选择家庭护理措施　家庭护理措施内容应包括任务、时间、资源的利用，此外还有何时、采用什么方法、在什么范围内进行评价等。完整的家庭护理计划格式及内容见表3-5。

表3-5　家庭护理计划表

日期	家庭护理诊断	目标	实施计划		评价计划	护士/患者或家属
			护理措施	实施时间		
	家庭、家庭成员及家庭环境的护理诊断	长期目标 短期目标				

在上述案例中，根据家庭情况，制定具体护理措施有：①对家庭进行偏瘫护理的相关知识与技能宣教，促使李女士及其父亲更新观念并掌握护理技能。②向家庭介绍沟通交流方法，促使家庭内有效沟通，以获得情感间相互支持。③与家庭协商，决定是否需要专业家政人员的帮助。

四、家庭健康护理实施与评价

（一）实施

家庭健康护理实施是将家庭护理计划付诸行动的过程。实施过程中应以家庭成员为主，社区护士进行指导、协调和帮助。实施阶段，社区护士的主要任务有3个方面：一是援助家庭成员，即知识宣教、直接护理、技能指导和心理支持；二是促进家庭成员间的互动；三是促进家庭与社会的互动。

家庭健康护理实施应充分利用家庭的内、外部资源，重点解决家庭亟须解决的健康问题。具体内容包括：①指导家庭营造安全有效的交流环境和场所。②介绍或强化有效的家庭交流方

NOTE

式、应对技巧和行为。③指导家庭成员的行为与家庭的目标、需要和活动协调一致。④为家庭成员提供情感支持，分担忧愁，给予安慰和鼓励。⑤对家庭进行健康教育，并提供有效的信息。⑥为缺乏自护能力的家庭提供直接的护理。⑦指导家庭排除实施家庭护理计划的障碍。⑧帮助家庭充分认识并发挥自身的功能。⑨与家庭建立长期的合作关系，在家庭需要时提供可靠的援助。

家庭健康护理实施过程中可能遇到一些障碍，如家庭执行无效、应对冷淡、无价值感、怀疑与犹豫等，其原因可能是社区护士与家庭的价值观不同，家庭因失望而变得无能为力，或害怕失败而不愿意执行等。社区护士应全面分析产生障碍的原因，运用多种方法克服障碍，才能有效实施护理计划，解决家庭健康问题。

（二）评价

家庭健康护理评价是对家庭护理活动进行全面检查与控制，是保证家庭护理计划得以顺利有效实施的关键措施，贯穿于整个家庭护理活动的全过程。家庭健康护理评价包括过程评价（时时评价或阶段性评价）和结果评价（总结性评价）。

1. 过程评价　①评估阶段：评价收集的资料是否完整，是否有利于确定家庭健康问题。②诊断阶段：评价护理诊断是否反映家庭主要健康问题，诊断依据是否充分。③计划阶段：评价护理计划的制定是否考虑到家庭可利用的资源及家庭成员对计划的态度。④实施阶段：计划是否顺利执行，有无障碍，导致障碍的原因等。

2. 结果评价

（1）对家庭成员援助的评价　①患病的家庭成员和家属日常生活质量提高的程度：患病的家庭成员及家庭能够逐渐过上有质量的生活，家庭成员在照顾患病的家庭成员时，并不失去自己的生活乐趣，也未因照顾患病的家庭成员而造成自身健康不良。②家庭对家庭健康问题的理解程度：患病的家庭成员和家庭掌握了应对发展任务和健康问题的基本知识、基本技能，同时增强了关心自身健康的意识。③家庭情绪稳定的程度：患病的家庭成员和家属是否存在焦虑和恐慌，以致妨碍对问题的应对和处理，是否有不亲近感和孤独感；家庭成员能否使自己的情绪趋于稳定并参与解决家庭的健康问题。

（2）促进家庭成员相互作用方面的评价　①家庭成员的相互理解：所有家庭成员是否开始相互考虑并理解对方的需求。②家庭成员间的交流：家庭成员是否开始思考最佳的交流方式。③家庭成员间的亲密度：家庭成员是否开始相互合作，应对面临的问题。④家庭成员判断问题和决策问题的能力：家庭是否能以家庭成员为主体判断和应对问题，家庭成员是否为此收集了相关资料并在家庭内部有效商讨解决方法。⑤家庭的角色分工：家庭原有的角色由于发展任务或家庭健康问题而发生改变时，家庭成员是否都参与了自身相应角色的分担。

（3）促进家庭与社会关系方面的评价　①社会资源的有效利用：家庭是否积极利用了相应的社会资源来解决家庭健康问题，提供的护理服务是否与家庭的需求相一致，是否朝着这个方向努力。②环境的改善：家庭成员是否积极地将家庭环境向有利于健康的方向改善，是否能够得到亲朋好友的帮助和鼓励。

社区护士根据评价结果决定是否终止计划，或是修改计划，或是补充计划给予继续护理。

思考题

1. 如何理解家庭的含义？

2. 常见家庭的类型有哪些？其特点如何？

3. 如何理解家庭的结构与功能？

4. 应用压力应对理论解释家庭是否出现危机取决于哪些因素？

5. 请分析社区护士应如何应用护理程序对家庭进行健康护理？

第四章　社区妇女保健

案例导入

李女士，30 岁，本科学历，中学教师。因妊娠 7 个月，出现"双下肢水肿、胀痛、沉重，伴有浅静脉曲张明显"就诊于某社区卫生服务中心。辅助检查结果：血清 K^+ 3.7mmol/L、Na^+ 150mmol/L、Ca^{2+} 2mmol/L、Hb100g/L，近日在家休养。李女士与丈夫和父母住在一起。丈夫张先生，35 岁，研究生学历，外科医生；父亲 62 岁，退休，患高血压 5 年余；母亲 58 岁，退休，体质较弱，经常感冒。

作为一名社区护士，请你为李女士家庭制定一份详细的家庭访视管理方案。

随着社会的进步、医学科学的发展、妇女社会经济地位的提高和身心健康水平需求的增长，妇女保健事业的发展已成为世界性趋势。其次，随着妇女从业人数的增加、期望寿命的延长和生殖医学的发展，妇女保健工作的范围已非昔日以母婴保健为中心的妇幼卫生工作所能涵盖，需要开展妇女整个生命周期的卫生保健工作。

第一节　社区妇女保健概述

"人人享有卫生保健"是 WHO 提出的全球战略目标。妇女保健是我国卫生保健事业的重要组成部分。妇女的健康直接关系到子孙后代的健康、民族素质的提高和计划生育基本国策的贯彻与落实。因此，社区护士应根据妇女各年龄阶段身心特点，运用现代医学和护理学知识及专业技术，为社区妇女进行整个生命周期的卫生保健工作。

一、社区妇女保健的相关概念

1. 社区妇女保健　社区妇女保健（woman health protection）是以维护和促进妇女健康为目的，以预防为主，以保健为中心，以基层为重点，以社区妇女为对象，防治结合，开展以生殖健康为核心的保健工作。社区妇女保健工作应针对妇女不同时期的生理、心理特点，以人为中心，以护理程序为框架，以服务对象的需求为评价标准，强调妇女健康的社会参与和政府责任。

2. 生殖健康　WHO 在 1992 年 12 月提出生殖健康概念：生殖健康不仅是生殖过程没有疾病和失调，而且是生理、心理和社会的一种完好状态，并在此状态下完成生殖。

主要内涵：①能够进行满意和安全的性生活，没有疾病传染和意外妊娠发生。②具有安全的节育措施，能够做到有效的计划生育。③有权决定生育和生育时间。④能够安全地妊娠和分娩，保障婴儿存活并健康成长。

生殖健康的提出为妇女保健赋予了更深刻的含义和更宽广的范围，从提供卫生保健服务、保证妇女生育质量、维护妇女的权利和地位、促进社会健康等各方面满足和保障了妇女健康的需求，这也是人类社会文明进步的标志和医学科学发展的体现。

二、社区妇女保健的工作内容

1. 妇女各期保健　妇女各期的保健主要是指青春期、围婚期、围生期、围绝经期和老年期的保健，其中围婚期、妊娠期、产褥期和围绝经期是生殖、生理和心理发生明显变化的时期，是社区妇女保健工作的重点。妇女各期保健主要内容是，调查研究妇女整个生命周期中各阶段的生殖生理变化规律、社会心理特点及保健需求，并提供相应的保健护理服务。

2. 计划生育指导　社区保健人员应积极开展计划生育的健康教育及技术咨询，使育龄妇女了解科学的生育知识、各种节育方法的安全性和有效性，指导夫妻双方选择适宜的节育方法，以减少因节育方法不当而产生的负性心理，降低人工流产手术率及妊娠中期引产率，预防性传播疾病的发生。

3. 妇女常见病的防治　主要包括：①健全妇女保健网，定期对育龄妇女进行常见病、多发病的普查普治工作，每1～2年普查1次，做到早发现、早诊断、早治疗，提高妇女生命质量。②针对普查结果，制定预防措施，旨在降低发病率，提高治愈率，维护妇女健康。

4. 妇女劳动保护　主要包括：①调查分析影响妇女健康的各类社会环境因素，实施护理干预，完善和促进有益于妇女身心健康的生存环境。②建立与健全提高妇女健康水平的社会保障制度，依法保障妇女的合法权益，并探讨有效的社区妇女保健管理方法。

三、社区妇女保健工作的意义

1. 妇女在数量上占人口的一半，是社会经济发展的重要力量，做好妇女保健工作，保护妇女身心健康，对国家经济发展和中华民族文明进步具有重要意义。

2. 妇女有特殊的生殖生理特点，必须受到保护。根据青春期、围婚期、妊娠期、产褥期、围绝经期妇女的身心特点，提供规范的保健服务，可减少或控制某些危害妇女身心健康的疾病，降低孕产妇死亡率，从而解决妇女特殊生理时期的健康问题。

3. 妇女是家庭的核心，妇女健康直接关系到子代和家庭的健康。做好妇女卫生保健工作，有助于出生人口素质的提高和贯彻落实计划生育的基本国策，同时也有益于全社会卫生保健水平和人群健康水平的提高。

4. 妇女在社会和家庭中的地位及权利有待维护，在维权中促进妇女发展，是实现妇女解放的内在动力和重要途径。由于我国是从半封建、半殖民地社会转型而来，在意识形态领域里还存在着根深蒂固的封建残余观念，其结果不仅影响妇女获得公平权益，也会导致妇女主动获取关爱的意识淡漠，放弃卫生保健工作的利益。

NOTE

四、我国妇女保健的现状

（一）妇幼保健机构的设立

目前，我国从城市到农村已逐步建立和健全了妇幼保健机构，农村基本形成了以县级妇幼保健机构为指导中心，以乡、村为基础的妇幼保健网。有些地区在建设"三级保健网"过程中，重点加强了乡级妇女卫生组织的建立和管理。由于党和政府的高度重视，我国妇女保健网得到了不断发展与完善，使妇女保健工作绩效不断提升。

（二）妇女保健的相关措施

为了提高妇女健康水平，社区卫生工作人员应积极宣传和大力推行妇女各个时期的卫生保健，对妇科病进行普查普治，大大降低了宫颈癌的发病率和死亡率，同时提出晚婚晚育、计划生育及预防传染病等重要措施，并进行了妇女劳动保护和权益的相关研究，分析影响妇女生殖健康和身心健康的相关因素，从而有效地保护妇女健康，提高了妇女健康的整体水平。据国家统计数据表明，我国妇女的死亡总趋势已接近发达国家水平，但由于我国地区和城乡间卫生、经济水平的差距，以及社会发展对妇女保健工作提出更高的要求，妇女保健工作仍然任重而道远。

五、我国妇女保健的相关政策与法规

（一）《中华人民共和国母婴保健法》

该法由中华人民共和国第八届全国人民代表大会常务委员会第十次会议于 1994 年 10 月 27 日通过，自 1995 年 6 月 1 日起施行。其主要内容：第一条，为了保障母亲和婴儿健康，提高出生人口素质，根据宪法，制定本法。第二条，国家发展母婴保健事业，提供必要条件和物质帮助，使母亲和婴儿获得医疗保健服务。国家对边远贫困地区的母婴保健事业给予扶持。第三条，各级人民政府领导母婴保健工作。母婴保健事业应当纳入国民经济和社会发展计划。第四条，国务院卫生行政部门主管全国母婴保健工作，根据不同地区情况提出分级分类指导原则，并对全国母婴保健工作实施监督管理。国务院其他有关部门在各自职责范围内，配合卫生行政部门做好母婴保健工作。第五条，国家鼓励、支持母婴保健领域的教育和科学研究，推广先进、实用的母婴保健技术，普及母婴保健科学知识。第六条，对在母婴保健工作中做出显著成绩和在母婴保健科学研究中取得显著成果的组织和个人，应当给予奖励。

《中国妇女发展纲要（2011—2020 年）》中明确提出妇女健康目标：①妇女在整个生命周期享有良好的基本医疗卫生服务，妇女的人均预期寿命延长。②孕产妇死亡率控制在 20/10 万以下。逐步缩小城乡区域差距，降低流动人口孕产妇死亡率。③妇女常见病定期筛查率达到 80% 以上。提高宫颈癌和乳腺癌的早诊早治率，降低死亡率。④妇女艾滋病感染率和性病感染率得到控制。⑤降低孕产妇中重度贫血患病率。⑥提高妇女心理健康知识和精神疾病预防知识知晓率。⑦保障妇女享有避孕节育知情选择权，减少非意愿妊娠，降低人工流产率。⑧提高妇女经常参加体育锻炼的人数比例。

（二）《农村孕产妇系统保健管理办法（试行）》

《农村孕产妇系统保健管理办法（试行）》由中华人民共和国卫生部于 1989 年 2 月 10 日发布，并于 1989 年 2 月 10 日开始执行。孕产妇系统保健是指从怀孕开始到产后 42 日为止，对孕

产妇进行系统的检查、监护和保健指导。它是落实计划生育基本国策、实现优生优育的重要内容和基础工作。《农村孕产妇系统保健管理办法（试行）》从我国农村的实际情况出发，总结近年来农村开展孕产妇系统保健管理工作的经验而制定的。通过建立健全村、乡、县三级医疗保健网，明确职责，实行统一的管理，做到预防为主，防治结合，达到减少孕产期合并症、并发症和难产的发病率，降低孕产妇、围产儿死亡率，提高出生人口素质的目的。农村孕产妇系统保健工作应以提高产科质量为中心，以筛选高危孕妇为重点，实行分级分工管理，根据各地实际情况，逐步扩大管理范围，提高保健质量。在已普及孕产妇系统保健管理的地方，可逐步开展围产保健工作的试点。

（三）《中华人民共和国人口与计划生育法》

2001 年 12 月 29 日，第九届全国人民代表大会常务委员会第二十五次会议通过了《人口与计划生育法》。在过去的 30 年里，计划生育为稳定本国和世界人口增长速度、促进人类文明发展做出了贡献。根据 2015 年 12 月 27 日第十二届全国人民代表大会常务委员会第十八次会议"关于修改《中华人民共和国人口与计划生育法》的决定"，对《中华人民共和国人口与计划生育法》做如下修改：

1. 国家提倡一对夫妻生育两个子女。符合法律、法规规定条件的，可以要求安排再生育子女。具体办法由省、自治区、直辖市人民代表大会或者其常务委员会规定。夫妻双方户籍所在地的省、自治区、直辖市之间关于再生育子女的规定不一致的，按照有利于当事人的原则适用。

2. 育龄夫妻自主选择计划生育避孕节育措施，预防和减少非意愿妊娠。

3. 符合法律、法规规定生育子女的夫妻，可以获得延长生育假的奖励或者其他福利待遇。

4. 在国家提倡一对夫妻生育一个子女期间，自愿终生只生育一个子女的夫妻，国家发给《独生子女父母光荣证》。获得《独生子女父母光荣证》的夫妻，按照省、自治区、直辖市有关规定享受独生子女父母奖励。法律、法规或者规章规定给予获得《独生子女父母光荣证》的夫妻奖励的措施中由其所在单位落实的，有关单位应当执行。获得《独生子女父母光荣证》的夫妻，独生子女发生意外伤残、死亡的，按照规定获得扶助。在国家提倡一对夫妻生育一个子女期间，按照规定应当享受计划生育家庭老年人奖励扶助的，继续享受相关奖励扶助。

（四）《女职工劳动保护规定》

国务院第十一次常务会议通过《女职工劳动保护规定》，自 1988 年 9 月 1 日起施行。

该规定是从劳动保护的角度维护女职工的合法权益，减少和解决女职工在劳动和工作（以下统称劳动）中因生理特点造成的特殊困难，保护其健康权益。明确规定不得在女职工怀孕期、产期和哺乳期降低其基本工资，或者解除劳动合同；女职工在月经期间，所在单位不得安排其从事高空、低温、冷水和国家规定的第三级体力劳动强度的劳动；女职工在怀孕期间，所在单位不得安排其从事国家规定的第三级体力劳动强度的劳动和孕期禁忌从事的劳动，不得在正常劳动日以外延长劳动时间；对不能胜任原劳动的，应当根据医务部门的证明，予以减轻劳动量或者安排其他劳动；怀孕 7 个月以上（含 7 个月）的女职工，一般不得安排其从事夜班劳动；在劳动时间内应当安排一定的休息时间；女职工在哺乳期内，所在单位不得安排其从事国家规定的第三级体力劳动强度和哺乳期禁忌从事的劳动，不得延长其劳动时间，一般不得安排其从事夜班劳动；禁止安排女职工从事矿山井下、国家规定的第四级体力劳动强度的劳动和其

NOTE

他女职工禁忌从事的劳动等。

（五）《生育保险》

1994年12月14日，劳动部颁布《生育保险》。生育保险（maternity insurance）是国家通过立法，在怀孕和分娩的妇女劳动者暂时中断劳动时，由国家和社会提供医疗服务、生育津贴和产假的一种社会保险制度。生育保险提供的生活保障和物质帮助通常由现金补助和实物供给两部分组成。现金补助主要是指给予生育妇女的生育津贴，有些国家还包括一次性现金补助或家庭津贴。实物供给主要是指提供必要的医疗保健、医疗服务及孕妇、婴儿需要的生活用品等。其提供的标准、范围和条件主要根据本国的经济实力而定。

1. 产假 产假是指国家法律、法规规定，给予女职工在分娩前和分娩后的一定时间内所享有的假期。其主要目的是保证女职工在生育时期得到适当的休息，逐步恢复体力，并使婴儿受到母亲的精心照顾和哺育。我国在20世纪80年代以前，把怀孕、生育和产后照料婴儿的假期规定为56日。1988年公布《女职工劳动保护规定》后，对原规定做了很大的修改。法定正常产产假为90日，其中产前假期为15日，产后假期为75日。难产者增加产假15日。若是多胞胎生育，每多生育一个婴儿增加产假15日。流产产假以4个月划界，其中不满4个月流产的，根据医务部门的证明给予15～30日的产假；满4个月以上流产的，产假为42日。2012年4月18日召开的国务院常务会议审议并原则通过《女职工劳动保护特别规定（草案）》，调整了女职工禁忌从事的劳动范围，将女职工生育享受的产假由90日延长至98日，并规范了产假待遇。很多地区还采取了对晚婚、晚育的职工给予奖励政策，假期延长到180日。2015年12月27日，第十二届全国人民代表大会常务委员会第十八次会议"关于修改《中华人民共和国人口与计划生育法》的决定"，将第二十五条修改为"符合法律、法规规定生育子女的夫妻，可以获得延长生育假的奖励或者其他福利待遇。"

2. 生育津贴 生育津贴是指国家法律、法规规定对职业妇女因生育而离开工作岗位期间给予的生活费用，有的国家又称生育现金补助。我国生育津贴的支付方式和支付标准分为两种情况：①在实行生育保险社会统筹的地区：支付标准按本企业上年度职工月平均工资的标准支付，期限不少于90日。②在没有开展生育保险社会统筹的地区：生育津贴由本企业或单位支付，标准为女职工生育之前的基本工资和物价补贴，期限一般为90日。另外，有部分地区对晚婚、晚育的职业妇女实行适当延长生育津贴支付期限的鼓励政策；还有一些地区对参加生育保险的企业中男职工的配偶，给予一次性津贴补助。

3. 生育医疗服务 生育医疗服务是由医院、开业医生或助产士向职业妇女和男职工配偶提供的妊娠、分娩和产后的医疗照顾，以及必需的住院治疗。大多数国家为女职工提供从怀孕到产后的医疗服务。各国生育保险医疗服务所提供的项目不同，一般是根据本国的经济实力和社会保险基金的承受能力，制定相应的服务范围。我国生育保险医疗服务的项目主要包括检查、接生、手术、住院、药品及计划生育手术费用等。

第二节　妇女各时期的保健

社区护士应熟悉妇女各时期主要的健康问题及相关因素，按照国家相应的卫生工作部署，积极开展有效的健康教育，采取科学的保健指导，减少妇女因生殖而导致的健康受损、病残率和病死率，完成社区妇女常见病、多发病的普查普治工作，提高全社会妇女的健康水平。

一、女性青春期保健

青春期（adolescence）是由儿童发育到成年的一段过渡时期，是指从月经初潮开始到生殖功能发育成熟的阶段。WHO 规定青春期为 10～19 岁。女孩的青春期开始年龄和结束年龄都比男孩早 2 年左右。青春期的进入和结束年龄个体差异较大。社区对处于青春期的女性保健工作，主要是通过对中小学卫生保健人员的业务指导和定期到中小学开设专题讲座，及时发现共性健康问题，促进该群体的身心健康。

（一）常见的健康问题

1. 青春期月经问题　月经来潮是青春期开始的一个重要标志。青春期女性由于下丘脑 - 垂体 - 卵巢尚未建立稳定的周期性调节与反馈机制，容易出现月经异常，常见的有青春期功能失调性子宫出血、痛经、闭经、月经推迟等，由此也会导致女性生理和情绪的反应与波动。

2. 青春期营养问题　青春期是人生第二个生长发育的高峰期，机体组织结构发生变化，如骨骼中的水分减少、矿物质沉积量增加，以完成骨骼的成熟。此期所需要的营养素，不仅要满足机体基本生理需要，而且还应提供机体成长的额外所需。同时，青春期女性由于担心肥胖而会自行节食，也常会导致营养不均衡。

3. 青春期心理行为问题　青春期女性随着社会接触面的逐渐扩大，逻辑思维的发展及自我意识的增强，开始产生独立意向。她们试图摆脱父母的约束，在同辈中寻找平等和理解，探求共同认可的行为标准，但因尚不能完全改变对家庭的依附关系，所以常处于独立意识和依附生活的心理矛盾中，易受模仿性和暗示性影响，做出偏激和错误的判断，以及出现行为偏差。

（二）保健指导

1. 健康教育　针对青春期的健康问题利用各种途径开展教育，如青春期生理卫生教育，包括青春期生理特点、青春期生理保健和生殖生理的基础知识；青春期心理卫生，包括青春期心理发展特点、健康心理维护保健知识；青春期伦理道德的基本要求，包括男女交往礼仪、规范和相关法律法规教育。

2. 合理营养指导　正确引导青春期女性的健康审美观念，充分认识青春期营养对个体身体素质的重要影响，明确青春期科学的膳食要求，建议合理的食物种类与膳食安排，解释补充钙、铁对保证身体发育的重要意义。

3. 经期卫生指导　说明经期卫生与生殖健康的关系，明确良好的经期卫生习惯的具体要求：①保持经期个人卫生，正确选择经期卫生用品。②注意保暖，不宜冷水浴，禁止游泳、坐浴。③劳逸结合，避免重体力劳动。④合理膳食，避免辛辣和刺激性食物，不宜饮用咖啡和浓茶。⑤建立月经记录卡，记录月经情况，及时发现异常。

4. 心理辅导   通过校园丰富多彩的文化主题活动积极影响处于青春期的女性，加强与家长的沟通联系，及时发现心理行为变化和问题，开展必要的心理健康咨询，促进个体心理健康发展。

二、围婚期妇女保健

围婚期（premarital period）是人一生中重要的阶段，在生理、心理及社会适应能力等方面都会发生一系列的变化，这种变化对人们的生殖健康、孕育后代和家庭生活起到连接和转化的作用。围婚期保健正是针对这一时期提供的以医疗保健、健康促进为主要目的和工作内容的卫生服务。20世纪80年代中期，我国在各地开展了以婚前保健、新婚保健及孕前保健为主题的围婚期保健。《中华人民共和国母婴保健法》将婚前医学检查列为依法服务，更加明确了婚前保健的重要性。

围婚期妇女保健是指结婚前后，为保障婚配双方及其下一代健康所进行的一系列保健服务。

围婚期保健涉及男女双方，其意义在于：①是保障婚配双方及下一代的智力与体质健康发展的先决条件。②是促进后代优生的科学保障。③提高整个民族的素质。④是贯彻落实婚配原则规定的医学保证。

（一）常见的健康问题

1. 婚姻保健知识缺乏   与初次性行为年龄的提前、法定婚前体检的取消、婚前个体保健意识淡漠及婚姻保健知识的缺乏等有关。

2. 生育健康知识缺乏   与封建思想、道德观念、传统文化及获取生育健康知识的途径、方法受限等有关。

（二）保健指导

1. 婚前教育   婚姻不仅是两性的结合，而且要孕育新生命。因此，择偶不仅要以感情和性爱为基础，还需要有科学的态度，从遗传、健康和国家法律方面慎重考虑。

（1）近亲不相恋   直系血亲或三代以内的旁系血亲之间禁止结婚，因为他们具有共同的遗传基因，会增加某些常染色体隐性遗传疾病的发生风险。

（2）健康状况   夫妻双方的健康是优生的根本条件。有些疾病在治疗未愈前不宜结婚，如心脏病、活动性肺结核、病毒性肝炎等；有些疾病不宜婚后生育，如遗传性精神病等。

（3）结婚年龄   我国婚姻法规定的结婚年龄是男性22岁，女性20岁。20岁以前不宜结婚，因结婚年龄过早，身心发育尚不成熟，不能完全理解家庭的概念和责任，对婚后所带来的压力缺乏正确的认识和良好的应对能力，容易造成婚姻与家庭的不稳定。

2. 婚前检查   婚前检查是指结婚前对男女双方进行的医学检查，以便发现双方遗传性疾病及生殖器官的疾病和缺陷，避免不适当婚配，防止遗传性疾病在后代中延续。婚前检查是一项政策性、技术性很强的工作，检查项目主要包括询问病史、体格检查、实验室检查和其他检查等。

（1）询问病史   了解双方的患病史、近亲婚配史、女方月经史、男方遗精史，尤其是与婚育密切相关的遗传性疾病、精神疾病及生殖器官感染性疾病等。

（2）体格检查   包括全身一般检查、第二性征检查和生殖器官检查。女性生殖器官检查，一般只做直肠腹壁双合诊。若做阴道检查，必须征得本人或家属同意后进行；除处女膜发育异常外，严禁对其完整性进行描述；对可疑发育异常者，应慎重诊断。

（3）实验室检查　一般包括血常规、尿常规检查，梅毒筛查，女性阴道分泌物滴虫、霉菌检查，乙肝表面抗原、血清转氨酶检测，胸部 X 线检查等。

（4）其他检查　可根据需要或自愿原则确定，如乙型肝炎血清学标志检测、肾功能检测、心电图及 B 超检查等。

3. 生育指导

（1）性保健指导　介绍性生理、性心理、性卫生知识，使女性能获得安全健康的新婚生活。

（2）受孕知识指导

1）最佳生育年龄：根据国家计划生育政策方针晚婚、晚育、节育、优生的要求，指导妇女选择最佳生育年龄，一般以 25～29 岁为宜。这一时期女性全身发育完全成熟，卵子质量高，若怀胎生育，孕期并发症少，分娩危险小，胎儿生长发育好，早产儿、畸形儿和痴呆儿的发生率最低。

2）受孕时机：①青年夫妇结婚后 2～3 年生育，有利于夫妇的健康、学习与工作，在经济与精力上不至于过分紧张，个人和家庭在婚后有缓冲的时间。②避免接触危险因子，特别注意避免感染、暴露于辐射线下、吸烟与饮酒等，这些危险因子容易导致婴儿出现先天性缺陷等健康问题。采取避孕药避孕者，应先停用避孕药改用其他方式避孕，半年后再怀孕为宜。③春季万物更新，男女双方精神饱满，精、卵细胞发育较好，而且各种各样的新鲜瓜果、蔬菜可供孕妇选择，营养丰富的食品可为胎儿的生长发育提供有利条件。此外，春季日照充足，孕妇在妊娠过程中能得到良好的日照。

4. 节育指导　对于婚后暂时不考虑生育的女性，应根据其具体情况进行有效的避孕指导。

（1）避孕原理　避孕是指用科学的方法使妇女暂时不受孕。避孕原理主要是抑制排卵、阻止精子与卵子结合、改变宫腔内的环境使其不适于受精卵的植入和发育。

（2）避孕方法

1）工具避孕：工具避孕是利用工具防止精子与卵子结合或通过改变宫腔内环境达到避孕的方法，包括避孕套、阴道隔膜和宫内节育器。

2）药物避孕：药物避孕是通过药物抑制下丘脑释放促黄体生成激素释放激素，使垂体分泌促卵泡素和促黄体素减少，从而抑制排卵；改变宫颈黏液性状，不利于精子穿透；改变子宫内膜形态与功能，不适于受精卵着床，以达到避孕的目的。避孕药物有复方短效口服避孕药、长效口服避孕药和缓释系统避孕药等。

3）安全期避孕：安全期避孕是指在排卵期内停止性生活的一种避孕方法。这是一种传统的避孕方法，在避孕药和宫内节育器问世之前是国内外常用的避孕方法之一。多数正常育龄妇女排卵日期一般在下次月经来潮前的 14 日左右，排卵后 4～5 日内为易受孕期。采用该法避孕，应根据妇女的基础体温测定值、宫颈黏液检查或月经规律确定排卵日。但由于排卵过程受健康状况、情绪、性生活等诸多因素影响，故安全期避孕法并不十分可靠。

4）紧急避孕：紧急避孕是指在无防护性生活或避孕失败后的 3 日内，为了防止妊娠而采用的避孕方法。有宫内节育器和服用紧急避孕药两种方法，后者最为常用，主要药物有激素类

（如左炔诺酮片）和非激素类（如米非司酮），在无保护性生活后 12 小时内服用有效。该方法只能一次性起保护作用，1 个月经周期只能用 1 次，1 年不得超过 3 次，否则会引起习惯性流产。

三、妊娠期妇女保健

妊娠期（pregnancy）亦称怀孕期，是指从卵子受精开始至胎儿自母体娩出前的生理时期，足月妊娠约为 40 周。妊娠期保健是根据孕妇在妊娠不同阶段出现的各类身心反应给予保健指导，目的是保障其妊娠过程的安全和胎儿正常生长发育。

（一）妊娠早期（妊娠开始～12 周末）

1. 常见的健康问题

（1）早孕反应　妊娠 6 周左右，多数妇女会出现头晕、乏力、嗜睡、食欲不振、喜酸或厌恶油腻、恶心、呕吐等，即早孕反应，大多数孕妇约在 12 周自行消失。有些妇女也会出现晕厥、剧烈呕吐或腰背痛等较为严重的妊娠反应。

（2）有致畸、流产或异位妊娠的危险　与妊娠早期的用药、病毒感染、环境有害因素、不良生活方式或异位妊娠等有关。

（3）心理调适不良　妊娠对妇女是一个挑战，无论妊娠是计划中还是意外，孕妇都需要有一个逐渐适应和接受的过程，妊娠早期孕妇常有矛盾、不确定的主观感受，同时由于早孕反应所致的身体不适，常易出现紧张、焦虑、担忧等不良心理反应。

2. 保健指导

（1）产前检查指导　全面详尽的产前检查，是贯彻预防为主，对孕妇、胎儿进行监护，了解孕妇整体健康状况，确保母婴安全、健康的必要措施和保障。一般初查时间在孕 12 周之前，复查时间为孕 12 周后每 4 周检查 1 次，孕 28 周后每 2 周检查 1 次，孕 36 周后每周检查 1 次。社区护士应教育、督促孕妇参加规范的产前检查，建立孕产妇保健手册，接受正确的妊娠保健教育指导，及时发现妊娠异常反应，得到必要的医疗干预。

（2）用药指导

1）正确认识：许多药物可通过胎盘输送给胎儿，妊娠早期是胚胎器官形成发育的关键阶段，很容易因某些药物的作用造成某些器官组织受损，导致胚胎停止发育、发育异常或功能异常。因此，妊娠期用药须慎重，特别是孕早期，必要时应根据病情需要在医生指导下用药，切不可随意滥用抗生素类、激素类、抗肿瘤和解热镇痛药物等。使用药物的剂量不宜过大，时间不宜过长。

2）错误倾向：有些孕妇因担心药物对胎儿的不良影响，通常不用所有药物，甚至有妊娠并发症或合并症时也拒绝必要的药物治疗，以至于病情加重，严重影响孕妇及胎儿健康。

3）科学指导：社区护士有责任帮助孕妇树立正确的用药观念，纠正错误倾向。正确对待治疗性用药，以免贻误治疗，给孕妇和胎儿带来不良的后果。在妊娠早期指导孕妇适当补充叶酸，以保障胎儿中枢神经系统的正常发育。

（3）日常生活起居指导

1）个人卫生与衣着　孕妇的新陈代谢旺盛，汗腺及皮脂腺分泌增多，勤洗澡能促进血液循环并感到清洁、舒适；孕妇阴道分泌物增多，应指导孕妇每日清洁外阴并更换内裤；孕妇衣着应宽松、舒适，透气性好，穿平底、轻便的鞋，既舒适又安全。

2）休息、运动与工作：①休息：应保证孕妇夜间睡眠 8～9 小时，午休 1～2 小时。充足的睡眠不但可以解除疲劳，也可以预防妊娠合并症的发生。睡眠时最好采取左侧卧位，可以减少增大的子宫对腹主动脉及下腔静脉的压迫，使回心血量增加，保证子宫组织和胎盘有充分的血液供给，改善全身循环状况，减轻下肢水肿。②运动：适合的体育锻炼与做妊娠体操有助于增进肌肉张力和促进新陈代谢，但应以不引起疲劳为度。散步是较好的活动方式，建议孕妇每日散步 2～3 次，以每次 30 分钟为宜；游泳、骑自行车也是孕妇较适宜的运动。活动或运动是否适宜的判断，常以运动后心率超过 140 次/分，休息后心率降至 90 次/分为宜，如果休息后心率不能及时回复，应降低运动强度。注意避免剧烈的运动，如跑、跳、打球等，以免引起流产、早产、胎盘早期剥离等意外。③工作：健康无合并症的妇女，妊娠 28 周以前仍可继续日常工作，但应避免重体力劳动和从事有害工种，28 周以后要适当减轻工作量。

3）口腔保健：妊娠期应保持良好的口腔卫生。由于孕妇体内激素水平的变化，齿龈易肿胀出血，饭后及睡前均应刷牙，防止细菌生长，选用软毛牙刷，动作轻柔。患龋齿或其他牙病者，应及时就诊治疗，避免细菌经血行播散导致全身感染性疾病。

4）性生活指导：孕妇在妊娠 12 周前以及 28 周后，应避免性生活。妊娠 12 周前，性生活的刺激可引起盆腔充血及子宫收缩而导致流产。妊娠 28 周后，性生活能诱发羊水早破、早产，并可能将细菌带入阴道导致产前、产时及产后的感染，给母婴带来危害。

（4）应对早孕反应的指导

1）良好的心理调试：社区护士应评估孕妇的心理状态，鼓励孕妇表达自己对妊娠的感受、疑虑或担心，引导其尽快适应新的角色，并提供有针对性的保健知识和信息。同时，还应积极调动孕妇的家庭支持系统，帮助孕妇调适心情，顺利度过早孕反应期。

2）饮食指导：妊娠早期饮食应以高热量、清淡、易消化食物为主，避免油腻，多食新鲜蔬菜、水果，少量多餐，每日进餐 5～6 次，避免空腹。

3）妊娠知识教育：讲解早孕反应原因、减缓早孕反应方法、异常早孕反应的识别，介绍有害环境和不良生活方式致畸的危险性及预防措施。

（二）妊娠中期（妊娠 13～27 周末）

1. 常见的健康问题

（1）自我监护知识缺乏　此期胎儿发育迅速，孕妇腹部变化明显，出现胎心、胎动，必要的自我监护知识对孕妇与胎儿的健康和安全非常重要。

（2）营养不良（摄入过剩或不足）　妊娠中期，由于早孕反应逐渐消失，孕妇食欲明显增加。同时，胎儿生长发育迅速，对营养物质需求增加，如果缺乏科学的营养知识就有可能导致盲目补充营养品或偏食而影响胎儿正常发育。

（3）胎教知识缺乏　在妊娠中期进行科学的胎教，将有益于胎儿生长发育。缺乏胎教意识或不正确的胎教均会对胎儿造成不利影响。

（4）乳房护理知识缺乏　此期进行必要的乳房护理，可以为母乳喂养创造有利的条件。特别是对一些乳头扁平、乳头内陷的妇女，如果缺乏乳房护理的知识与技巧，则会影响母乳喂养。

（5）常见症状　在妊娠中期一些孕妇可能会出现贫血、下肢痉挛等症状，部分孕妇可能会出现妊高症、妊娠糖尿病等并发症或合并症。

2. 保健指导

（1）自我监测　社区护士指导孕妇和家属数胎动、听胎心是在家中对胎儿情况进行监护的可行手段。孕妇自妊娠 18～20 周开始感觉到胎动，通过对胎动次数及强弱的观察，可及早发现异常。正常情况下，每小时胎动 3～5 次，12 小时内胎动不应少于 10 次。若出现胎动减少或突然频繁，应及时就诊。一般从 20 周开始，教会家属为孕妇听胎心音并每日记录，正常胎心率为 120～160 次/分，过快或过慢均属异常，应及时到医院就诊。

（2）合理饮食　均衡膳食是妊娠期保证孕妇和胎儿营养的关键所在。妊娠中期孕妇的膳食原则应以动物蛋白为主，宜选择鸡、鸭、鱼、瘦肉、牛奶、鸡蛋；增加植物蛋白；多食新鲜蔬菜、水果等富含维生素的食物；适当限制含脂肪高的食物、糖和食盐的摄入量。

（3）胎教知识　科学的胎教不仅有益于胎儿的生长发育，也有助于增进母儿感情。一般可以通过听舒缓的音乐、抚触、与胎儿交谈等方式给予胎儿良性刺激，以达到胎教目的。

（4）乳房护理　妊娠后，乳腺发育增大为哺乳做准备，应每日用拇指及食指轻捏住乳头作环形转动 10～20 次。乳头内陷或平坦者，妊娠后应每日捏挤、提拉乳头，予以纠正，以利于哺乳。

（5）常见症状的处理　通过饮食和补充铁剂，改善贫血问题；保暖，补充钙剂、避免腿部过度劳累，以防下肢痉挛；对于妊高症者，应监测血压，预防水肿，注意休息，定期就诊。

（三）妊娠晚期（妊娠 28 周以后）

1. 常见的健康问题

（1）分娩知识需求增加　随着分娩期的临近，孕妇常会主动询问或搜集有关临产先兆、分娩过程及异常分娩征象等知识。

（2）水肿及下肢静脉曲张　为妊娠晚期最常见的症状，由于增大的子宫压迫下腔静脉，使静脉回流受阻。水肿影响孕妇的行动，也容易造成感染。

（3）妊娠晚期常见并发症　前置胎盘和胎盘早剥是妊娠晚期严重的并发症，是导致妊娠晚期大出血的主要原因，经产妇、多次人工流产易发生前置胎盘；慢性高血压、慢性肾炎、腹部外伤、妊娠晚期长时间仰卧位易发生胎盘早剥。

2. 保健指导

（1）心理指导　妊娠晚期孕妇常会感到脆弱无助且易受伤害，对分娩抱着既期待又恐惧的心理，担心分娩过程出现危险，常为此感到焦虑、不安。社区护士应鼓励孕妇说出自己的心理感受，有针对性地进行心理疏导，帮助其正确认识分娩过程，对孕妇的疑虑问题耐心地解释并给予积极引导。

（2）分娩知识宣教

1）确定分娩地点：分娩地点的确定是产妇获得良好照护的先决条件。若孕妇在临产时才匆忙找医院，可能会增加分娩的危险性，影响母婴安全。因此，社区护士应在产前协助孕妇及早选定合适的分娩地点并尽可能了解其情况。

2）识别分娩先兆：分娩是妊娠中最重要的环节，社区护士应帮助孕妇及家属了解分娩先兆，做好分娩准备。①假临产：分娩前数日，子宫偶尔会有不规律收缩，收缩时孕妇会感到下腹部有不规律的疼痛或不适。其特点为宫缩持续时间短且不恒定，间歇时间长且不规律；宫缩的强度无进行性加强；常在夜间出现，白天消失；不伴随出现宫颈管消失和宫颈口扩张；给予镇静剂可以抑制宫缩。②胎儿下降感：随着胎先露下降入骨盆，子宫底随之下降，大多数孕妇会感觉上腹部较前舒适，进食量也增加，呼吸轻快。同时，由于胎先露下降压迫膀胱，孕妇常出现尿频。③见红：是分娩即将开始的比较可靠的征象。在分娩前24～48小时，阴道流出少量血性黏液，称为"见红"。这是子宫不规律收缩，使宫颈内口附近的胎膜与该处的子宫壁分离，毛细血管破裂所致。

（3）对症处理　孕妇应避免久坐久站，适当增加卧床休息时间。建议孕妇多采取左侧卧位，减少或避免仰卧位，以缓解右旋的子宫对下腔静脉的压迫，有利于静脉回流，减轻或缓解水肿及下肢静脉曲张。

（4）并发症的观察与应对　加强对前置胎盘和胎盘早剥的高危孕妇观察，并告知妊娠晚期应避免劳累，注意休息，若出现无痛性阴道出血或腹痛，应及时就诊。若孕妇突然有液体从阴道流出等，有可能是胎膜早破，应采取平卧位并及时送往医院；指导孕妇在妊娠晚期应避免性生活，因性生活能诱发羊水早破、早产，并可能将细菌带入阴道导致产前、产时及产后的感染，给母婴带来危害。

（5）分娩准备　这是社区护理工作中极为重要的环节，包括分娩医院的选择、产后居住环境的准备，尤其是孕妇的身心准备。可以通过产前学校介绍相关知识，也可以在社区服务中心组织妊娠晚期孕妇进行同伴学习，相互交流心得体会。社区护士应主动根据孕妇的需要，提供相关的信息，以协助孕妇做好分娩准备。

四、产褥期妇女保健

产褥期（puerperium）是指从胎盘娩出至产妇全身各器官（除乳腺外），恢复或接近正常未孕状态所需的时间，一般为6周。在产褥期，产妇不仅需要生理调适，同时伴随着新生儿的诞生，产妇及其家庭需经历心理和社会的适应过程。因此，社区护士在产妇出院回家后，要进行3次家庭访视，第1次应在产妇出院3日内；第2次在产后2周；第3次在产后4周。在家访中，社区护士应根据产妇现存的或潜在的健康问题进行保健指导。

（一）常见的健康问题

1. 子宫复旧不良

（1）子宫收缩不良　产褥期第1日子宫底为平脐，以后每日下降1～2cm，产后10～14日降入骨盆，耻骨联合上方扪不到子宫底。如不按期复旧或有压痛，应做进一步检查处理。

（2）恶露时间延迟或有异味　随着子宫蜕膜的脱落，含有血液及坏死蜕膜组织的血性液体经阴道排出，称为恶露。血性恶露持续3～7日，浆液性恶露7～14日，白色恶露14～21日，产后3周左右干净。若恶露变为混浊，有臭味，恶露增多，提示有感染；血性恶露持续2周以上，说明子宫复旧不好；持续时间长，或出现头痛、高热、寒战、心率加快等症状，提示产褥感染的可能。

2. 生活方式不健康　由于受传统观念的影响，部分产妇对产褥期的生活方式缺乏科学认识，盲目遵从传统陋习，如不开窗通风、不下床活动、不洗澡、不梳头、饮食中不放盐、盲目进补等。

3. 产妇心理适应不良　产后妇女需要经过多方调适，以完成其社会、心理的适应过程

（包括依赖期、依赖 – 独立期、独立期），此过程产妇需要来自家庭和专业人员的支持与帮助，以适应新角色。

4. 母乳喂养知识缺少　由于产妇缺乏必要的哺乳知识，易导致产后乳头皲裂、乳腺管不畅，乳房红肿、胀痛并有硬结，乳汁淤积，从而导致乳腺炎。

5. 新生儿护理知识缺乏　多数初产妇对新生儿抚养没有经验，缺乏知识与技巧，尤其是缺乏对新生儿喂养、脐带护理及黄疸等异常问题的判断能力。

（二）保健指导

1. 日常生活指导

（1）休养环境指导　产后的休养环境应冷暖适宜、安静舒适，经常通风换气，保持室内空气清新，避免过多的探视。室内温度保持在22℃~24℃，相对湿度保持在50%~60%。产妇要注意冬季保暖、夏季防暑，纠正不良的生活起居方式。

（2）合理的饮食指导　产妇膳食应营养丰富，易于消化。指导产妇多摄入优质蛋白，多食汤汁食物，如鸡汤、鱼汤、骨头汤、小米粥等，每日的汤水量应达2500mL，以保证乳汁分泌量；摄入适量的脂肪不仅有利于婴儿大脑的发育，也有利于脂溶性维生素的吸收；还应注意补充各类维生素及矿物质。多食用新鲜蔬菜、水果，避免辛辣、油腻、刺激性饮食。

（3）休息与活动指导　正常分娩的产妇，产后24小时内以卧床休息为主，产后第2日可在室内走动。行会阴侧切或剖宫产的产妇，可适当推迟起床活动时间。产后2周开始做膝胸运动，可预防和纠正子宫后倾。尽早做产后保健操，有利于体力恢复、排便排尿，避免或减少静脉栓塞的发生，同时也能促进腹壁、生殖器官和会阴盆底肌肉张力的恢复。

（4）保持外阴清洁卫生　每日应冲洗外阴部，选用消毒卫生巾，以预防感染；若伤口肿胀疼痛，可用50%硫酸镁湿热敷。

（5）注意个人卫生　每日坚持梳洗、刷牙，勤洗澡，勤换衣服及床单，保持整洁及个人卫生。

2. 心理指导　分娩后产妇需要多方面调整以适应新的角色要求和家庭成员结构的变化。在此过程中，产妇的心理反应多受其性格特点、新生儿是否健康、其性别是否符合预期、家人的关心与支持、家庭的经济状况等影响。有部分产妇可能出现产后沮丧和产后抑郁症。据西方国家报道，妇女产后抑郁症发病率高达15%，它是一组非精神病性的抑郁综合征，不仅影响家庭功能和产妇的亲子行为，严重者还可危及产妇和婴儿的健康与安全。因此，需采取相应的护理措施以预防此问题的发生或缓解症状。

（1）针对产妇不同的心理状况，提供有效的心理支持，消除产妇不良的社会、心理因素，减轻心理负担和躯体症状。

（2）鼓励产妇诉说不良的心理感受，认真倾听，详细记录，做好产妇心理指导工作。

（3）促进和帮助产妇适应母亲角色，指导产妇与婴儿进行交流、接触，通过对婴儿的照顾，培养和增强产妇的自信心。

（4）充分发挥社会支持系统的作用，改善家庭生活环境，营造良好的家庭氛围，有助于家庭各成员角色的获得。

（5）对有发生抑郁倾向的产妇，应减少或避免精神刺激和生活压力，并给予针对性的心理疏导。

（6）密切关注产妇的行为举止，及时发现并竭力阻止产妇的危险行为，确保母子安全。重症患者需要请心理医师或到相关医疗机构就诊。

3. 母乳喂养指导　社区护士在进行新生儿家庭访视中，应提供母乳喂养的相关知识，使产妇充分了解母乳喂养的优点，增强母乳喂养的信心，并指导正确的母乳喂养方式和技巧。推荐母乳喂养，按需哺乳，早接触，早吸吮。

（1）正确哺乳指导　每次哺乳前后均应洗净双手，用清水擦洗乳晕和乳头。哺乳时可取坐位或侧卧位。一手抱住婴儿，另一手拇指置于乳晕上方，将乳头送入婴儿口中，母亲能看到婴儿吸乳，防止婴儿鼻部被乳房压迫，发生窒息。若会阴伤口疼痛无法坐起哺乳者，可取侧卧位，使母亲的身体与婴儿贴近。哺乳时应让新生儿吸空一侧乳房后再吸另一侧，两侧乳房交替哺乳。哺乳后佩戴舒适的棉质乳罩，避免过松或过紧。

（2）促进乳汁分泌　一般在产后 30 分钟开始哺乳，早吸吮可促进泌乳素分泌，产生泌乳反射，促进乳汁分泌。婴儿的吸吮力度和吸吮频率是促进母乳分泌的关键。此外，母乳的分泌量与浓度可受母亲的年龄、营养状况、心理状态和工作紧张等因素的影响。保持精神愉快、充足睡眠及多食营养丰富的汤汁，有利于乳汁分泌。

（3）积极预防乳腺炎　哺乳前热敷乳房，两次哺乳间隙按摩乳房，哺乳时先让婴儿吸吮肿胀一侧乳房，增加哺乳次数，注意饮食清淡等，可预防和消除乳房肿胀和硬块。采用舒适的哺乳姿势，避免婴儿长时间吸吮乳头，可以预防乳头皲裂。若发生乳头皲裂，可指导产妇增加哺乳次数、减少每次哺乳时间，哺乳时让婴儿含住大部分乳头和乳晕；每次哺乳后，在乳头上涂少量乳汁，乳汁具有抑菌作用并富含蛋白质，可修复表皮。若发生乳腺炎，患乳应停止哺乳，并及时到医院就诊（参见《外科护理学》相关内容）。

（4）退乳指导　产妇因病不能哺乳，应尽早退乳。最简单的方法是停止哺乳，少进汤汁类食物。也可用中药炒麦芽，每日 60g 水煎，分 2 次服用，连服 3~5 日。若出现乳房胀痛者，可用芒硝 250g 分装于两个纱布袋内并包扎，敷于双乳，待芒硝潮湿结成块状时更换。

4. 新生儿护理指导　社区护士应帮助产妇或家庭成员学会一些新生儿护理知识和方法，如新生儿脐部护理、新生儿沐浴、新生儿抚触和新生儿臀部护理等（参见《儿科护理学》相关内容）。同时，还应介绍一些新生儿常见问题的观察与处理方法，如新生儿溢乳、黄疸和脐部感染等。

五、围绝经期妇女保健

围绝经期（climacteric）是指妇女绝经前后的一段时间，包括从接近绝经出现与绝经有关的内分泌、生物学和临床特征起至最后一次月经后 1 年，一般发生在 45~55 岁之间，平均持续 4 年，可分为绝经前期、绝经期及绝经后期。绝经是指月经完全停止 1 年以上。由于社会、经济和地区的不同，个人体质、婚孕状况的差异，围绝经期的时间也有差异，我国城市妇女平均绝经年龄为 49.5 岁，农村妇女平均绝经年龄为 47.5 岁。从 1994 年起，WHO 提出废弃"更年期"而推荐采用"围绝经期"。近年来，由于生活节奏快、工作压力大，许多女性进入围绝经期有提前趋势。围绝经期妇女通常在家庭生活中担当着主要角色，她们的身心健康状况将直接影响整个家庭的和谐与稳定。

NOTE

（一）常见的健康问题

1. 生理改变

（1）**月经改变**　随着卵巢功能的衰退，绝经前约70%妇女出现月经紊乱，多表现为月经周期不规则，月经量时多时少，持续时间长短不一。若月经过多或过频，易导致头昏、乏力、心悸、失眠等贫血症状。

（2）**内分泌改变**　雌激素的分泌量逐渐减少，对下丘脑－垂体发挥负反馈的作用减弱至消失。因此，下丘脑分泌促性腺激素释放激素的功能增强，促使垂体释放大量促性腺激素，导致血液中促性腺激素水平增加，下丘脑－垂体－卵巢轴之间平衡失调，出现潮红、潮热、出汗、夜间盗汗等自主神经功能失调症状。其中，潮热、出汗最为典型，表现为面部和颈胸部皮肤潮红，伴有烘热，继之出汗，短者持续数秒，长则数分钟；症状轻者每日发作数次，重者则每日发作十数次或更多。

（3）**生殖系统改变**　内外生殖器官由于失去卵巢性激素的支持，开始萎缩并发生退行性变化，表现为外阴皮肤干皱，皮下脂肪变薄，阴毛稀疏，阴阜及大小阴唇呈萎缩状；阴道干燥，皱襞变平，弹性减退导致性交痛；子宫缩小，内膜萎缩；骨盆底肌肉、韧带、筋膜退化。

（4）**泌尿系统改变**　膀胱黏膜变薄，易出现反复发作的膀胱炎；尿道缩短，黏膜变薄，括约肌松弛，常出现尿失禁。

（5）**心血管系统改变**　绝经后妇女动脉粥样硬化，冠心病发生率增高，可能与雌激素低下和雄激素活性增强有关。雌激素低下，可使血胆固醇水平升高，各种脂蛋白增加，而高密度脂蛋白与低密度脂蛋白比率降低，易诱发心血管系统疾患。

（6）**骨质疏松**　绝经后雌激素水平下降，骨质吸收速度快于骨质生成，促使骨质丢失，甚至发生骨质疏松。骨质疏松主要是指骨小梁减少，可引起骨骼压缩，使体格变小，严重者导致骨折，易发生于桡骨远端、股骨颈、椎体等部位。

2. 心理与行为改变　随着机体内分泌激素的变化，处于围绝经期的妇女可出现自主神经系统功能紊乱的症状，因个体受教育程度、职业、性格、经济及家庭稳定等情况的差异，其心理及情绪反应不同。

（1）**焦虑倾向**　焦虑是围绝经期妇女比较多见的一种情绪反应，是自主神经系统受到刺激的结果，表现为易烦、易怒、敏感、多疑、失眠，注意力不集中，情绪波动大而无法自控。

（2）**抑郁倾向**　以脑力劳动为主的妇女往往因记忆力减退，影响工作而产生悲观的想法，表现为情绪低落，情感脆弱，缺乏自信，自我封闭，有挫败感和负罪感，严重者可发展为抑郁性神经症。

（3）**个性及行为改变**　妇女进入围绝经期后，由于家庭成员、个人职业地位及自身健康与容貌的改变等，可引起个性与行为方式的变换，常表现为心情忧虑，孤独及情绪不稳定，自私、唠叨、急躁等，甚至产生自杀的想法。

（4）**偏执状态**　有一些围绝经期妇女有嫉妒妄想、被害妄想和疑病妄想，涉及对象是家庭成员或关系密切的亲戚、朋友与近邻，常表现为情绪易激动、紧张，并发生冲动行为，如拒食、自伤、伤人等。

（二）保健指导

1. 心理指导　社区护士可通过多种途径，如电视、广播、网络、科普读物和宣传资料等介绍有关围绝经期的知识，让围绝经期妇女认识到围绝经期症状的出现是人体生理变化的一种自然过渡，机体为适应这种变化而出现一些暂时的症状，但经过一段时期，通过神经－内分泌的自我调节达到新的平衡时，这些症状大多会自然消失。鼓励围绝经期妇女参加社区组织的集体活动，培养广泛的兴趣爱好，增加人际交往，以平静的心态、愉快的心情迎接此期出现的各种生理和心理变化，保持乐观情绪，营造良好的生活环境，不断提高生活质量。

2. 健康的生活方式　社区护士可利用家庭访视与患者交谈的机会，建立互相信赖的护患关系，使其能充分宣泄自己的情绪，表达机体的不适，并提供针对性的保健指导。

（1）多参与户外活动与运动　鼓励围绝经期妇女多参加户外活动，能帮助她们保持正常的社会生活并在群体活动中培养生活情趣，还有助于其分散注意力，缓解不适症状，同时也可缓解一些心理上的孤独感。适宜的运动可降低血脂水平，促进机体的新陈代谢，延缓衰老，还可以保持愉快的精神状态。围绝经期妇女宜选择散步、慢跑、游泳、打太极拳、爬山、跳舞和一些球类活动，但应避免过度劳累。

（2）性生活指导　向夫妇双方介绍围绝经期的生理、心理变化过程，并取得丈夫的理解、关心、尊重和支持，促进夫妇间的情感交流。指导围绝经期性生活注意事项以维持适当的性生活频度，维护家庭和谐幸福。

（3）注意劳逸结合　围绝经期妇女一般多处于事业发展和子女成家立业阶段，而此期妇女的身心变化也需要有一个平稳的适应过程，如果不能正确处理个人、家庭、工作三者的关系，容易导致她们身心疲惫，不利于顺利度过围绝经期。因此，指导围绝经期妇女合理兼顾工作与休闲，并得到家属的支持。

3. 营养指导　均衡膳食结构是预防绝经后疾病的有效措施。围绝经期妇女膳食原则为，适当控制总热量，供给充足的优质蛋白，限制摄入高脂肪、高胆固醇食物，多食水果、蔬菜，避免过多高糖食物摄入，适量补充钙剂。

（1）热量　围绝经期妇女随着基础代谢率逐渐下降，活动量逐渐减少，机体的能量供应可适当降低。一般在 40～49 岁可减少 5%，50～59 岁可减少 10%，60～90 岁可减少 20%。

（2）蛋白质　一般每日供给 0.7～1g/kg，特别是要注意补充优质蛋白质，如瘦肉、乳类、禽类、蛋类、豆类等。

（3）脂肪　一般每日 65g 左右，少吃动物性脂肪，适量食用植物油。

（4）碳水化合物　碳水化合物是人体最重要和最经济的热量来源，不能缺少，但也不能过多，以免体重增加，一般以五谷为主。

（5）维生素　维生素具有广泛的生理功能，任何一种维生素都不可缺乏，应多吃新鲜水果、蔬菜。

（6）矿物质　对围绝经期女性来说，钙的摄入量应予以足够重视，以减缓老年人常见的骨质疏松。铁对造血有重要作用，不可缺少，应注意摄取。

4. 定期进行健康体检　建议或鼓励围绝经期妇女每半年或 1 年进行 1 次健康体检，以及早发现妇女的常见病、多发病。常规检查一般包括乳腺癌检查、宫颈癌检查，以及血压、体重、胸部 X 线检查和血脂、血糖化验等。同时，通过针对性教育，可提高妇女的自我保护意识，降低发病率，维护围绝经期妇女健康水平和生活质量。

5. 正确用药　围绝经期妇女补充外源性激素（激素替代疗法）是针对病因的预防性措施。

NOTE

因此，做好激素类药物的护理十分重要。社区护士应严格遵循补充外源性激素的原则，即生理性补充、个体化处理、以最小量达到最好效果。向患者解释说明用药的目的、剂量、用法及可能出现的毒副作用。定期随访长期使用雌激素者，在随访期间应根据患者的具体情况调整用药，以寻求适于个体的最佳用药方案，同时应注意观察药物的疗效与不良反应。

思考题

1. 如何做好青春期女性心理卫生的社区保健指导？

2. 请根据当地母乳喂养的情况，提出社区保健指导内容与方法。

3. 请分析近年来女性围绝经期提前的原因，并提出相应对策。

4. 如何做好新生儿的家庭访视工作？

第五章　社区儿童和青少年保健

案例导入

　　社区护士小李在对出生 14 日的新生儿进行家庭访视时，发现产妇有焦虑的表现，交流后得知，产妇采用纯母乳喂养，母乳充足，且按需哺乳，但孩子的体重不但未增加，反而有所下降，还经常发生溢乳的现象，且黄疸仍未消退。新生儿出生时体重正常，现一般状态良好，皮肤颜色发黄，大、小便正常。

　　你认为新生儿出现这些情况的原因是什么？作为社区护士的小李应该从哪些方面对家长进行育儿指导？

　　儿童和青少年的健康成长关系到国家的未来和希望，因此，这一群体是社区的特殊保护对象之一。儿童和青少年的生长发育是一个阶段性的连续过程，根据发育特点，可划分为新生儿期、婴幼儿期、学龄前期、学龄期和青少年期 5 个阶段。社区卫生服务人员应根据儿童和青少年各年龄阶段生理、心理特点及生长发育需求，给予系统的健康管理，维护并促进儿童和青少年的健康成长。

　　目前，我国社区儿童保健的主要对象为 0~6 岁的学龄前儿童，且以 3 岁内的婴幼儿为重点对象。

第一节　社区儿童和青少年保健概述

一、社区儿童和青少年保健的意义

　　儿童和青少年的健康状况是决定未来人口素质的重要环节。对儿童和青少年实施健康管理是社区卫生服务的重要组成部分，其意义主要体现在以下几个方面。

　　1. 促进儿童和青少年生长发育　社区护士在对各阶段儿童和青少年进行系统的健康管理时，可及时发现生长发育方面存在的问题，并通过新生儿家庭访视、预防接种、定期健康检查、生长发育监测等系统化服务，早期采取有效的干预措施，监督、指导家长运用科学的方法养育儿童，促进其生长发育。

　　2. 增强儿童和青少年体质　根据儿童和青少年不同阶段的生理特点和保健重点，对儿童及家长开展体格锻炼、合理膳食及早期教育等方面的保健指导，可达到增强儿童身体素质，维

NOTE

护身心健康的目的。

3. 降低儿童患病率和死亡率   随着计划免疫的广泛推行、预防接种行为的规范、安全教育的开展和科学育儿知识的普及，儿童各时期各种疾病的患病率和死亡率均有较大幅度下降。

4. 保障儿童和青少年合法权益   国家相继颁布实施的《中华人民共和国母婴保健法》《中华人民共和国未成年人保护法》《中华人民共和国义务教育法》《中华人民共和国收养法》《中华人民共和国预防未成年人犯罪法》等法律法规，从不同层面依法保障了儿童和青少年的生存权、受教育权、平等权和参与权等相关权益。

二、我国儿童保健工作的现状

为了开展妇女和儿童保健工作，我国在各级卫生行政组织和卫生业务部门均设立了相应的妇幼保健机构，建立了妇幼保健网，各项工作制度及预防保健制度已趋于完善。

儿童是人类的未来与希望，是社会可持续发展的重要资源。我国政府历来高度重视儿童保健工作，经过长期不懈的努力，以及在 WHO、联合国儿童基金会、世界银行等国际组织的援助下，我国妇幼卫生保健事业得到了突飞猛进的发展。1991 年，经全国人民代表大会批准，中国成为"儿童权利公约"的签约国。儿童优先和儿童生存、保护和发展成为我国政府的承诺，也是我国儿童保健工作的主要目标和基本策略。1992 年 9 月，国务院颁布了《九十年代中国儿童发展规划纲要》，制定了九十年代儿童生存、保护和发展的十大目标。1994 年 10 月，全国人大常委会通过了《中华人民共和国母婴保健法》，并从 1995 年 6 月 1 日起实施，这是我国第一部保护妇女和儿童健康权益的专门法律，标志我国妇幼保健事业进入规范化管理的轨道，使母婴保健工作有法可依。2001 年 5 月，国务院颁布了《中国儿童发展纲要（2001—2010 年）》，从儿童健康、教育、法律保护和环境四个领域提出了儿童发展的主要目标和策略。截至 2010 年，"纲要"确定的主要目标基本实现。儿童健康、营养状况持续改善，婴儿、5 岁以下儿童死亡率分别从 2000 年的 32.2‰、39.7‰下降到 13.1‰、16.4‰，提前实现了联合国千年发展目标。

目前，受社会经济、文化等因素的影响，儿童的发展及权利保护仍面临着诸多问题与挑战。进一步解决儿童发展面临的突出问题，促进儿童的全面发展和权利保护，仍然是今后一个时期儿童保健工作的重大任务。为此，2011 年 7 月，国务院颁布了《中国儿童发展纲要（2011—2020 年）》，从儿童健康、教育、福利、社会环境、法律保护五个领域提出了未来十年我国儿童发展的主要目标和策略，将进一步推动我国儿童保健事业的发展。

三、社区儿童和青少年保健工作内容

社区儿童和青少年保健工作主要是根据不同年龄儿童和青少年的生理和心理发育特点及保健需求，提供系统的保健服务，包括儿童和青少年的健康管理、保健指导、生长发育及心理行为发育的评估及指导、预防接种、儿童托幼机构和学校的健康指导、促进建立和谐的亲子关系、儿童常见病多发病的预防和治疗等。

四、儿童和青少年生长发育的检测与评价

生长和发育是儿童和青少年不同于成人的重要特点。生长是指身体各器官、系统的长大和

形态变化，可用相应的测量值来表示其量的变化，如身高、体重、头围、胸围等的测量值。发育是指细胞、组织、器官功能上的分化与成熟，发生质的改变，如人的心智、情绪、能力等方面的改变。生长是发育的物质基础，而发育成熟状况又反映在生长的量的变化，二者密不可分，共同表示机体的动态变化。

　　儿童和青少年时期是人类生命周期中身心发展最快的特殊时期，此期的生长发育处于动态变化过程中。生长发育遵循着由上而下、由近到远、由粗到细、由低级到高级、由简单到复杂的规律。儿童和青少年生长发育水平虽然按照一定的规律发展，但在一定范围内受遗传、性别、营养、疾病、孕母情况及生活环境等因素的影响，存在着较大的个体差异。因此，生长发育水平有一定的范围，所谓的正常值不是绝对的，必须考虑个体的不同影响因素，并进行生长发育监测，纵向观察评价后才能做出较正确的判断。儿童和青少年生长发育包括身体发育和神经心理发育两个方面。

（一）儿童和青少年体格生长发育检测与评价

　　儿童生长发育的检测内容主要包括身高（长）、体重、坐高、头围、胸围、腹围、上臂围、皮下脂肪等形态指标。青少年生长发育状况的检测项目还包括某些功能指标和身体素质指标，如肺活量、50 米跑、立定跳远等。每次检测最好固定时间、测量用具和方法。

　　体格生长发育的评价是将儿童和青少年各项生长指标的实测值与标准参照值进行比较，判断个体或群体儿童和青少年生长状况的过程。我国现有体格生长发育的标准是以中国九大城市儿童的体格发育调查数据为参考值，每 5 ~ 10 年修改 1 次。此外，在评价儿童和青少年群体生长发育状况时，为了进行国与国之间的比较，应采用国际公认的标准，如 1978 年美国国家卫生统计中心建议参考值、2006 年 WHO 公布的新的《儿童生长标准》等。目前，我国常用的体格生长发育评价方法有以下几种。

1. 单项指标评价

　　（1）均值离差法　适用于描述正态分布状况。该法以均值（$\bar{X}$）为基准值，标准差（SD）为离散距，根据离差范围的不同将儿童体格发育分成五等级评价或六等级评价。按照年龄的体重、按年龄的身高均值离差法评价是我国目前儿童保健门诊及基层保健人员最常用的体格发育评价方法。

　　（2）百分位数法　适用于描述正态和非正态分布状况。百分位法就是把某一组变量值按照大小顺序排列起来，求出某个百分位上的数值，然后将百分位数值列表。一般多采用第 3、10、25、50、75、90、97 百分位数。P_{50} 相当于 $\bar{X}$，P_3 相当于 $\bar{X} - 2SD$，P_{97} 相当于 $\bar{X} + 2SD$。$P_3 \sim P_{97}$ 包括了全样本的 95%。当变量值呈非正态分布时，百分位数法比离差法能更准确地反映所测数值的分布情况。

2. 多项指标综合评价

　　（1）三项指标综合评价法　WHO 推荐用按身高的体重、按年龄的身高、按年龄的体重 3 项指标综合评价。评价时以低于 P_{20} 的数值为低，$P_{20} \sim P_{80}$ 的数值为中，P_{80} 以上的数值为高。此种评价可对小儿的营养状况做出判断。

　　（2）指数评价法　根据人体各部分之间的比例和相互关系，借助于一定的数学公式，将两项或两项以上指标联系起来判断营养状况、体型，主要用于科研、教学工作及体质评价。常用的有 BMI 指数法（即 Kaup 指数），其计算公式为：体重（kg）/［身高（m）］^{2}。BMI 既反映了一定体积的重量，又反映了机体组织的密度，是评价营养状况的一个较好指标。

（3）相关评价法 是目前认为较理想的体格发育评价方法。该法可将体重、身高、胸围、上臂围等多项指标结合起来，进行小儿体格发育的综合评价。

3. 小儿生长发育图评价 将小儿的某项体格生长指标（如身高、体重等）作为纵坐标、年龄为横坐标绘制成生长发育曲线图，能直观、快速地了解儿童的生长情况，了解其发育趋势和生长速度，及时发现偏离，以便及早发现原因并予以干预。这也是 WHO 推荐给家长使用的体格生长发育评价方法，简便易行。

（二）儿童和青少年神经心理发育检测与评价

儿童和青少年神经心理发育水平表现在感觉、运动、语言及心理过程等各种能力及性格方面，对这些能力及特征的检查，称为心理测试。心理测试是用一定的实验手段，较精确的数量化方法研究人的心理发育。儿童和青少年在生长发育过程中，可由于各种原因产生单纯功能性的或继发于脑器质性损伤的神经 – 精神发育障碍，如注意力不集中、学习能力障碍、智能迟缓等。心理测试仅检查障碍的程度，没有诊断疾病的意义。目前国内采用的心理测试方法主要以下几种，均须由专业人员进行评价。

1. 筛查性测验

（1）丹佛发育筛查测验 丹佛发育筛查测验（Denver developmental screening test，DDST）可早期发现 2 个月 ~6 岁小儿智力发育的问题，如是否有精神发育迟缓；能对精神发育怀疑有问题的儿童予以证实与否定；可对有高危因素的儿童进行发育监测。DDST 共 105 项测试项目分布于 4 个能区，为个别实施的测验，容易掌握，评分和解释方便，需要时间短，可作为精神发育迟缓的筛查工具。

（2）绘人试验 绘人试验（Drawing – a – person test）于 20 世纪 20 年代由 Goodenough 予以标准化，是最简单的智力筛查试验，无须语言表达，适用于各种不同语言背景的儿童。仅需 1 张 27cm×21cm 大小的白纸，1 支铅笔和 1 块橡皮。该法适用于 5 ~12 岁儿童，根据儿童所画人像的完整性、协调性和各部位的组合，对 50 项内容评分，粗分转换成智商，可反映儿童视觉、听觉、动作协调、思维、理解记忆、空间能力等方面的能力。

（3）学前儿童能力筛查 学前儿童能力筛查可了解小儿一般智力发育，亦可作为儿童能否入学的参考。该法适用于 4 ~7 岁儿童，一般 20 ~25 分钟可以完成。该法的测验项目简单易行，评分标准容易掌握，有较好的信度与效度。

2. 诊断性测验

（1）Gesell 发育量表 Gesell 发育量表用于评价和诊断小儿神经系统的发育完善情况及功能成熟情况。小儿生长发育是连续的，并具有一定顺序和年龄一致的规律。因此，每个年龄阶段的行为都显示出特殊的飞跃进展。Gesell 据此选择 4 周、16 周、28 周、40 周、52 周、18 月、24 月和 36 月年龄阶段新出现的行为作为检查项目与诊断标准，反映小儿生长发育阶段和成熟程度，并称这些年龄为"枢纽龄"。该法测验的内容包括适应性行为、大运动、精细运动、语言和个人社会行为 5 个方面，适用于 4 周 ~3 岁婴幼儿。该法具有较强的专业性，能准确地诊断小儿的发育水平。但测查项目较多，所以需要专业人员来进行。

（2）Bayley 婴幼儿发展量表 Bayley 婴幼儿发展量用于评估出生 ~42 个月小儿智力发育水平，确定小儿智力发育偏离正常水平的程度。量表由 3 部分组成：①心理量表 163 项：测查感知觉准确性、言语功能、记忆和简单解决问题的能力，如对铃声的反应、用言语表达要求、坚持抓取物体。②运动量表81项：测查粗大和精细运动能力，如行走拾物等。③婴幼儿行为记录24项：观察记录小儿在测查过程中表现出的社会化、协作性、胆怯、紧张和注意等行为。此量表评估婴幼儿智力发育水平相对较全面、精确，但方法较复杂，需要专业培训。

（3）韦氏学前儿童智力量表（WPPSI）和韦氏儿童智力量表（WISC） 韦氏学前儿童智力量表适用于4～6岁学龄前儿童，韦氏儿童智力量表适用于6～16岁儿童和青少年。两个量表测查一般智力水平、言语智力水平、操作智力水平和各种具体能力（如知识、计算、记忆和抽象思维等），是智力评估和智力低下诊断的重要方法之一。韦氏学前儿童智力量表包括2个分量表及11个分测验：①言语分量表：包括常识测验、词汇测验、算术测验、理解测验、背诵语句测验及类同测验。②操作分量表：包括图片排列、图画补缺测验、迷津测验、几何图形测验和木块图案拼凑测验。韦氏儿童智力量表结构与韦氏学前儿童智力量表相同，包括2个分量表及12个分测验，且大部分测验内容相似，仅难度不同而已。这两个量表涉及智力的不同方面，可进行多层次能力差异和特征比较，如比较言语和操作智力，且测验结果相对较精确，适合临床应用。

第二节 社区儿童和青少年保健指导

儿童和青少年的生长发育是一个连续的、动态的、呈阶段性发展的过程。不同年龄阶段，其解剖、生理、心理和神经发育各有明显特点，其保健指导应有所不同。

一、新生儿期保健

新生儿（neonate）是指胎儿娩出脐带结扎至出生后28日。这一时期，婴儿身体各组织器官的发育尚不成熟，生理调节能力和对外界变化的适应性差，抗感染能力弱，极易发生各种疾病，是儿童期发病率和死亡率最高的时期。新生儿期保健指导是在新生儿家庭访视中通过了解新生儿的生活环境、喂养情况、有无健康问题、父母与新生儿情感的交流是否和谐等情况，根据新生儿及其家庭特点给予有针对性的预防保健指导，以使新生儿顺利度过特殊阶段。

（一）生长发育特点

1. 新生儿外貌 皮肤表面胎脂少，肤色红润，皮下脂肪丰满，胎毛少。因胎头在产道内受到挤压导致新生儿头部呈椭圆形，头部较大，占身长的1/4，前额大而突出，头围平均为34cm，胸围平均为32cm。头顶前囟门很软，长3～4cm，宽2～3cm，后囟门长约1cm。

2. 生理期体重下降 足月新生儿体重平均为3kg，出生后3～4日体重会比刚出生时减轻200～300g，但不超过体重的10%，属于生理性体重减少，是正常现象。一般4日后体重开始回升，7～10日后恢复到刚出生时的体重，以后持续增长。

3. 呼吸、循环系统 胎儿在宫内不需要肺的呼吸，但有微弱的呼吸运动。分娩后，新生儿在第一次吸气后紧接着啼哭，肺泡张开，呼吸较浅快，频率为40～60次/分，以腹式呼吸为主。胎儿出生后血液循环发生巨大变化，肺血管阻力降低，卵圆孔和动脉导管出现功能性关闭，心率波动较大。

4. 消化、免疫系统 足月新生儿消化道面积相对较大，有利于吸收；新生儿肠壁较薄，通透性高，有利于吸收母乳中免疫球蛋白，也易使肠腔内毒素及消化不全产物通过肠壁而进入血液循环，引起中毒症状；胎儿可从母体通过胎盘得到免疫球蛋白 IgG，因此不易感染一些传染病，如麻疹等。

（二）新生儿家庭访视

新生儿家庭访视是新生儿保健的重要措施，社区护士应在新生儿出院回家后 24 小时内，一般不超过 72 小时进行首次家庭访视。自新生儿出生后 28 日内一般需进行 3 ~ 4 次访视，即初访、周访、半月访、满月访。对于低出生体重、早产、双多胎或有出生缺陷的新生儿，根据实际情况增加访视次数。访视中，社区护士通过观察、询问、检查等评估方法所掌握的情况，可早期发现新生儿存在或潜在的问题并及时处置，有针对性地对家长进行科学育儿的保健指导，督促家长按时完成预防接种，并建立新生儿健康管理卡及预防接种卡。新生儿家庭访视的主要内容有：

1. 初访重点（出生后 3 日内） ①观察新生儿居室环境、卫生及安全状况等。观察新生儿一般情况，如面色、呼吸、哭声、吸吮力等。②询问母亲孕期情况，新生儿出生时及出生后的情况，分娩方式，以及新生儿有无窒息、出生时的身长和体重、喂养情况、睡眠情况、大小便情况、是否已接种卡介苗和乙肝疫苗等。③测量新生儿身长、体重、体温。检查黏膜、皮肤及脐部，注意有无黄疸，皮肤皱褶处有无糜烂，脐部有无感染、出血。检查有无先天畸形和听觉障碍等情况。④发现异常问题及时给予指导和处置。⑤普及科学育儿知识，向家长进行母乳喂养、婴儿抚触的益处和方法、常见疾病预防等知识的宣教。⑥做好记录，预约下次访视时间。

2. 周访重点（出生后 5 ~ 7 日） ①观察新生儿一般情况。②询问新生儿吮奶、哭声、大小便情况及在喂养和护理的过程中是否遇到新问题，并根据具体问题给予相应指导。③检查黄疸程度、皮肤情况及脐带是否脱落。④对存在的问题给予正确指导。

3. 半月访重点（出生后 10 ~ 14 日） ①检查皮肤情况，观察黄疸消退程度。②测量身长、体重。判断生理性体重下降的恢复情况，如未恢复应分析原因并给予指导。③检查新生儿听力。④指导新生儿补充生理量维生素 D 的方法，预防佝偻病的发生。

4. 满月访重点（出生后 27 ~ 28 日） 进行全面体检，如发现异常，应找出原因并给予指导。针对新生儿及其家庭情况，进行必要的预防保健指导。

每次访视后，均应认真填写新生儿访视卡，满月访结束时做出新生儿访视小结，并指导家长继续进行婴幼儿生长发育监测及定期健康检查。

（三）保健指导

1. 起居指导 新生儿居室应阳光充足，空气清新，温湿度适宜。足月儿居室温度宜保持在 22℃ ~ 24℃，相对湿度 55% ~ 65%。寒冷季节要预防发生新生儿硬肿症，应特别注意保暖，指导家长正确应用各种取暖措施，并防止烫伤；夏季要避免室内温度过高，保持通风良好，以防发生脱水热。新生儿衣被应轻软，衣着和尿布须选择柔软且吸水性好的浅色纯棉布料。衣服要宽松且式样简单，便于穿脱。包裹新生儿时应松紧适度，不可用带子捆绑，以便四肢屈伸自由。

2. 合理喂养

（1）母乳喂养 WHO 和联合国儿童基金会联合制定的《婴幼儿喂养全球战略》中明确指

出：在生命的最初6个月应对婴儿进行纯母乳喂养，以实现婴儿的最佳生长、发育和健康。母乳是婴儿最佳食物，因为母乳温度适宜，清洁卫生，喂哺简便；其营养成分合理，热量适宜，且易消化吸收，可增强婴儿的免疫力。此外，母乳喂养是母婴交流的良好契机，且有利于母亲产后身体康复。母乳喂养时应注意：①早吸吮、多吸吮：新生儿出生后30分钟内开始吸吮乳头，通过对乳头的刺激可反射性刺激母亲脑垂体分泌催乳素，从而促进乳汁分泌，还有助于新生儿建立觅食及吸吮反射。通过频繁地吸吮，可使乳腺管收缩、乳汁通畅，减少乳胀的发生。②按需哺乳：在新生儿期，只要母亲感到乳胀或小儿饥饿哭闹就可哺乳，初时可多达每日10～12次。随着乳量的增加，婴儿睡眠时间逐渐延长，形成自然进食规律。随着月龄的增大，逐步过渡到按时哺乳，一般间隔3～4小时。③正确的哺乳方法：应采用母婴均感到舒适的体位哺乳。哺乳时新生儿贴近母亲，用嘴含住乳头和大部分乳晕，在吸吮时可充分挤压乳晕下的乳窦，使乳汁顺利排出。哺乳时应注意营养成分的均衡，先吸空一侧乳房，再吸吮另一侧；下次哺乳时，须从另一侧乳房开始。每次哺乳时间以15～20分钟为宜。哺乳完毕，将新生儿竖直抱起，头部靠在母亲肩上，轻拍其背部促使胃内空气排出，哺乳后新生儿应保持右侧卧位半小时，以防溢乳造成窒息。

（2）混合喂养　当母乳量不足，需添加其他乳品或代乳品的喂养方式，称为混合喂养。可于每次母乳吸空后喂食，或与母乳间隔喂食，但每日母乳喂养的次数不应少于3～4次，以防止母乳量减少。如母亲不能按时进行母乳喂养，可先将乳汁吸出，保存于冷藏设备中，与其他乳品间隔喂养，但应注意储存和加热方法。

（3）人工喂养　当母亲因各种情况不能喂哺婴儿，应用乳品或代乳品进行喂养的方法，即为人工喂养。采用人工喂养的方式应注意：①根据月龄选择适宜的奶瓶和奶嘴，且应将奶具煮沸消毒。②冲调奶粉时必须按照说明书的配方比例，浓度不当将会影响婴儿的健康。③控制好冲调奶粉的水温，以40℃～60℃为宜。喂奶前须试温。

3. 局部护理指导

（1）脐部护理　新生儿脐部是感染易发部位，在脐带未脱落前必须要保持脐部的清洁干燥。使用尿布时不应超过脐部，防止尿、粪污染脐部。每天用75%酒精消毒脐带残端及脐轮周围1～2次。如脐周出现皮肤红肿、分泌物增多等现象，应及时就医。

（2）臀部护理　便后及时更换尿布以保持会阴及臀部皮肤的清洁干燥，每次大便后用温水清洗臀部，预防红臀发生，必要时可使用氧化锌或5%的鞣酸软膏涂抹局部。发现异常应及时就医。

4. 沐浴指导　新生儿肌肤娇嫩，且新陈代谢旺盛，每日沐浴可保持皮肤清洁，减少病菌的繁殖，预防感染。

（1）沐浴前的准备　①用物：浴盆、大浴巾、小毛巾、婴儿沐浴用品、预换的婴儿包被、衣服、尿布、婴儿爽身粉、消毒脐带用物（新生儿脐带未掉落之前）等。②环境：关闭门窗，室温宜保持在26℃～28℃，水温维持在38℃～40℃，浴盆内应先放冷水再放热水，可以手腕试温或使用水温计测量。③时间：沐浴时间应安排在给婴儿哺乳1～2小时后，否则易引起呕吐。

（2）沐浴的顺序　面部、头、颈、上肢、躯干、下肢、腹股沟、臀部及外生殖器。

（3）注意事项　①沐浴者应事先洗净双手，以防交叉感染。②清洁眼部时应从目内眦擦向目外眦。③洗头时，应以一手的拇指和中指将新生儿耳廓按在外耳道口上，以防止洗澡水流入耳道，勿用力按压前囟门处。④2周以内的新生儿沐浴时，不要浸湿脐部，浴后可用75%的酒精棉签清洁脐孔，预防脐部感染。⑤做好皮肤皱褶处的清洁护理。

5. 抚触指导 自从有了人类就有了抚触，在自然分娩的过程中，胎儿接受了母亲产道收缩这一特殊的抚触。皮肤是人体感受外界刺激的最大感觉器官，是神经系统的外在感受器。早期抚触就是在婴儿脑发育的关键期给脑细胞和神经系统以适宜的刺激，可刺激婴儿神经系统发育，促进生长及智能发育，减轻紧张和焦虑，改善睡眠，促进亲子关系的建立。

（1）抚触前的准备 ①用物：婴儿润肤油、毛巾、尿布、替换的衣物。②环境：最适宜的房间温度应在25℃左右。③时间：婴儿不宜太饱或太饿，抚触最好在婴儿沐浴后进行。

（2）抚触的步骤及手法 ①脸部（舒缓面部肌肉）：分别从前额中心、两眉头、眼窝、人中、下颏等处用双手拇指往外推压，划出一个微笑状。②胸部（促进呼吸循环顺畅）：双手分别放在婴儿两侧肋缘，右手向上滑至婴儿右肩，左手以同样方法进行，各自复原。③手部（增强灵活反应）：将婴儿双手下垂，用一只手捏住其胳膊，从上臂到手腕轻轻挤捏，然后用手指按摩婴儿的手腕。用同样的方法按摩另一只手。双手夹住婴儿手臂，上下搓滚，并轻捏婴儿的手腕和手。在确保手部不受伤的前提下，用拇指从婴儿手掌心按摩至手指。④腹部（有助于肠胃活动）：按顺时针方向按摩腹部，但是在脐痂未脱落前不要按摩该区域。用手指尖在婴儿腹部从操作者的左方向右方按摩。⑤腿部（增加运动协调性）：按摩婴儿的大腿、膝部、小腿，从大腿至踝部轻轻挤捏，然后按摩脚踝及足部。双手夹住婴儿的小腿，上下搓滚，并轻捏婴儿的脚踝和脚掌。在确保脚踝不受伤害的前提下，用拇指从脚后跟按摩至脚趾。⑥背部（舒缓背部肌肉）：双手平放于婴儿的背部，从颈部向下按摩，然后用指尖轻轻按摩脊柱两侧的肌肉，再次从颈部向脊柱下端迂回运动。

（3）注意事项 ①操作者在抚触前需温暖双手，将婴儿润肤油倒在掌心，轻轻按摩，随后再逐渐增加压力，使婴儿适应。②抚触以每日3次，每次15分钟为宜。③选择适当的时间进行抚触，当婴儿感觉疲劳、饥渴或烦躁时均不适宜抚触。④不可强迫婴儿保持固定姿势。⑤不要让润肤油接触到婴儿的眼睛。

6. 促进新生儿感知觉、运动发育 新生儿的视、听、触觉已初步发展，父母可在哺乳、拥抱、沐浴、抚触时播放优美舒缓的音乐，多与新生儿进行语言交流；还可利用色彩鲜艳的或可发声的玩具等刺激孩子的视觉和听觉，以促进新生儿智力和神经心理发育，并增进母子间的情感交流。

7. 预防疾病及意外伤害 新生儿居室内应空气清新，避免接触有传染性疾病的患者。所用餐具和用具每次用后应消毒且专用。母亲在哺乳和局部护理前应洗手。按时进行预防接种，防止疾病发生。根据季节和地域的不同，指导家长预防新生儿硬肿症以及脱水热等情况的发生。这一时期，最常见的意外伤害是窒息，应指导母亲避免新生儿包被蒙头或哺乳姿势不当、哺乳后卧位不当等危险因素，建议母亲最好与孩子分床睡。

二、婴幼儿期保健

出生后到满1周岁之前为婴儿期（infancy），又称乳儿期，1周岁后到满3周岁之前为幼儿期（toddlerhood）。应根据婴幼儿期的生长发育特点进行保健指导。

（一）生长发育特点

1. 体格发育　婴幼儿的体格生长检测项目通常有身高、体重、坐高、头围、胸围等形态指标。年龄越小，身长、体重增长越快。

2. 运动功能发育　小儿动作的发育遵循一定规律，即动作的发育相对落后于感知觉的发育，运动功能开始多为无意识、不协调的，以后随着大脑的发育而逐渐完善；动作遵循从整体到分化、从不随意到随意、从不准确到准确的发展原则。

3. 心理及性格发育　婴儿天生具有情绪反应能力，如饥饿、不适时会哭闹不安；感知觉的发育从出生后即开始，绝大部分的基本感知觉系统在婴幼儿时期已完成；婴幼儿时期的注意力和记忆力以无意识注意为主，注意稳定性差，易分散和转移。婴幼儿也是个性初步形成的时期，此时家庭环境、氛围、物质条件、生活方式、家人对婴幼儿的态度等都极大地影响婴幼儿的性格形成。

（二）保健指导

1. 合理喂养

（1）**婴儿期膳食**　出生后的 1~3 个月应注意维生素 D 的补充。母乳可以满足婴儿前 6 个月的全部营养，因此，6 个月内的婴儿鼓励纯母乳喂养，6 个月后的母乳中维生素和微量元素的含量逐渐减少。为了满足婴儿快速生长发育的需要，4~6 个月后可根据实际需要和消化系统的发育程度开始酌情添加辅食。辅食的添加应遵循由一种到多种、由稀到稠、由细到粗、由少到多、循序渐进的原则。天气炎热及婴儿患病时，应暂缓添加新的辅食种类。

（2）**断奶过渡期**　WHO 提倡母乳喂养至 2 岁或 2 岁以上。断奶是婴幼儿生活中的一大转折，这不但是食物品种、喂养方式的改变，而且会对婴幼儿的心理发育产生重要影响。因此，心理学家将此过程称为第二次母婴分离。断奶的初期，可在添加辅食的同时，逐渐减少母乳喂养的次数，以奶粉、粥等代替，逐渐过渡到完全断奶。如在炎热的夏季，突然断奶可能会影响婴幼儿的消化吸收，引发消化系统疾病，故秋冬季为最佳断奶时间。另外，婴幼儿生病时不可断奶，应在病愈后 2~3 周开始。断奶时不可骤然停止母乳或在乳头上涂抹辣味、苦味或其他颜色，以免给婴幼儿造成心理压力，影响身心健康，甚至形成日后难以纠正的异常行为。

（3）**幼儿期膳食**　断奶后，牛奶仍为幼儿期的主要食品，随着月龄的增长，逐步向以谷类食物为主转变，鱼、肉、蛋、蔬菜为副食的饮食结构转化，此阶段的膳食以"三餐两点制"为宜。制作的食物品种应多样化，以增进幼儿食欲。同时，应鼓励幼儿自己进食，培养良好的饮食习惯。

2. 定期健康检查　定期健康检查是保护、促进儿童健康成长的重要措施，通过定期健康检查，可了解婴幼儿的体格生长情况、神经心理发育是否正常，营养是否合理。如发现问题，及时予以干预。婴幼儿定期健康检查的时间为 3、6、8、12、18、24、30、36 月龄，共 8 次。定期健康检查的内容包括：询问两次健康检查期间婴幼儿的喂养方式、睡眠状态及患病情况；进行体格测量，评估生长发育和心理行为发育情况；同时还应进行关于母乳喂养、辅食添加、神经心理行为发育、意外伤害预防、口腔保健、中医保健、常见疾病防治等健康指导。婴幼儿视力、听力及牙齿的检测应为每 6 个月 1 次，在 6~8、18、30 月龄时分别进行 1 次血常规检测。

3. 培养良好的生活习惯　养成良好的生活卫生习惯是保证心身健康发展的基本条件。从出生就要逐渐形成按时吃、按时睡、按时排便、按时活动的规律生活。这样能使大脑的兴奋和抑制功能有规律地进行，有利于婴幼儿正常的生长发育。婴幼儿的生活程序，可根据其年龄特点安排。低月龄的婴儿，大脑还不能适应外界的刺激，兴奋性低，大部分时间处于睡眠状态。随着月龄的增长，睡眠时间逐渐减少。婴儿 3 个月时，醒后可连续活动 1 小时，5 个月时醒后 2 小时不疲劳；在其清醒状态时，可以和他说话、玩、训练感知和喂哺，在 1 岁内一定可按吃、玩、睡的顺序安排生活。1 岁后，生活程序的安排应结合一天的每个生活环节进行，如睡眠、起床、进餐、盥洗、大小便、活动、游戏等，各自的持续时间、需要的次数、两次间隔的时间等，应根据婴幼儿的年龄特点合理安排。有规律的生活，会使孩子身心愉悦，精力充沛，自然健康，也容易养成良好的行为习惯，有利于发展独立性和自主性。

4. 早期教育   婴幼儿时期是神经系统发育最快、各种潜能开发最为关键的时期，是进行教育的最佳时机。根据敏感期和大脑发育理论，人类对各种信息和各项能力发展的敏感期都集中出现在生命的最初几年。早期教育的核心是根据婴幼儿生理和心理发展的特点及敏感期的发展特点，进行有针对性的指导和培养，为孩子多元智能和健康人格的培养打下良好的基础。通过语言训练、动作训练、认知能力和社会交往能力的培养等，促进婴幼儿在语言、智力、艺术、情感、人格和社会性等方面的潜能发挥，从而为其日后的发展打下坚实的基础。

5. 体格锻炼指导   体格锻炼须从婴幼儿生理特点及其实际情况出发，应循序渐进，持之以恒且形式多样，如利用自然因素进行"三浴"锻炼（空气浴、日光浴和水浴），以提高婴幼儿对外界环境的适应能力和抗病能力。还可通过体操、游戏等方法促进婴幼儿基本动作的发展和骨骼、肌肉的发育，锻炼运动技巧。

6. 预防疾病及意外伤害   婴幼儿应按时预防接种，注意常见病和多发病的防治。做好口腔保健，预防龋齿。婴幼儿活泼好动、好奇心强，但自我保护意识差，缺乏对危险的识别和防范意识，容易发生各种意外伤害，如窒息、烫伤、跌落、中毒、溺水等。应指导父母树立安全意识，消除婴幼儿生活活动场所的安全隐患，避免让其单独行动，并加强照管等。

三、学龄前期保健

3 周岁后到入小学前（6~7 岁）为学龄前期（preschool period）。学龄前儿童具有较大的可塑性，应注意培养其良好的道德品质和生活自理能力。同时，学龄前儿童仍应注意预防各种传染病及意外伤害。

（一）生长发育特点

1. 小儿体格发育稳步增长。

2. 智能发育更趋完善，开始有初步的抽象思维，记忆力好，好奇心、模仿能力强，是性格形成的关键时期。

3. 免疫能力未成熟，易患急性肾炎、风湿热等免疫性疾病。

4. 开始更换乳牙。

（二）保健指导

1. 饮食与营养指导   学龄前儿童膳食结构接近成人，每日 4~5 餐（3 餐主食，1~2 餐点心），应供给平衡膳食，保证优质蛋白的摄入，每日优质蛋白摄入应占蛋白总量的1/2。

2. 加强学前教育   学龄前儿童智力发展快，注意培养其良好的学习兴趣与习惯，注重想象力与思维能力的发展。

3. 提高基本生活能力　家长要有意识地让孩子做些力所能及的家务，锻炼其独立性，培养动手操作能力，促进儿童细微动作的发展，从而促进大脑的发育。

4. 体格检查　体格检查每年 1~2 次，检查内容包括测身高、体重，检查牙齿、视力、听力、血红蛋白等，监测其生长发育情况，指导正确的坐、立、行、站姿势，预防脊柱畸形。

（三）预防疾病及意外伤害

学龄前儿童传染病的发生明显减少，但有集体生活的儿童要特别注意预防肝炎、麻疹、痢疾等传染病。学龄前儿童免疫系统疾病开始增多，如急性肾炎、风湿热等，应注意防范。做好视力和口腔保健，每年接受 1 次视力筛查和眼的全面检查，培养良好的用眼习惯，积极矫正屈光不正和进行功能训练，防治各种流行性眼病。培养每天早晚刷牙的习惯，预防龋齿，纠正不良口腔习惯，预防错颌畸形，每半年或 1 年检查 1 次口腔。指导家长培养孩子良好的饮食习惯，避免摄入过多高热量、高脂肪膳食，加强体育锻炼，预防儿童肥胖症的发生。学龄前儿童活泼好动，好模仿，动作协调性差，缺乏自控能力，是意外事故的高发时期，应在预防婴幼儿期常见意外事故的基础上，加强学龄前儿童的安全教育。

四、学龄期保健

从入小学（6~7 岁）到青春期之前（女孩 11~12 岁，男孩 13~14 岁）为学龄期（school age period）。学龄期儿童体格仍稳步生长，除了生殖系统之外，其他各器官系统的发育已接近成人水平。学龄前儿童的智力发育更为成熟，控制、理解、分析、综合能力增强。因此，学龄期是接受各种科学文化知识的重要时期。

（一）生长发育特点

1. 学龄期儿童骨骼比较柔弱，软骨较多，没有完成骨化，骨弹性大而硬度小，所以不易骨折而易变形。

2. 智能发育更加成熟，是接受科学文化教育的重要时期。

3. 乳牙逐个被同位恒牙替换。

4. 大脑重量已接近成人，额叶迅速生长，抑制能力和综合分析能力逐步增强。

（二）保健指导

1. 培养良好的生活习惯

（1）加强营养，注意饮食　保证足够的营养摄入，合理安排进餐时间，尤其要注意早餐的质和量。培养良好的饮食卫生习惯，纠正偏食、吃零食、暴饮暴食等坏习惯。

（2）合理安排作息时间　家长要教会孩子合理安排学习、睡眠、游戏和运动的时间，不熬夜，不贪睡。

（3）养成良好的卫生习惯和用眼卫生　学龄期儿童的生活基本自理，应注意个人卫生、饮食卫生和口腔卫生。养成不吸烟、不饮酒、不随地吐痰的良好习惯。看书、写字要保持与书本 30cm 以上的距离，并保证良好的光线，避免不良用眼习惯，教会孩子简单有效的视力保健方法，定期进行视力检查，可及早发现弱视、斜视、近视等。

2. 培养正确的坐、立、走姿势　学龄期是骨骼成长发育的重要阶段，如果长时间的弯腰、歪头、歪肩等，会影响脊柱、骨骼的正常发育，甚至造成畸形。

3. 防止学校或家庭虐待　学习及教育相关的矛盾是导致此期家庭关系紧张的重要因素，因此应多与孩子交流，解除其困惑，防止不良情绪的产生，社区护士应及早发现问题家庭，防止发生严重后果。

4. 正确对待性早熟　性早熟是指女孩在 8 周岁以前，男孩在 9 周岁以前出现第二性征，或女孩在 10 周岁以前出现月经。如今，儿童性早熟发生率上升，社区护士应协助学校进行性健康教育，同时指导家长正确对待性早熟，避免学龄期儿童不良心理的产生。

5. 预防疾病及意外伤害　免疫性疾病，如风湿热等是学龄期儿童的好发疾病，而上呼吸道感染、过敏体质是此类病的诱因。一方面应注意预防，另一方面应积极治疗，降低疾病对生活和学习的影响。另外，做好近视、龋齿、脊柱侧弯等常见病的预防和矫治。车祸、运动中的意外创伤及溺水、自杀等是学龄期儿童常见的意外伤害，要加强宣教和采取防范措施。

五、青少年期保健

青少年期又称青春期，是指从第二性征出现到生殖功能基本发育成熟的时期，女生较男生发育早，女生的青春期为 11~12 岁至 17~18 岁，男生为 13~14 岁至 18~20 岁。青少年期过渡性和特殊性极为鲜明，是卫生保健知识需求量较大的时期。

（一）生长发育特点

1. 出现第二次生长加速。在青春期，身高一般增长 5~7cm；处于高峰期时，1 年可达 10~12cm。

2. 各内脏器官体积增大，功能日趋成熟。

3. 内分泌系统功能活跃，与生长发育有关的激素分泌明显增加。

4. 生殖系统发育骤然增快并迅速成熟。女孩 13 岁左右出现月经初潮，子宫长大，阴道增长，阴道黏液腺发育，至 17~20 岁卵巢成熟，具备生育功能。男孩 10 岁左右睾丸开始发育，12~16 岁迅速增大，17 岁左右达到成人水平。

5. 第二性征迅速发育，两性的形态差别变得更明显。第二性征主要表现为阴毛、腋毛、胡须及喉结突起，并伴有变音。

6. 心理发展加快，产生相应的行为变化。

（二）保健指导

1. 保证充足营养　提供足够的热量、蛋白质及各种营养素，以满足体格发育的需求，同时注意避免营养过剩，预防肥胖症。多食含钙食物，如牛乳、豆制品，加强运动，促进骨骼发育。

2. 卫生保健指导　合理安排作息时间。每年进行 1 次体格检查，监测生长发育情况。青春期尤其要重视生理卫生教育和性教育，使青少年了解青春期发育特点，了解月经和遗精、怀孕、性传播疾病等相关知识，指导女生做好经期卫生保健和自我防护。加强体育锻炼，增强体质。

3. 培养良好的心理品质　心理品质包括对事物良好的认知力和感受力，处理问题理智，情绪稳定，性格乐观开朗，积极进取，勇敢豁达。提高主动能力和适应能力，克服缺点，改进不足，培养广泛的兴趣爱好，加强交流与沟通，热爱生活。

4. 预防疾病及意外伤害　在青少年期，威胁青少年身心健康的主要问题，已不再是急性传染病和营养不良，而是与社会心理因素、不良行为生活方式有关的疾病和现象，如网瘾、吸烟、性传播疾病、少女怀孕、酗酒、吸毒、自杀等。这需要社会、学校、家庭联合起来，对青少年进行健康健育和指导，帮助其建立健康的行为生活方式和社会适应能力，预防危害社会和身心健康的行为发生。青少年神经内分泌发育不稳定，易冲动，好冒险，敏感又脆弱，对自身认识不足，容易发生意外伤害和事故。男生常出现运动伤害、车祸、溺水、打架斗殴等，女生易发生自杀倾向。因此，应继续加强安全教育和心理指导。

（三）青少年常见健康问题的预防和家庭护理

1. 近视　近视的发生和发展不仅与遗传因素有关，还与环境因素和青少年的用眼卫生密切相关。青少年应每半年进行1次视力检查，以便尽早发现视力异常，及时矫正。学校及社区应采取多种形式对青少年及其父母进行保护视力、预防近视的保健指导，提高其对保护视力重要意义的认识，培养青少年良好的读写习惯，在提高自我保健意识的基础上注意用眼卫生。

用眼卫生内容包括：①读写姿势要端正，读写时眼和书的距离保持1尺（约33cm）左右，胸距桌边缘一拳远，手指距笔尖一寸远。连续看书1小时左右要休息片刻；不要在阳光直射或暗弱光线下看书、写字；不躺在床上或走路、乘车时看书。②看电视时应每0.5~1小时休息5~10分钟；眼与电视机屏幕的距离应为电视屏幕对角线的5~7倍；屏幕高度应略低于眼睛，画面有良好的对比度，亮度适中，室内保持一定的照明。③长时间看电视或读写后应做一些轻松的全身活动或做眼保健操，以缓解眼的疲劳紧张。

2. 手淫　手淫是用手摩擦自己的外生殖器，满足性快感的一种自慰行为。因生殖器官和性腺发育，青少年的性意识全面苏醒，性冲动强度增强。此时为满足生理需要，易发生手淫。男女青少年均可发生手淫，以男性多见。手淫后感觉愉快、满足，第二天精神饱满、活力充沛的适度手淫对身体健康无害。少数青少年若形成一种无法自我控制的过度手淫习惯可引起疲劳，使日常工作和学习受到影响，必须及时矫治，以免导致心理异常和性功能障碍。传统观念认为手淫是不道德的异常行为，使青少年产生自责、自罪等不良心理状态，这种由手淫带来的心理损伤很大，应帮助他们正确地认识和对待手淫。

3. 青少年网迷　网络是一把双刃剑，青少年在利用网络拓宽知识面、获得知识的同时，网络中的游戏、色情信息也深深地影响着他们的身心健康。由于青少年心理发育不成熟、社会经验不足、自制力差、猎奇心强，在思想上尚未形成是非观，在人际交往中经常出现困惑，加之学习压力大，与父母往往又缺乏交流，为了获得心理上的满足，易痴迷于网络，不能自拔。近年来，青少年由于迷恋网络而引发的犯罪率和死亡率逐年上升。网迷问题的解决，需要家庭和社会的积极正确地疏导。青少年只有增强自我保护意识，才能不被虚拟空间所诱惑。

4. 青少年妊娠　妊娠不仅危害机体健康，而且也给个人生活和家庭造成影响，甚至引发一些社会问题，如弃婴、自杀等。应使青少年懂得未婚先孕的严重危害，懂得自重自爱的重要性。指导青少年在与异性交往时，要用理智控制冲动。一旦当发生性行为后，要尽早告知父母或去医院进行检查，以利于采取相应的措施。切不可自行堕胎，以免危及生命。

（四）对青少年父母教育的指导

青少年是生理、心理发生巨变和自我意识迅速发展的特殊时期，是充满独立性和依赖性、自觉性和幼稚性错综复杂的矛盾时期。青少年的父母对此也同样感到困惑和矛盾。如何应对这一系列问题，需要对家长进行必要的指导。

NOTE

1. 指导父母理解青少年期的心理特点　青少年期的心理特点包括：①易冲动，易做意想不到的事情。②有时问他也不回答。③注重朋友。④主张独立。⑤对影响其感情和行动特别敏感。⑥具有强烈的"归属"愿望。

2. 指导父母正确教育子女　①尊重孩子的想法、喜好及希望，尊重其个人隐私。②给孩子提供选择的机会，并接受结果。③即使与其意见不同，也要努力倾听。④不要过分抑制孩子的活动，适当放手。⑤帮助孩子选择合适的职业。⑥在安全和安宁的环境中，培养孩子的独立性。⑦引导孩子懂得在实践中学习社会、家庭的规则和责任，并学会勇于承担后果。⑧给予孩子无条件的爱，从语言和感觉上表现出对他的关心，努力与他共享幸福和悲伤。⑨及时回答孩子的提问，像朋友一样对待他。

六、托幼机构与学校卫生保健

（一）托幼机构的卫生保健

托儿所、幼儿园是儿童集体生活的场所，是进行教育的基地。托幼机构是社区的一个群体组织，社区护士有责任与托幼机构的医务人员共同做好对幼师及相关人员的培训、卫生保健制度的建立与管理等工作，保障和促进儿童在集体生活的条件下身心健康的成长。

1. 托儿所、幼儿园卫生保健工作要求　为提高托儿所、幼儿园卫生保健工作质量，保证儿童的身心健康，1994 年 12 月 1 日，卫生部、教委发布的《托儿所、幼儿园卫生保健管理办法》规定，托儿所、幼儿园园舍、桌椅、教具、采光、照明、卫生设施、娱乐器具及运动器械等必须安全并适合儿童健康发育的需要，符合国家规定的卫生标准和安全标准要求。托幼机构内必须设立保健室、隔离室，并对其设置的标准和设备配备标准做了说明，明确了如何配备儿童保健人员。同时提出了儿童入园（所）要求、托幼机构工作人员健康检查要求和在托幼机构从事餐饮工作人员要求。根据《托儿所、幼儿园卫生保健管理办法》第十条规定，托幼机构儿童健康保健工作要求为：

（1）建立合理的生活制度，培养儿童良好的生活习惯，促进儿童身心健康。

（2）为儿童提供合理的营养。应为母乳喂养提供必要条件，有哺乳室的应设立奶库。及时添加辅助食品，确保儿童膳食平衡，满足其正常生长发育需要。

（3）建立定期健康检查制度，3 岁以下儿童应进行生长发育监测，并做好常见病的预防，发现问题及时处理或报告。

（4）完成计划免疫工作，预防传染病的发生，做好传染病的管理。

（5）根据不同年龄开展与其相适应的体格锻炼，增进儿童身心健康及抗病能力。

（6）制定各种安全措施，保障儿童人身安全，防止事故的发生。

（7）选择适合儿童身心发展和健康的儿童玩具、教具及制作材料。

（8）做好环境卫生、个人卫生及美化绿化工作，为儿童创造安全、整洁、优美的环境。

（9）对儿童进行健康教育，学习自我保健的技能，养成健康的生活习惯。

2. 托儿所、幼儿园儿童卫生保健管理　建立健全卫生保健制度是托幼机构儿童保健管理工作的重点。根据儿童生长发育特点、保健需求及《托儿所、幼儿园卫生保健管理办法》，建立并严格执行托幼机构儿童卫生保健的各项制度。

（1）**生活制度**　根据儿童年龄，生理、心理特点与需要及季节的变化建立合理的生活制度，包括科学安排作息时间，进餐的时间、次数和食物，游戏与作业的时间与内容等。

（2）膳食管理制度 托幼机构保健人员应根据儿童的年龄特点、营养需求和配餐原则制定每周膳食计划。受过专门培训的炊事人员应根据膳食计划，并严格执行《食品卫生法》进行膳食制作。应注意食品卫生无毒、均衡营养、花样更新、供量适中，注重培养儿童良好的饮食习惯。

（3）体格锻炼制度 根据各年龄段儿童生长发育的特点，有组织、有计划地安排不同形式的游戏和体格锻炼项目。体格锻炼的内容和方法应不断更新，并有记录和分析，以提高体格锻炼的效果。

（4）消毒、隔离制度 托幼机构应备有高压消毒锅（柜）、紫外线灯、隔离治疗室等消毒隔离设备。加强对水源、食品、粪便及污物的管理。定期对食具、毛巾、桌椅、教具、玩具、便具等进行清洁、消毒，被服定期清洗、晾晒。保持室内空气新鲜、阳光充足。注意培养儿童良好的卫生习惯。对传染病患儿做到早发现、早隔离，减少交叉感染的机会。

（5）安全制度 定期检查、维修房屋、桌椅、玩具、电器、煤气、门窗及阳台等室内防护设施；妥善保管药物、刀具、剪刀等危险物品，防止意外事故的发生。定期培训托幼机构的工作人员，使其掌握预防和处理意外事故的急救处理技术。建立接送制度，以保证儿童安全。

（6）健康检查制度 ①儿童和工作人员入园前体检：儿童及托幼机构的工作人员入园前须到指定的医疗保健机构进行体格检查，经检查证明身体健康及近期无传染病接触史者方可入园。入园时了解并记录儿童的既往史和预防接种情况。②晨晚间检查：日托儿童每天晨间入园时应由保健人员进行简单的身体检查和询问，以便及早发现疾病，及时采取措施。全托者除晨检外还应增加午睡或晚间检查。③定期检查：托幼机构内 0~6 岁儿童应坚持婴幼儿保健系统管理，全面了解在园内儿童生长发育和健康状况，及时发现并干预不利于儿童生长发育的因素。

（7）疾病防治制度 按照计划免疫程序对儿童进行免疫接种，对患传染性疾病患儿做到早发现、早隔离治疗、早报告；保护易感儿童。在晨晚间检查和定期检查的基础上，建立传染病、常见病、多发病登记制度，做好防治传染病、常见病、多发病的健康教育工作。

（二）学校的卫生保健要求

学校是儿童、青少年聚集的场所，是一个特殊的社会团体，学校卫生工作的主要任务是，监测学生健康状况，对学生进行健康教育，培养学生良好的卫生习惯，改善学校卫生环境和教学卫生条件，加强对传染病、常见病的预防和治疗。

社区护士通过学校保健护理为学生创造一个良好的学习环境，增进儿童、青少年的卫生保健意识，促使其自觉选择健康的生活方式，增进身心健康，逐步形成良好的学习态度，树立正确的人生观、价值观。

1. 学校卫生保健特点

（1）学校保健涉及年龄范围广，包括从小学到中学所有的学生，因为各个年龄段具有不同的生理特征和心理特点。因此，保健要针对特定的群体而进行。

（2）学校保健不仅包括个体健康问题，而且也关注集体的健康问题，同时还包括学校内的环境问题等。学校要有针对传染病的处理方案。

（3）定期开展健康教育和体格检查，以促进学生身心健康。

2. 学校卫生保健工作内容

（1）一般健康教育　包括个人卫生、饮食卫生、眼部保健、预防疾病、青春期卫生和心理健康、防范意外事故等方面的知识教育。

（2）性教育与指导　针对青少年身心发展的特点，适时、适量、适度地开展性教育。

（3）卫生服务　学校全面监测并了解学生的健康状况和生长发育水平，提供计划免疫、常见病的处理、帮助缺陷儿童等服务。

（4）环境卫生　控制不利的环境因素，保护和改善学校物理环境、社会环境和文化环境，给学生提供一个安全、舒适、愉快的学习环境。

（5）心理咨询　解除学生在学习、生活、人际关系中所面临的困惑和压力，提高学生的应对能力，保持心理平衡。

（6）举办家长会　学校介绍正确的教育孩子的方法，如如何尊重孩子的独立愿望，平等对待，鼓励正常交友活动等，用示范法潜移默化地影响青少年。

（7）营养和饮食　依据童年期和青春期各自生长的需要，制定符合他们需要的菜谱，并注意餐饮卫生。

3. 学校保健人员的角色

（1）健康教育实施者　在学校组织健康教育，制定教育计划，选择教育内容，培训教育者，实施教育过程，评价教育效果。

（2）健康维护者　学校保健人员应掌握学生的健康状况，定期对学生进行体格检查、健康筛查，早期发现学生的健康问题，及时做出处理。

（3）护理提供者　保健人员应提供常规医疗服务，使一些急慢性疾病学生能够在医院之外得到连续、有效的医疗护理服务。

（4）心理咨询者　保健人员应具备心理保健和心理疏导技巧，及时发现和解决学生的心理问题。

（5）卫生监督者　保健人员应监督学校卫生，促使学校卫生环境符合卫生标准。

（6）协调者　学校保健需要社会各部门的共同参与，通力合作，共同努力，才能取得良好的效果。保健人员应协调学校与家庭、社区、医疗机构、媒体等团体之间的相互联系。

第三节　计划免疫与预防接种

预防接种是指有针对性地将生物制品接种到人体内，使人体对某种传染病产生免疫能力，从而预防该传染病。计划免疫是根据儿童的免疫特点和传染病发生的情况制定的免疫程序，有计划和有针对性地实施基础免疫（即全程足量的初种）及随后适时的加强免疫（即复种），确保儿童获得可靠的免疫，达到预防、控制和消灭相应传染病的目的。

一、计划免疫

目前，国家卫生计生委规定的计划免疫（表5-1）包括皮内注射卡介苗（BCG）、重组乙型肝炎疫苗（以下称乙肝疫苗）、口服脊髓灰质炎减毒活疫苗（以下称脊灰疫苗）、吸附百白破联合疫苗（以下称百白破疫苗）及吸附白喉破伤风联合疫苗（以下称白破疫苗）、麻疹减毒活疫苗。此外，各地区还可根据疾病流行情况、季节、卫生资源、经济水平进行非计划免疫接种，如乙型脑炎疫苗、流行性脑脊髓膜炎疫苗、风疹疫苗、流感疫苗、B 型流感嗜血杆菌结合疫苗、腮腺炎疫苗、甲型肝炎病毒疫苗等。

表5-1　儿童计划免疫程序表

疫苗	接种对象月（年）龄	接种剂次	接种部位	接种途径	接种剂量/剂次	备注
乙肝疫苗	0、1、6 月龄	3	上臂三角肌	肌内注射	酵母苗 5μg/0.5mL、CHO 苗 10μg/1mL、20μg/1mL	出生后 24 小时内接种第 1 剂次，第 1、2 剂次间隔≥28 天
卡介苗	出生时	1	上臂三角肌中部略下处	皮内注射	0.1mL	
脊灰疫苗	2、3、4 月龄，4 周岁	4		口服	1 粒	第 1、2 剂次，第 2、3 剂次间隔均≥28 天
百白破疫苗	3、4、5 月龄，18～24 月龄	4	上臂外侧三角肌	肌内注射	0.5mL	第 1、2 剂次，第 2、3 剂次间隔均≥28 天
白破疫苗	6 周岁	1	上臂三角肌	肌内注射	0.5mL	
麻风疫苗（麻疹疫苗）	8 月龄，7 岁时可以再接种 1 次	2	上臂外侧三角肌下缘附着处	皮下注射	0.5mL	
麻腮风疫苗（麻腮疫苗、麻疹疫苗）	18～24 月龄	1	上臂外侧三角肌下缘附着处	皮下注射	0.5mL	

二、预防接种的种类及常用免疫制剂

（一）人工自动免疫

人工自动免疫是指将免疫原性物质接种于人体，使人体自行产生特异性免疫。免疫原物质包括处理过的病原体或其提炼成分及类毒素等。

自动免疫制剂包括以下几种。

1. 活菌（疫）苗由　免疫原性强而毒力弱的活菌株经人工培养而成的制品，称为活菌苗，如卡介苗；由减毒的活病毒或立克次体制成的，称为活疫苗，如麻疹活疫苗。活菌（疫）苗的优点是能在机体内繁殖，长时间刺激机体产生抗体，接种量小，接种次数少。

2. 死菌（疫）苗　死菌（疫）苗是将免疫原性强的细菌（病毒等）灭活后制成，如百日咳菌苗等。其不需减毒，生产过程简单，但免疫效果较差，接种量大。死菌（疫）苗也可将菌体成分提出而制成，如流行性脑脊髓膜炎球菌多糖疫苗，其免疫效果较一般菌苗好，副反应较少。

3. 类毒素　类毒素是将细菌毒素加甲醛去毒，成为无毒而仍保留免疫原性的制剂，如白喉类毒素、破伤风类毒素等。

NOTE

（二）人工被动免疫

人工被动免疫是指以含抗体的血清或制剂接种人体，使人体获得现成的抗体而受到保护。由于抗体的半衰期短，一般不超过 25 天，故人工被动免疫主要在有疫情时应用。

1. 免疫血清 用毒素免疫动物后取得含有特异性抗体血清，称为抗毒素。其主要用于治疗，有时也可起到预防作用。

2. 免疫球蛋白（丙种球蛋白及胎盘球蛋白） 免疫球蛋白是由人血液或胎盘提取的丙种球蛋白制成，可作为麻疹、甲型肝炎等特殊需要的预防接种用。

（三）被动自动免疫

被动自动免疫是指有疫情时用于保护婴幼儿及体弱接触者的一种免疫方法，兼有被动及自动免疫的优点，但只能用于少数传染病，如给白喉密切接触者注射白喉抗毒素的同时接种白喉类毒素。

三、预防接种的禁忌证

（一）一般禁忌证

1. 体温超过 37.5℃，有腋下淋巴结肿大的小儿不宜进行预防接种。

2. 过敏性体质儿童不宜接种。

3. 患有皮炎、牛皮癣、严重湿疹、化脓性皮肤病的患者不宜接种。

4. 患有肝炎、急性传染病（包括有接触史而未过检疫期者）或其他严重疾病者暂不接种。

5. 严重营养不良、自身免疫性疾病或免疫缺陷者禁止接种。

（二）特殊禁忌证

1. 结核菌素试验阳性或患有中耳炎、水痘、肾炎、心脏病、湿疹者禁忌接种卡介苗。

2. 百日咳菌苗可产生神经系统严重并发症，儿童及家庭成员患癫痫、神经系统疾病及有抽搐史者禁用。

3. 在接受免疫抑制剂治疗期间、腹泻、发热者忌服脊髓灰质炎疫苗。

4. 对酵母过敏或对疫苗中任何成分过敏者不宜接种乙肝疫苗。

5. 有明确过敏史者不能接种麻疹减毒疫苗。接受大剂量皮质激素治疗者，停止激素治疗 1个月内不可接种。

四、预防接种的实施

（一）建立儿童预防接种证（卡）

根据《中华人民共和国传染病防治法》及其实施办法的规定，国家对儿童实行预防接种证制度。社区护士应为辖区内出生后 1 个月内的儿童建立预防接种证和预防接种卡，根据计划免疫程序及时接种各种菌苗或疫苗，保证每位儿童接受科学有效的预防接种。

（二）预防接种工作

1. 接种前准备工作 接种工作人员在接种前应查验儿童预防接种证（卡）或电子档案，核对儿童姓名、性别、出生日期及接种记录。确认本次接种对象时应注意：①各种疫苗的第 1次接种时间应为最小免疫起始月龄，不可提前。②接种的针次间隔不可缩短。两种减毒活疫苗至少应间隔 4 周再接种。③未按时接种者须及时补种，应在规定的月龄范围内完成基础免疫接种。通知儿童家长或监护人可采取预约、通知单、电话、手机短信、网络等适当方式，告知接种疫苗的种类、时间、地点及相关要求。社区医护人员根据各种疫苗的接种人数领取适宜数量的疫苗，做好疫苗领取登记工作，注意疫苗的冷链管理以保证其质量。接种前应询问接种者的健康状况及是否有接种禁忌证，向接种者或监护人告知所接种疫苗的品种、作用、禁忌、不良反应及注意事项，并如实记录告知和询问情况。

2. 接种时的工作 接种场所要求宽敞明亮、清洁卫生、通风保暖。室内合理分区，接种用品及急救用品摆放有序。在接种室/台分别设置醒目的疫苗接种标记，避免错种、重种和漏种。接种工作人员在接种操作时再次核对接种者姓名、预防接种证（卡）、接种凭证和本次接种的疫苗名称，核对无误后严格按照《预防接种工作规范》规定的接种部位、接种途径、安全注射等要求予以接种。严格遵守消毒制度，实行一人一针一管，以免交叉感染。接种活疫苗或菌苗时只能用75%的酒精消毒注射部位，禁止使用2%碘酊，以防活疫苗或菌苗被灭活。

3. 接种后的工作 告知儿童家长或监护人接种后的注意事项，接种者在接种后应在留观室观察30分钟，确认无反应后方可离开。接种后及时在预防接种证（卡）上记录接种疫苗相关内容，与儿童家长或监护人预约下次接种疫苗的种类、时间和地点。完成接种后整理用物，记录疫苗使用及废弃的数量，已开启安瓿但未用完的疫苗应焚烧处理，保存于冷藏容器内未打开的疫苗应做好标记，放冰箱保存，于有效期内在下次接种时首先使用。统计当日疫苗接种情况并上报。

五、预防接种的反应及处理

（一）一般反应及处理

预防接种的一般反应，是指在预防接种后发生的，由疫苗本身固有的特性所引起的，对机体仅造成一过性生理功能障碍的反应。

1. 全身反应 一般于接种后24小时内出现体温升高，多为轻中度发热，持续1~2天。部分接种者还伴有头痛、乏力、周身不适、恶心、呕吐、腹泻等症状。若接种活疫苗，可在一定潜伏期后发生上述反应。接种麻疹疫苗的5~7天后，个别儿童会出现散在皮疹。轻度全身反应一般不需任何处理，适当休息，多饮水，注意保暖。全身反应严重者应密切观察病情，必要时送医院就诊。

2. 局部反应 接种后数小时至24小时左右，注射部位出现红、肿、热、痛，有时伴局部淋巴结肿大或淋巴管炎，可持续2~3天。轻度的局部反应一般不需任何处理。反应较重者可用毛巾局部热敷，每日数次，每次10~15分钟。皮内接种卡介苗者，多于2周左右出现局部红肿，以后化脓或形成溃疡，3~5周结痂，形成瘢痕（卡疤）。接种卡介苗所致的局部反应忌热敷。

（二）异常反应及处理

预防接种异常反应，是指合格的疫苗在实施规范接种过程中或者实施规范接种后造成受种者机体组织器官、功能损害，相关各方均无过错的药品不良反应。

1. 晕厥 晕厥多见于年轻体弱的女性或小学生，婴幼儿较少见。多在紧张、恐惧、疲劳、空腹或室内闷热等情况下出现。可在注射时或注射后数分钟出现头晕、心慌、面色苍白、出冷汗、心跳加速、手足冰凉等症状。此时应立即安置患儿平卧，松解衣扣并注意保暖，饮温开水或糖水，必要时可针刺人中、合谷等穴位。一般短时间内即可恢复正常。

2. 过敏性休克 发病呈急性经过，一般在注射后数秒或数分钟内即可发生，表现为面色苍白、胸闷、呼吸困难、出冷汗、四肢厥冷、脉细速、血压下降等症状，甚至昏迷，如抢救不及时，可危及生命。应立即安置患儿平卧、头低位，注意保暖，吸氧；皮下注射 1∶1000 肾上腺素 0.5 ~ 1mL；出现呼吸衰竭时肌内注射洛贝林（山梗菜碱）30mg 或尼可刹米 250mg，呼吸停止者立即行人工呼吸，心跳停止者行胸外心脏按压，同时心室内注射异丙肾上腺素；喉头水肿行气管插管，必要时气管切开。

3. 过敏性皮疹 一般在接种后数小时或数天内出现散在或全身广泛分布的皮疹，以荨麻疹最为常见。轻症可口服抗组胺药物，如扑尔敏、苯海拉明等；重症可予 1∶1000 肾上腺素，也可使用肾上腺皮质激素。必要时用 10% 葡萄糖酸钙静脉注射。

思考题

1. 我国儿童保健工作面临的问题与挑战有哪些？
2. 做好新生儿的家庭访视工作应从哪些方面着手？
3. 如何指导家长对婴幼儿开展早期教育？
4. 近年来青少年常见的健康问题有哪些？如何解决？
5. 阐述托幼机构与学校卫生保健的异同。

第六章　社区亚健康人群保健

案例导入

　　陈女士，29 岁，大学本科学历，未婚。其在上海某知名企业工作，事业心强，平时经常加班。下班独自居住在单身公寓，偶尔回父母家，不愿过多与父母交流工作、生活中的事情。近几个月来，陈女士在工作上遇到了一些麻烦，经常被领导找去谈话，变得闷闷不乐，经常记不起接下来要做的工作。同时，她的胃口也开始变差，三餐经常吃麻辣烫、饼干、方便面等。晚上常常因为纠结工作的事情而失眠，早上没有动力起床，并大量掉头发。她常抱怨"感觉很累"，每天疲惫不堪，逐渐对一切都失去了兴趣。一向信心十足的她，甚至对自己的工作能力产生了怀疑，感到非常孤独。陈女士曾对别人说："我马上就 30 岁了，想起事业无进展，爱情没有着落，年龄逐年增大，工作单位新人又层出不穷，想到这些我就一阵阵恐慌。"

　　根据陈女士的表现，你认为她的健康发生了什么问题？其产生的原因是什么？社区护士应采取哪些措施帮助陈女士改变目前的状况？

　　"亚健康"（sub – health）介于健康与疾病之间，具有不稳定性、易于转化的特点，常因处理得当恢复健康，又可因疏于调理而发展成为疾病。随着社会竞争的日趋激烈，生活节奏的逐步加快及居住环境的污染等，人们承受的压力越来越大，处于亚健康状态的人越来越多，严重影响了人们的生活质量。

第一节　社区亚健康人群概述

一、亚健康的概念

　　20 世纪 80 年代，学者 N. 布赫曼首先提出了介于健康与疾病之间的"第三状态"。随后许多国家的学者提出类似的名称，如亚健康状态、亚疾病状态、浅病状态、不定陈述综合征等。

　　亚健康状态是指人的身心处于疾病与健康之间的一种低质状态，是机体虽无明确的疾病，但在生理上、心理上出现种种不适应的感觉和症状，从而呈现活力和对外界适应力降低的一种生理状态。这种状态多由人体生理机能或代谢机能低下、退化或衰老所致。亚健康状态由 4 大要素构成：①排除疾病原因的疲劳和虚弱状态。②介于健康与疾病之间的中间状态或疾病前状

NOTE

态。③在生理、心理、社会交往方面和道德上的欠完美状态。④与年龄不相称的组织结构和生理功能的衰退状态。

中医学认为，健康是指机体内部的阴阳平衡，以及机体与外界环境的平衡。亚健康的发生，是因机体的正常生理平衡被破坏，引起"阴阳失调、气血失调、脏腑功能失和"所致。其发生原因多见于先天不足、起居失常、饮食不当、劳逸失度、情志不遂等因素。亚健康的诊断可采用中医的体质辨识观。

根据中国国际亚健康学术成果研讨会公布的数据，我国人口15%属于健康，15%属于患有疾病，70%属于亚健康。2015年，中国人健康大数据显示，我国主流城市的白领亚健康比例高达76%，处于过劳状态的白领接近60%。我国预防医学会的数据表明，目前处于亚健康状态的人群，女性多于男性，中年人多于青年人，城市明显多于农村，教师、医务工作者、工程师、技术员等脑力劳动者多于体力劳动者，处于亚健康状态的高级知识分子、企业管理者占亚健康人群70%以上。

二、亚健康的分类

（一）以 WHO 四位一体的健康新概念为依据分类

以 WHO 四位一体的健康新概念为依据，可分为躯体亚健康、心理亚健康、社会适应亚健康和道德亚健康。

（二）按照亚健康概念的构成要素分类

1. 身心上有不适感觉，但难以确诊的"不定陈述综合征"。

2. 某些疾病的临床前期表现。

3. 一时难以明确其病理意义的"不明原因综合征"。

4. 某些临床检查的临界值状态，如血脂、血压、血糖、心率等偏高状态和血钙、钾、铁等偏低状态。

5. 高致病危险因子状态，如超重、吸烟、过度紧张等。

三、亚健康的临床表现

亚健康的临床表现存在"四多""三低"的特点。"四多"是指疲劳症状多，器官功能紊乱多，精神负担和体力透支多，超重、肥胖多。"三低"是指免疫功能低，工作效率低，适应（环境、社会、角色）能力低。其具体表现包括躯体、心理、社会适应、思想道德4个方面。

（一）躯体亚健康

躯体亚健康主要表现为排除疾病原因的体力疲劳、虚弱、周身不适、月经周期紊乱或性功能下降等。由于伴有多种躯体表现，故分以下主要亚型。

1. 疲劳性亚健康　以持续3个月以上的疲乏无力为主要表现，并排除一切可能导致疲劳的疾病（如病毒性肝炎、肿瘤、糖尿病、重度抑郁等）。

2. 睡眠失调性亚健康　以持续3个月以上的失眠（入睡困难，或失眠，或早醒、醒后难以入睡等），或嗜睡，晨起有明显不愉快感，或不解乏的睡眠为主要表现，并排除可能导致睡眠紊乱的各种疾病（如重度抑郁、发作性睡病等）。

3. 疼痛性亚健康　以持续3个月的各种疼痛为主要表现，并排除可能导致疼痛的各种疾病：①头痛：多为全头部或额部、颞部、枕部的慢性持续性的钝痛、胀痛、紧箍感、压迫感，属于肌紧张性头痛，伴有头昏或眩晕。②其他部位疼痛：咽喉痛、肩颈部僵硬疼痛、腰酸背痛、关节疼痛、肌肉酸痛等。

4. 其他症状性亚健康　可有免疫功能低下，如经常感冒或口腔黏膜溃疡等；心肺功能低下，如头晕、心悸、胸闷气短等；消化不良，如食欲不振、腹胀、嗳气、腹泻或便秘等；内分泌代谢紊乱，如性功能减低、月经紊乱、糖耐量异常等。

（二）心理亚健康

1. 焦虑性亚健康　持续3个月以上的焦虑情绪，并且未达到焦虑症的诊断标准。主要表现为焦虑不安，急躁易怒，恐慌，可伴有失眠、噩梦及心率增快、口干、多汗、肌肉紧张、手颤、尿频、腹泻等自主神经症状，也可因这些躯体不适而产生疑病和忧郁。

2. 抑郁性亚健康　持续3个月以上的抑郁情绪，并且未达到抑郁症的诊断标准。主要表现为情绪低落、郁郁寡欢、兴趣减低、悲观、冷漠、常常自责，还可有失眠、食欲和性欲减低、记忆力下降、体重下降、缺乏活力等，有的甚至产生自杀念头。

3. 恐惧或嫉妒性亚健康　持续3个月以上的恐惧情绪，并且未达到恐惧症的诊断标准。主要表现为恐惧、胆怯等不良情绪，还有嫉妒、神经质、疑病、精神不振、记忆力减退、注意力不集中、反应迟钝、想象力疲乏、遇小事容易生气、爱钻牛角尖、过于在乎别人对自己的评价等。

4. 记忆力下降性亚健康　以持续3个月以上的近期记忆力下降，或不能集中注意力做事情为主要表现，且排除器质性或非器质性疾病。

心理亚健康状态常导致人的社会适应能力下降，人际关系不和谐，严重影响其生活质量和价值观，对个人、家庭、社会造成一定伤害；不良情绪持续存在，最终可导致病理改变即身心疾病，如高血压、冠心病、胃和十二指肠溃疡及癌症等。

（三）社会适应亚健康

社会适应性亚健康是以持续3个月以上的人际交往频率减低或人际关系紧张等社会适应能力下降为主要表现。

1. 青少年社会适应亚健康　青少年因家庭教养方式及个人心理发育不良等因素，导致社会适应困难，独立生活能力差，难以适应新的生活环境，处理不好各种人际关系，从而阻碍了有益的信息交流，导致情绪压抑、烦恼苦闷。

2. 中年人社会适应亚健康　中年人需要面对的问题很多，如工作环境改变、复杂的人际关系处理、建立家庭、养育子女、工作压力等，一旦不能适应这些问题，就会陷入不良的情绪中。

3. 老年人社会适应亚健康　老年人退休后生活重心、社会地位的改变，都需要不断调整行为方式，积极适应。如适应不良，会出现空虚、苦闷、失落感，甚至抑郁。

社会适应亚健康状态，明显影响人们的学习进取、生活安宁和身心健康，可引起不同程度的心理障碍，使人们缺乏应付生活矛盾和克服困难的决心及毅力。人际关系适应不良，则不能融入群体，表现出某些偏离行为，还可能诱发种种心身症状。

（四）道德亚健康

道德亚健康是指持续3个月以上的道德问题，主要表现为世界观、价值观存在不利于自己和社会的偏差现象，但又不至于触犯法律。

四、亚健康的形成因素

过度紧张和压力，不良生活方式和习惯，环境污染及不良的社会心理因素刺激均是形成亚健康的重要因素。

（一）环境因素

1. 物理性因素 如噪声、红外线、电磁波、工业或医学激光，长期处于高温、高气压（或低气压）、寒冷的环境中。

2. 化学性因素 如汽车尾气、工厂的废水废气、化工污染物（汞、苯）、有机磷农药、烟酒等刺激。

3. 生物学因素 如细菌、病毒、真菌、寄生虫感染，昆虫或有毒动物咬伤等。

（二）躯体因素

躯体因素包括环境变化、职业特点等造成的躯体不适；肥胖、消瘦、睡眠不足、缺氧、缺乏锻炼等；处于内分泌功能波动时期，如女性青春期、妊娠期、围绝经期等，或轻微内分泌功能紊乱等。

（三）营养因素

营养因素主要有饥饿或低血糖、营养缺乏或过剩、暴饮暴食、维生素缺乏、脱水等。

（四）行为因素

长期熬夜、缺乏运动、酗酒、过量吸烟、吸毒、药物依赖等不良的生活习惯，是亚健康形成的重要行为因素。

（五）社会心理因素

1. 心理因素 如遭遇生活事件刺激、人文环境突然变化、人际关系紧张、经济压力大、人格缺陷等。

2. 社会因素 如文化传统、宗教信仰、社会习俗、社会动荡、经济危机、失业等。

3. 过度的紧张和压力 精神紧张和应激是导致亚健康最常见的原因。研究表明，长时期的紧张和压力对健康的危害有：①能够引起急慢性应激反应，直接损害心血管系统和胃肠道系统，造成应激性溃疡、血压升高和心血管事件的发生。②易造成脑应激疲劳和认知功能下降。③造成免疫力下降，导致患恶性肿瘤和感染的机会增加。

（六）遗传因素

亚健康的发生还与遗传因素有关，如携带遗传性疾病基因人群发病前状态即亚健康状态；与先天因素有关的体质较弱人群，因抗病能力低下，常处于亚健康状态。

第二节　亚健康人群保健指导

一、亚健康的评估方法及流程

（一）亚健康的评估方法

由于亚健康的临床表现多样化，实验室检查指标通常无异常，因此亚健康状态的评估尚无公认的统一标准。目前，评估亚健康的主要方法有症状评估法和量表评估法。

1. 症状评估法　亚健康主要以主观感觉为主，往往缺乏阳性体征，其症状可单一出现，也可交替或合并出现。具体表现有：躯体亚健康症状、心理亚健康症状、社会适应亚健康症状和道德亚健康症状。医生可采用综合评定的方法，全面了解亚健康人群的情况。详见亚健康的综合评定流程。

2. 量表评估法　具有客观化、规范化的量表，可最大限度地减少和控制误差，是亚健康评估中不可或缺的工具。目前，一些用来评定疲劳、睡眠、疼痛、心理和生活质量的理想量表，已经在国内外得到广泛使用，可作为亚健康评估的工具。

（1）**疲劳症状评估量表**　疲劳是亚健康状态的常见表现之一。国外较常用的疲劳量表有Lauren等研制的疲劳程度量表（FSS）；英国皇家医院心理医学研究室 Trudie Chalder 等研制的FS－14疲劳量表；美国精神行为科学研究室 Josoph E 等人研制的疲劳评定量表（FAI）。国内王天芳教授等研制了针对中国文化背景的疲劳量表，并完成了信度、效度评价。

（2）**睡眠质量评估量表**　亚健康人群常存在不同程度的睡眠问题，可用匹兹堡睡眠质量指数（PSQI）进行评估。

（3）**疼痛症状评估量表**　目前常用的有数字疼痛量表（NRS）、描述疼痛量表（VRS）、长海痛尺等。

（4）**心理症状评估量表**　焦虑和抑郁是亚健康的常见表现，可用焦虑自评量表（SAS），汉密尔顿抑郁量表（HAMD）进行评估。

（5）**生活质量状况评估量表**　亚健康的不适症状会影响个体的生活质量，目前常用健康状况调查问卷 SF－36 进行评估，其中文版由方积乾、李鲁等研制。该量表包括 8 个维度，即躯体功能（PF）、躯体角色（RP）、机体疼痛（BP）、一般健康状况（GH）、生活活力（VT）、社会功能（SF）、情感健康（RE）和心理健康（MH），每个维度下各有条目，共 36 个条目。

（6）**中医体质量表**　由我国中医专家王琦制定的《中医体质量表》，将人体体质分为 9 种类型，即平和质、气虚质、阳虚质、阴虚质、痰湿质、湿热质、血瘀质、气郁质和特禀质，一共 60 个条目。平和质为正常体质，其他 8 种体质为偏颇体质。该体质评定于 2009 年被中华中医药学会选定为中医体质评定的标准化指标，在亚健康人群评定中被广泛应用。

（二）亚健康的综合评定流程

《亚健康中医临床指南》建议，亚健康的综合评定流程如图 6－1 所示。

NOTE

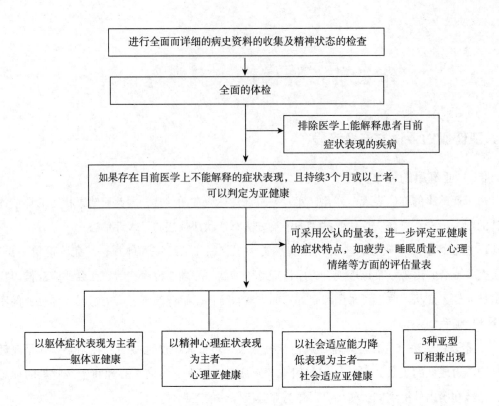

（说明：亚健康的综合评定流程图未提及道德亚健康的评估方法，可根据具体情况对亚健康人群进行评估。）

图6-1 亚健康的综合评定流程

二、亚健康人群保健指导内容

（一）生活行为方式干预

1. 合理膳食   良好的饮食习惯及合理的营养搭配能保证人体的正常功能，提高机体的抗病能力；相反，若食物摄取不当或不良的饮食习惯，就可能出现血脂异常、肥胖症，进一步导致高血压、冠心病、糖尿病的发生。因此，饮食的合理搭配是亚健康干预的重要环节。

（1）**摄入食物多样化**   每日摄入的食物应多样化，如米和面等含糖和热量的主食，鱼、肉等含蛋白质和脂肪的食物，以及含有维生素、微量元素和矿物质的蔬菜和水果类，要做到各种食物合理搭配，粗细粮搭配、荤素搭配，充分获得食物全面的营养。

（2）**控制脂肪的摄入**   脂肪的摄入应占总热量的20%~25%，动物性脂肪与植物性脂肪摄入之比为1:2~1:1。脂肪摄入过多、运动不足易引起高脂血症，从而导致动脉硬化，发生心脑血管病。

（3）**限制食盐的摄入**   每日食盐量不超过6g。尽量使用醋或香料等调味；少吃咸菜、腊肉、火腿等腌制食品。

2. 平衡工作与休息   过度疲劳常见于平时加班时间过长、休息日工作等长期工作状态，同一姿势办公持续时间过长等。过度疲劳易导致工作效率下降、机体抵抗力降低。因此，社区护士应指导亚健康人群合理调适和减轻疲劳的方法。

首先，合理安排作息时间，建立休息、工作与运动的平衡，放松身心。减轻疲劳的方法有呼吸训练法、音乐疗法、瑜伽等。其次，工作中要保持情绪稳定，心情舒畅，以减轻精神上的疲劳。

3. 合理的运动　亚健康人群由于长期疲劳、紧张，机体未能得到很好地调适，易使各种疾病乘虚而入。适量运动可以提高心肺功能，增强体质，提高机体免疫力，同时可使人感到心情舒畅，消除消极情绪。

（1）运动方式和强度　可根据年龄、时间、喜好等选择不同的运动方式。常见的有氧运动方式有快速步行、慢跑、骑自行车、登山、游泳、打球、打太极拳等。运动强度一般要达到最大心率（最大心率 = 170 − 年龄）。运动时间每次维持 60 分钟左右，每周 3 ~ 5 次。

（2）注意事项　①运动要循序渐进，逐渐增加运动量，速度和力量要适宜，并持之以恒。②避免运动过量，以不感到疲倦为宜。③运动地点宜选择在安静、空气清新的公园、树林、湖边等。

4. 戒烟限酒　吸烟和饮酒都是不良的生活方式。长期吸烟会对呼吸系统、循环系统、消化系统、神经系统、泌尿生殖系统等造成广泛的损害。鉴于吸烟对人体的危害，戒烟应坚决，且越早越好，通过戒烟可大大降低各个系统的损害及肿瘤发生的危险。过量饮酒对胃肠、心脏、肝脏、肾脏等都会有不良的影响，容易导致一些疾病的发生。酒精还会损害脑细胞，影响思维和注意力。另外，过量饮酒还会使热量过剩，导致肥胖。总之，酗酒是导致亚健康状态的一个重要因素。因此，应提倡戒烟限酒，以降低亚健康状态的发生率。

5. 睡眠调理　良好的睡眠不仅可以消除疲劳，恢复体力，还可以增强机体抵抗力，提高免疫功能。要有好的睡眠质量，应养成良好的睡眠习惯，注意做到以下几点：①睡前不宜饱食，不吃刺激性和兴奋性食物，不做剧烈运动等。②每天晚上临睡前半小时喝一杯温热的牛奶，可以使人的身心更加放松，有助于睡眠；睡前温水泡脚，可促进血液循环，消除疲劳，帮助入睡。③按时作息，定时上床，按时起床，形成固定的睡眠节律，尽量避免熬夜。④保证充足的睡眠时间，成人应保证每天 7 ~ 8 小时的睡眠。

6. 远离有害环境　各类有害环境不仅包括化学、噪声等污染，还包括电波、微波、辐射等污染。长期暴露在有害环境下，会对机体各器官造成不同程度的损害。因此，要提高个人防护意识，不要长时间在噪声环境下工作，注意远离电磁波、微波和有害气体等。另外在日常工作和生活中，在使用电脑、复印机、手机、微波炉等电器时也应做好防护。

（二）心理社会调节

1. 培养健康心理　首先要树立良好的人生观和价值观，培养广泛的兴趣爱好，积极参加社会活动，学会控制情绪，养成豁达、乐观、宽以待人、与人友善、乐于助人的品格，做到知足常乐、淡泊名利，保持身体、心理、情感、行为的健康与和谐。

2. 提高心理素质　客观认识自己，不断提高自身的心理承受能力和自我调适能力，调整和改善心理状态，保持愉快、稳定的情绪；学会自我减压，正确对待工作、学习、生活中遇到的各种压力；同时，要正确面对竞争，确定明确的目标与时俱进，不断充实和完善自己，以有效减轻心理压力。

3. 自我调整情绪　在日常的工作和生活中，保持积极乐观的人生态度，及时进行情绪的自我调整，能够管理自己的情绪，在行为上把握"度"。进行职业心理调整，从工作中发现乐趣并体验快乐。要善于发现他人的优点，做到心胸开阔，学会释放压抑的情绪，不为小事而计较。正确处理人际关系，增强自信，增加对他人和社会的信任。

4. 缓解各种压力　音乐疗法是应对亚健康状态的有效方法之一，对缓解工作和生活所导致的压力有非常明显的效果。另外，音乐可以缓解失眠、情绪低落、疲劳、紧张不安等症状。不同的音乐可产生不同的效果，如舒畅心态类的有《江南好》《莫愁啊莫愁》等；镇静安神类的有《渔舟唱晚》《塞上曲》等；解除疲劳类的有《锦上添花》《假日的海滩》等。另外还有自我松弛疗法、暗示疗法、疏导疗法、娱乐疗法、强化疗法等，都可以从不同角度舒缓压力，达到治疗心理亚健康的目的。

（三）定期健康体检

1. 定期体检的主要项目　中年人是亚健康的高发人群，为及早发现疾病，一般1年至少应进行1次全面的体检，了解健康状态的动态变化，进行追踪观察，促进自我健康管理。常需检查的项目包括血压、眼底、尿液、血脂、血糖、心电图、胸部X线、大便隐血试验、肛门指检、癌症筛查、乳房及妇科检查（女性需查项目）等。

2. 需警惕的疾病信号　亚健康人群应密切注意下列疾病信号：

（1）近来咳嗽增多，有时会痰中带血丝，或者胸部X线检查肺部有阴影、结节等，常与支气管扩张、肺结核、肺炎、肺癌等有关。

（2）上楼梯或稍微运动就会出现胸闷、气急、心慌等症状，可能是心血管疾病的前兆。

（3）食欲不振，厌油腻食物，常感到上腹部不适，伴有反酸、嗳气等症状，可考虑胃病、肝胆疾病。

（4）脸部、眼睑常水肿，则可能患有肾脏疾病。

（5）晚上口渴或尿频，尤其是夜尿增多，尿液滴沥不尽，考虑糖尿病、前列腺肥大或前列腺癌等疾病。

（四）中医干预

中医有着丰富的"治未病"理论与实践经验，其强调"不治已病治未病"的原则，在亚健康干预实践过程中发挥了重要作用。中医在未病阶段的调治有着丰富的辨证论治经验和良好效果。常用的方法有药膳、灸法、推拿等。

1. 药膳　药膳是将药物和食物相配合，使之既有食物的营养作用，又有药物的治疗作用。可根据人体的各种表现，阴阳变化和辨证，选用不同的药膳。例如，贫血失眠者，可服用红枣桂圆莲子汤；记忆力减退者，可选用枸杞炖羊脑；神疲乏力者，可服用黄芪母鸡汤。湿热体质者，可多食薏米、红豆、绿豆、芹菜、黄瓜、苦瓜、冬瓜等清热利湿的食物；阴虚体质者，应多吃大枣、黑豆、核桃、黑芝麻、甲鱼、银耳、黑木耳等滋阴生津的食物；气郁体质者，可多吃牛奶、小麦、海带、海藻、萝卜、金橘、黄花菜、山楂、玫瑰花等行气解郁的食物，忌食辛辣、咖啡、浓茶等刺激性食物；阳虚体质者，可多吃羊肉、桂圆、韭菜、鲜生姜、大葱等温中暖下、益气补虚的食物。如果长期坚持，可调养。

2. 灸法　灸法在某些特定穴位上施灸，通过温热和药物的渗透力来达到和气血、调经络、养脏腑的目的。灸法一般使用艾灸。艾灸从形式上可分为艾炷灸、艾条灸、温针灸3种。艾灸时将点燃的艾条或艾炷对准穴位，以感觉温热舒适并能耐受为度。艾灸时间一般3~5分钟为宜，最长不超过10~15分钟。一般来说，春、夏两季，施灸时间宜短，秋冬宜长；四肢、胸部施灸时间宜短，腹、背部位宜长；老年人、妇女、儿童施灸时间宜短，青壮年则时间可略长。

3. 推拿　推拿是运用手、手指的技巧及各种器械，在人体一定的经络穴位上，进行推、按、点、拍、搓、捏、揉等动作，通过手法和器械的局部刺激作用，起到疏经活络、松弛肌肉、行气活血等作用，可解除机体疲劳，调节紊乱，提高机体免疫力。

（五）预防亚健康的 "十字方针"

针对亚健康的成因和危害，必须强化自我防护。

1. "平心"　即平衡心理、平稳情绪、平静心态，保持积极乐观的心理状态。

2. "减压"　即正确评估各种应激状态，适时适度缓解过度紧张和压力。

3. "顺钟"　即个人的休息和睡眠要顺应生物钟，保持生活规律。

4. "增免"　即通过饮食调节、有氧运动等来增强自身免疫功能，提高机体抗病能力。

5. "改良"　即通过改变不良生活方式和习惯，从源头上阻止亚健康状态的发生。

三、亚健康的管理

亚健康管理的重点是身心负荷状态的检查、监测、评估与状态改善，必须体现亚健康管理的基本要素，将专业知识和技能融入整个服务中。要求社区卫生服务工作人员通过科学有效的技术服务来调动社区人群的自我健康风险管理与自我保健意识，体现管理的全程管控和被管理者的主动参与和配合，以取得管理的最佳效果。

1. 健康咨询　包括电话咨询、当面咨询、网上咨询、预约上门咨询等。

2. 亚健康状态诊断和检测　可采用心理咨询、亚健康量表评估方式，结合亚健康检测设备专项检测方式等测评出的结果，给出亚健康症状名称，为亚健康的综合干预指出明确的方向。

3. 健康信息管理　建立个人、家庭、社区成员的健康档案，制成个人电子病历及亚健康管理账户，实现网络化信息管理，并保证资料的真实性、完整性、科学性和连续性。

4. 健康信息评估　对录入的健康状况信息进行汇总，使社区工作人员了解社区个体和群体的健康状况，对健康危险因素及风险因子进行预测，及时发现亚健康状态。

5. 亚健康的干预及指导　包括纠正不良生活习惯，倡导科学生活和工作方式；制定营养食谱和运动处方；心理辅导；家庭护理与指导等。针对个体不同的危险因素组合，制定个体化亚健康管理计划。

6. 定期随访　定期对社区居民的亚健康状况和行为方式进行随访调查，及时对调查结果和体检结果进行分析，并且对亚健康干预和管理计划进行适当调整，及时更新健康档案的相关内容。实现全程、动态管理。

思考题

1. 请查阅资料，了解目前处于亚健康状态的人群分布情况，并且分析可能的原因。

2. 简述亚健康状态的评估流程。

3. 请根据所学知识，为社区处于亚健康状态的人群制定运动计划。

4. 孙女士，31 岁，未婚。3 个月前因工作上的事被领导批评了几次，孙女士一直情绪低落，工作积极性下降。社区医生考虑其处于亚健康状态。作为社区护士，如何帮助孙女士摆脱

NOTE

目前的状态？

5. 李先生，38岁，已婚，银行客户经理。平时工作压力大，经常加班，近半年来，感到体力明显下降，情绪低落，失眠多梦。作为社区护士，如何对李先生进行保健指导？

第七章　社区老年人保健

案例导入

　　刘先生，61 岁，于 2015 年 12 月退休，目前和妻子居住在某职工居民小区。妻子被原单位返聘继续上班，儿子大学毕业后一直在外地工作，已结婚，小孩 4 岁。退休前，刘先生是单位中层领导，工作较繁忙而充实。自退休以来，每天除了散步、买菜、做饭以外，便无事可做。偶尔碰到以前同事和下属，也只是简短寒暄。因此，常感觉生活无所事事。刘先生喜欢在家中静坐，回忆退休前的工作和生活，有时翻看以前和同事工作和游玩的照片，从中找到一些乐趣。

　　作为一名社区护士，请分析刘先生目前的情况并为其制定健康指导计划。

　　人口老龄化是指人口统计中，老年人口系数增加的一种发展趋势。随着社会经济和医药卫生事业的持续发展，以及人口出生率和死亡率的下降，人均预期寿命日益延长，全球人口老龄化问题越来越突出。人口老龄化是当今世界，尤其是发展中国家面临的主要社会问题之一。社区是对老年人实施预防、保健、医疗、康复和健康教育的主要场所。研究社区老年人常见健康问题及其预防保健，满足老年人健康需求，进而提高老年人的生活质量，已成为社区老年护理的重要内容。

第一节　社区老年人保健概述

　　WHO 提出，发达国家 65 岁及以上者，或发展中国家 60 岁及以上者称为老年人。根据现代人生理、心理变化的特点，WHO 对老年人又做了新的划分：60 ~ 74 岁为年轻老人，75 ~ 89 岁为老年人，90 岁以上为高龄老年人或长寿老年人。

　　根据 WHO 标准，发达国家年满 65 岁的老年人口占总人口 7% 以上，或发展中国家年满 60 岁的老年人口占总人口 10% 以上，即可定义为老龄化社会。目前全世界约有 60 多个国家先后进入老龄化社会行列，我国是其中之一。20 世纪 80 年代以来，联合国曾两次召开老龄化问题世界大会，并将老龄化问题列入重要议题，通过了《老龄问题国际行动计划》《联合国老年人原则》《1992 至 2001 年解决人口老龄化问题全球目标》《世界老龄问题宣言》等一系列重要决议和文件。

　　2010 年，我国第六次全国人口普查表明，60 岁及以上人口占社会总人口的 13.26%，其中

NOTE

65 岁及以上人口占社会总人口的 8.87%，分别比 2000 年人口普查上升 2.93 个百分点和 1.91 个百分点。根据国家统计局公布数据，截至 2014 年底，我国 60 岁以上老年人占总人口的 15.5%，已达 2.12 亿。预计 2050 年，中国老年人口将达 4.8 亿，约占全球老年人口的 1/4。

一、老年人的生理特点

人的生命过程依次经历生长、发育、成熟及衰老阶段，进入老年期后机体生理功能呈进行性的退行性变化，老年人常出现不同程度的活动力减弱、对外界环境适应力减退等各系统生理功能和代谢的障碍。每个人衰老的起始年龄、速率存在个体差异，即使同一个人，不同器官组织的衰老状况也不一样，但大体变化一致。

1. 体表外形的改变 老年人头发逐渐变白脱落，面容皮肤皱纹最先见于前额，其次是眼角、鼻根部和鼻唇沟。眼睑、耳及颏部皮肤下垂，眼球因局部脂肪减少而内陷。皮肤弹性降低，厚度变薄，松弛，皱纹加深，表面失去光泽，可见老年色素斑。由于椎间盘萎缩，脊柱弯曲度增加及骨代谢异常易致骨质疏松等原因，老年人的身高随年龄增长逐渐变矮。由于细胞和脏器组织脱水，皮下脂肪减少、萎缩等，老年人的体重逐渐下降。

2. 感觉系统的变化 老年人视力和瞳孔适应能力随年龄的增长降低，辨色能力减退。约 1/3 老年人有不同程度听力障碍。老年人嗅觉逐渐迟钝，超过 85% 的 80 岁以上老年人嗅觉显著减退。另外，老年人对酸、甜、苦、辣等味觉的敏感性降低。皮肤感觉迟钝，触觉、痛觉、温度觉减弱。

3. 呼吸系统的改变 老年人胸廓前后径增大，胸式呼吸运动减弱，肋间肌和膈肌萎缩，呼吸功能减低。气管内径变窄，支气管黏膜腺体萎缩，杯状细胞增多，分泌物增加且黏稠，黏液纤毛运载系统清除功能减低，易致痰液潴留和感染。肺泡弹力纤维减少，肺泡及肺泡管扩大，肺泡面积减少，肺通气功能降低，肺活量减少，残气量增多，气体交换能力下降。

4. 循环系统的改变 随着年龄增长，心脏重量增加，左心室壁肥厚。心室内传导系统与心脏纤维支架间发生纤维化或钙化，导致心脏传导阻滞。心肌纤维呈棕色萎缩，心肌 ATP 酶活性下降，钙离子扩散率降低，导致心肌收缩力下降、心搏出量减少。心脏内膜、瓣膜、瓣环逐渐发生淀粉样变性、脂肪沉积和纤维化、钙化，使瓣膜增厚或变硬，瓣膜变形，造成瓣膜关闭不全，产生心脏杂音。血管壁弹性纤维减少，胶原纤维增多，动脉粥样硬化，血管调节能力减弱，易发生直立性低血压。

5. 消化系统的改变 口腔黏膜菲薄、萎缩，对刺激抵抗力差。牙体质地变脆，颜色变暗，磨损严重易碎裂。牙龈萎缩。舌乳头味蕾数目明显减少并有萎缩，约 80% 功能单位损失，味觉减退，唾液腺分泌减少，口腔黏膜干燥。老年人的消化功能日益减退，消化液分泌减少，胃肠蠕动减慢。胃肠平滑肌萎缩致食欲降低。此外，结肠、直肠及肛门括约肌松弛，易出现便秘或大便失禁。

6. 泌尿系统的改变 随着年龄增长，肾单位数目减少，肾小球滤过率下降；肾小管浓缩与稀释功能减退，导致尿液稀释及夜尿现象。膀胱逼尿肌张力减低及膀胱容量减少，使膀胱排空能力下降，残余尿量增加，尿路感染机会增多，女性易发生尿失禁。

7. 生殖系统的改变 老年男性睾丸萎缩和纤维化，生精能力逐渐下降，精液中精子数量逐渐减少，活力下降。睾丸间质细胞减少，产生雄性激素能力下降，睾酮分泌减少。性兴奋功能减退，性欲反应不灵敏，性器官组织弹性降低和力度不足，不应期延长等。

女性生殖器官老化，如外阴、阴唇萎缩，阴蒂缩小，神经末梢减少，感觉迟钝；阴道黏膜皱襞减少，干燥，阴道 pH 值由酸性变为碱性，抗感染能力减弱；子宫黏膜和子宫体萎缩，宫颈管粘连闭锁，输卵管黏膜萎缩，管腔变窄或闭锁，卵巢萎缩，卵泡消失；乳房缩小、松弛。雌激素分泌减少，促黄体生成素升高，雌二醇分泌减少。性欲减退。

8. 神经系统的改变 老年人脑体积减小，重量减轻，脑回缩小，脑沟增宽，脑膜增厚，脑侧室扩大，脑脊液增多，脑灰质变硬及萎缩，脑水分减少约20%。脑内神经细胞缺失，星形胶质细胞增加，脂褐质沉积。神经细胞树突变短或减少，膜代谢障碍，周围神经节段性脱髓鞘，神经纤维变性，传导速度减慢。神经反射变弱或消失。

9. 肌肉、骨骼的改变 老年人骨的大小及外形不变，但重量减轻。由于骨质萎缩，骨小梁减少并变细，使骨密度减少，骨脆性增加，易发生骨质疏松症、骨软化与骨折。由于脊椎韧带钙化易导致骨刺形成，椎间盘变薄，身高缩短。随着年龄的增长，肌纤维逐渐萎缩，纤维数量减少，肌肉萎缩，强度持续下降，易产生疲劳，如颈部及背部肌肉紧张度降低，手肌萎缩，腹肌变厚，腰围增加。

二、老年人的心理特点

人到老年，机体各脏器逐渐老化的同时，心理方面也有所改变。不同经历、不同性格的老年人有不同的心理特点。

1. 情绪改变 多疑善感、易激动，是老年人常见的心理特点。有的老年人可因小事而大发脾气；或固执己见，自以为是；或郁郁寡欢，苦闷压抑，情绪低落；或淡漠，无动于衷。

2. 记忆改变 老年人常有记忆力减退，以近事记忆减退较明显，机械记忆和速度记忆衰退，但远事记忆、理解性记忆和逻辑性记忆尚好。

3. 人格改变 老年人说话多重复，再三叮嘱；过于小心谨慎，唯恐出错；学习新事物能力降低，常根据经验办事，保守、固执、刻板；过于关注自身健康与经济状况而易产生不安与焦虑。

4. 智力改变 智力与年龄、受教育程度、自理能力等密切相关，分为流体智力和晶体智力两类。流体智力主要与神经系统的生理结构和功能有关，包括知觉速度、机械记忆、识别图形关系等；晶体智力主要是指对词汇、常识等的理解能力，与后天知识、文化和经验的积累有关。老年人流体智力随年龄增长呈逐渐下降趋势，而晶体智力保持相对稳定。

三、老年人的社会生活改变

随着年龄的增长，老年人的社会角色和家庭角色发生改变，加之丧偶、丧子、再婚等生活事件的发生，必然导致老年人的社会生活发生改变。

1. 退休 退休使老年人远离了以前繁忙、有规律的工作和生活，空闲时间增多，常感到生活单调乏味，内心空虚，无所事事等。同时，退休可能使老年人的收入减少，家庭地位改变，使其从原来的生产者或决策者，变成退休后的依赖者，易造成自尊下降而表现为沮丧、抑郁。老年人对退休生活的适应存在个体差异，一般需要 1 年左右时间。

2. 再婚 由于受到传统观念等影响，老年人再婚常遇到较大阻力，如子女不理解、不支持，或来自社会舆论的压力，导致近年来出现老年人同居等现象。家庭财产及遗产继承问题是老年人再婚难的根本原因。再婚还常涉及老年人的赡养问题，有的子女在父母再婚后推卸责任，不愿继续承担对父母的赡养义务，对父母再婚后的生活造成很大影响。

3. 家庭再定位　家庭是老年人获得生活满足和情感支持的重要来源，好的家庭支持系统是构成老年人美满生活的要素。老年人状况调查报告显示，希望能与子女同住的老年人占70%以上。与子女同住常会涉及经济问题，而最大问题在于家庭内部人际关系的处理，如婆媳关系不和导致家庭矛盾，常对老年人的身心健康造成不利影响。

4. 丧偶或丧子　配偶是老年期生活的主要照顾者和精神支柱，丧偶常导致难以承受的悲伤和孤独。部分老年人因此对未来丧失信心而陷入孤独、空虚、抑郁状态，甚至产生不同程度的精神障碍。有资料显示，丧偶老年人在随后两年内的死亡率明显高于非丧偶者。晚年丧子是人生一大不幸，涉及老年人日后赡养、善后等一系列问题。

5. 生活依赖性增加　老年人慢性病患病率较高。随着年龄增长或因慢性病进展，老年人身体功能障碍发生率逐渐增高，出现视力、听力减退，手脚活动不便，甚至瘫痪等，生活自理能力不同程度下降，使老年人生活依赖性增加。老年人要适应慢性疾病和身体功能障碍，对生活习惯和生活方式进行适当调整和改变。

社区护士应熟悉老年人生理、心理特点及社会生活改变，以便准确、全面地收集资料，发现与确认老年人的健康问题，制定切实有效的护理计划，认真实施并做出评价。

四、老年人的患病特点

老年人身体各器官系统不同程度的老化，对内外刺激的反应性和代偿能力有不同程度的减弱。因此，老年人患病有其自身特点。

1. 慢性病患病率高，且多病共存　近年来的资料显示，我国各省市老年人慢性病患病率多已达60%以上，最高达89.4%，远高于其他年龄段的人群。老年慢性病患者中，60%左右患两种及以上慢性病，多种疾病间相互影响，常导致病情复杂和治疗困难。此外，老年人同一脏器可有多种病变，尤其多见于循环系统，如高血压性心脏病并发冠心病，冠心病并发老年退行性心瓣膜病等，使脏器功能受损严重。

2. 临床表现不典型　由于老年人患病的多病性，加之神经系统和全身应激反应迟钝，敏感性降低，疼痛阈值增高，常导致起病隐匿，患病后缺乏典型临床表现。尽管病情很重，仍可能没有明显的症状或体征，如有感染却无发热、白细胞升高等表现，或急性心肌梗死时缺乏疼痛表现等。此外，老年人感知功能减退，而家庭成员或其他相关人员提供的疾病信息参考价值有限，因而难以收集到全面准确的病史资料。

3. 对治疗反应差　老年人肝功能和肾功能减退，药物在体内吸收、分布、代谢等都发生变化，因而老年人对药物的耐受性差，容易出现不良反应。另外，老年人因患多种疾病而使用多种药物，药物间相互作用可影响治疗效果。

4. 并发症多，预后不佳　老年人各脏器功能减退，身体应激能力及代偿贮备能力减弱，一旦发病，病情可迅速恶化，甚至死亡。老年人口渴敏感性降低，饮水少，患病后易脱水，脑细胞脱水可致中枢神经系统功能障碍，出现不同程度的意识障碍。另外，老年人肾功能减退，对水、电解质调节能力减弱，若有腹泻、呕吐等使体液丢失，则易引起低血钾等电解质紊乱。

老年人多起病隐匿，当症状明显时，病情常已发展到中晚期；同时因多脏器功能下降，虽然经过治疗也很难恢复到病前健康状况；老年人机体功能和抵抗力降低，患病病程长，恢复慢，容易产生并发症，如长期卧床可并发压疮、坠积性肺炎、骨质疏松等，常成为老年人死亡的重要原因。

5. 退行性疾患和精神疾患增加　退行性疾患是指与年龄增长相关的疾病，如颈椎病、腰椎间盘突出症、骨关节炎等，常导致老年人活动受限或残疾，需较多照顾。2015 年，全球卫生与健康研究中心发布的卫生政策研究报告指出，全球有约 3650 万老年痴呆症患者。2011 年中国老年痴呆症患者为 800 万，预计 2040 年将达 2200 万，是所有发达国家患者数的总和。据全球疾病负担评估报告显示，老年痴呆症占 60 岁及以上老年人残疾人数的 11.2%，高于中风（9.5%）、肌肉骨骼疾病（8.9%）、心血管疾病（5.0%）和所有癌症（2.4%），是威胁老年人健康的"四大杀手"之一。这些疾患使老年人生活自理能力不同程度地下降，甚至完全不能自理，增加了老年保健护理的难度。

第二节　社区老年人常见健康问题与保健

社区护士应熟悉老年人常见的健康问题，及时评估和做出判断，并积极采取有效的防治措施，维护和增进社区老年人的健康。

一、社区老年人常见健康问题

（一）常见身体健康问题

1. 噎呛　噎呛又称食噎、噎食。老年人由于咽喉黏膜、肌肉退行性变化或神经通路障碍，协调功能不良而易发生噎呛。表现为进食时呛咳、呼吸困难，甚至窒息。尤其是 65 岁及以上老年人发生率较高。约 75% 噎呛致死发生在老年期。应评估老年人摄食 – 吞咽功能，有针对性地做好吞咽功能锻炼指导，避免进食过快、食物过度黏稠，并教会患者自救方法。

2. 眩晕　眩晕是老年人最常见的健康问题之一。中耳疾患、听神经瘤、急性迷路炎及阵发性耳源性眩晕（梅尼埃病）等均可导致眩晕。严重进行性贫血、急性胃肠道出血、颈动脉窦综合征、体位性低血压、高血压、心律失常、心肌梗死及椎 – 基底动脉供血不足等，也可导致眩晕。若眩晕反复发生，应做全面的内科及耳鼻喉科检查，特别应注意神经和心脏病变及低血压的可能性。

3. 晕厥　老年人晕厥最常见的原因为脑血管疾病，低血糖反应也是原因之一。颈动脉硬化、颈椎疾患时，颈部转动可因部分阻断动脉血流而引起晕厥。病态窦房结综合征、高度房室传导阻滞或其他严重心律失常也可引起晕厥。血管反射、体液调节等生理机制随年龄增加而减弱，降低了内环境的稳定性，也是老年人发生晕厥的原因。晕厥常发生在老年人突然改变体位时，如突然起立引起直立性低血压而晕厥。夜间起床排尿、咳嗽、排便动作也可引起反射性血压不稳而致晕厥。

4. 跌倒　跌倒是社区老年人常见健康问题，也是老年人伤残和死亡的重要原因之一，以冬季容易发生，患病或独居老人更易跌倒。跌倒的原因有：①心脑血管疾患：老年人可因心肌梗死而突然昏迷摔倒，有时摔倒前并无胸痛主诉；严重心律失常使心搏出量猝然下降而跌倒；椎-基底动脉严重硬化的老年人，体位改变过快可使脑血流量减少，脑缺血而致跌倒。②中枢神经系统病变：如帕金森病、脊髓变性等常使老年人动作不协调而发生跌倒。③其他：听力、视力减退，身体动作不协调，镇静药物的使用等均是导致老年人跌倒的原因。老年人跌倒后如未得到及时处理，或因跌倒导致外伤、骨折，可并发感染而死亡。

5. 睡眠失调 不同老年人对睡眠的需求不同。老年人肾功能减退，常夜间起床排尿，或患慢性疾病的老年人因躯体疼痛等原因，造成入睡困难、入睡后易醒、睡眠不深、过早醒来等。不少老年人长期服用催眠药，可因服药剂量过大，导致晨起后头昏，甚至昼夜颠倒，正常睡眠规律被打乱。因此老年人不应随便服用催眠药。

6. 视力与听力降低 视力减退可使老年人身体的灵活性及工作能力明显下降。例如，老年人突然一目失明，提示视网膜剥离、出血或视网膜静脉栓塞；突然双目失明，常为枕骨皮质区脑血管破裂所致。手术指征明确的老年人应行手术治疗，以恢复视力。随着年龄增长，老年人常出现不同程度的听力障碍（特别是高频音），表现为说话大声刺耳、发音不清晰，因此容易被发觉。社区护士与其谈话时应尽量面对面，语句尽可能简单，并张大口形，使老年人易于理解接受。

7. 尿失禁 尿失禁是老年人最常见的健康问题之一。我国近年的报道显示，老年女性尿失禁发生率为55.3%，以压力性尿失禁多见，高于男性。尿失禁可致老年人身体异味、反复尿路感染、皮肤糜烂等，还可使老年人产生孤僻、抑郁、自卑等不良心理，严重影响老年人的生活质量。对尿失禁者应指导合理膳食、规律运动、皮肤护理，采取盆底肌肉训练、膀胱训练等行为治疗，必要时可给予药物治疗或手术治疗等，并注意心理调适。

8. 便秘 老年人易出现慢性便秘，且随年龄的增加而加重。据资料统计，老年人便秘发生率为5%~30%，长期卧床老年人可达80%。便秘的发生与老年人胃肠蠕动减弱、膳食纤维摄入不足、饮酒、饮水过少、久坐、排便习惯不良等因素有关。应指导社区老年人调整生活方式以防治便秘，并可给予口服泻药、外用简易通便剂、灌肠等方法治疗。

（二）常见心理健康问题

1. 焦虑 焦虑是一种常见的心理健康问题。与老年人体弱多病、行动不便、力不从心，疑病性神经症，离退休、丧偶等应激事件及患病等有关。表现为紧张不安等痛苦的内心体验、精神运动性不安及伴有自主神经功能失调表现症状。社区护士应针对原因采取相应措施，并指导老年人学会自我疏导和自我放松，子女学会谦让和尊重老年人。重度焦虑者应使用药物治疗。

2. 孤独 孤独感在老年人中较常见，是一种被疏远、被抛弃和不被他人接纳的情绪体验。美国医学家詹姆斯等对老年人进行长期调查研究发现，独居、隐居者患病机会为正常人的1.6倍，死亡率和癌症发病率比正常人高2倍。其产生原因与离退休后远离社会生活、子女离家、体弱多病、行动不便、丧偶、性格孤僻等有关。社区护士可通过组织文体活动、定期上门探望、指导子女多关心父母、鼓励老年人参与社会等措施进行防范。

3. 离退休综合征 离退休综合征是指老年人离退休后不能适应新的社会角色，生活环境和生活方式的变化而出现的焦虑、抑郁、悲哀、恐惧等消极情绪，或因此产生偏离常态行为的一种适应性心理障碍。性格内向的老年人容易出现，其形成与离退休后产生的失落感、怀旧及恋友等有关。其主要表现为坐卧不安、行为重复、犹豫不决，甚至出现强迫性行为；注意力不能集中，容易做错事；急躁易怒，敏感多疑；或情绪忧郁，失眠、多梦、心悸、阵发性全身燥热等。经心理疏导或自我心理调适，大多数患者1年内可恢复常态，少数患者可转化为严重抑郁症，或其他身心疾病。

4. 空巢综合征　空巢综合征是指随着子女长大成人，相继独立、离家、就业与结婚，老年人产生的心理不适应现象。2010年的一项调查显示，城市老年空巢家庭达49.7%，农村为38.3%，北京、上海、广州等大城市有超过2/3的空巢老人。其产生原因与不适应离退休生活、对子女情感依赖性增强及本身性格缺陷等有关。表现为常常回忆往事，不愿同亲友来往，总觉得别人对自己很冷淡，认为子女离开自己就失去了情感依附，孤独、悲观、社会交往少。有的老年人受"空巢"不良情绪影响，可产生一系列躯体症状和疾病，如失眠、头痛、食欲减退、心慌、消化不良、高血压、冠心病、消化性溃疡等。

5. 老年抑郁症　老年抑郁症是老年人最常见的功能性精神障碍，尤以50~60岁多见。其与老年人生理和心理功能退化、慢性病、应激事件、孤独等有关。持久的忧郁心境为其重要特征，表现为兴趣丧失，无愉快感；精力不足，易感疲乏；自责，自我评价降低；不愿与人交往，言行减少；悲观厌世；易失眠；记忆力下降，反应迟钝；有疑病倾向，且自觉病情严重，甚至产生自杀行为等。

6. 老年疑病症　老年疑病症是以怀疑自己患病为主要特征的一种神经性人格障碍。如不能得到及时缓解和治疗，可发展为对疾病，甚至对死亡的恐惧，严重影响老年人身心健康。主要表现为老年人对身体的变化特别敏感，坚信自己有病，时常为自己的病症感到忧郁和恐慌，与实际情况极不相符。

二、社区老年人的保健指导

1991年12月16日，联合国大会通过《联合国老年人原则》。该原则强调老年人的独立、参与、照顾、自我充实和尊严。

20世纪90年代，著名人口学家邬沧萍教授率先提出"健康老龄化"的口号。"健康老龄化"的标准为：①无疾病、无残障。②良好的认知能力和身体功能。③生活的积极参与。通过社区保健护理，有利于延缓老年人机体功能衰退，维持老年人正常的生活活动能力，使老年人老而少病、病而不残、残而不废，且精神健康地安度晚年生活，实现健康老龄化。

（一）创造良好的居家环境

老年人的居家环境应体现舒适和安全的原则。居室整洁卫生，采光充分，布置简单实用，可适当摆放花卉，环境安静无噪声。保持室内空气新鲜、通风良好，每日定时通风2~3次，每次20~30分钟。居室温度夏季保持在26℃~28℃，冬季20℃~22℃。湿度保持在50%左右。地面要平坦、防滑、干燥；经常行走的通道要有足够的空间且无障碍物；室内应设防护设备（如拐杖），厕所及走廊安装扶手等，老年人如厕最好使用坐厕。

（二）自我保健指导

对身体健康、状况良好，或虽有慢性病但无明显残障的社区老年人，保健指导的重点是提高老年人的自我保健意识，增强其自护能力，维护和增进健康，预防疾病和损伤。可通过健康教育让老年人知晓自我照顾与帮助他人一样，都是有价值的社会活动。指导老年人坚持日常生

NOTE

活自理，如买菜、做饭、洗衣服、打扫卫生等，洗脸、洗澡等个人生活活动也应坚持自己完成。注意培养老年人的自我观察与判断能力，及时发现异常或疾病的早期症状，如感到疲乏、眩晕等身体不适时能主动寻求帮助，以免延误诊断和治疗。社区护士应注意正确引导，恰当安排各种活动，并注重家庭和社会支持，提供有益于老年人健康的生活环境，以满足现在或将来的自理需求。

（三）饮食与营养指导

1. 平衡膳食　老年人膳食中所含营养素须种类齐全，数量充足。基本要求是，适当限制热量摄入，保证足够的优质蛋白质、低脂肪、低糖、低盐、高维生素，以及适量的含钙、铁和膳食纤维食物。特别是维生素 A、D、E、C 及 B 族维生素等，对调节生理功能，维持正常代谢，增强免疫力，增进机体健康及防治疾病有重要意义。

2. 营养素比例适当　各种营养素比例适当，一般谷物占 20%～40%，蛋、肉、鱼占 8%～16%，油脂食品占 12%～18%，乳制品占 6%～18%，糖和甜食占 10%，蔬菜和水果占 12%～20%。各种营养素互补可提高营养价值，满足机体需要，如动物性食物与植物性食物合理搭配，细粮与粗粮搭配。老年人摄入的糖类以多糖为好，如谷类、薯类既含较丰富的淀粉，还可提供维生素、膳食纤维等其他营养素。豆类、鱼类等含优质蛋白质，可适当增加。尽量选用花生油、豆油、菜油、玉米油等含不饱和脂肪酸较多的植物油，减少猪油、肥肉、酥油等饱和脂肪酸和胆固醇摄入。一般每日饮水 1500mL 左右，牛奶 200～300mL，可适当增加汤羹类食品，既能补充营养，又可补充水分。每日食盐摄入不超过 5g。

3. 建立良好的饮食习惯　根据老年人的生理特点，少食多餐的饮食习惯较为适合。应做到定时、定量，不偏、不暴（暴饮暴食）。注意食物的色、香、味，菜品丰富、新鲜、易于消化，同时兼顾个人喜好，以增进食欲，保证营养摄入。老年人牙齿咀嚼能力和消化吸收功能减退，食物要细、软、松，少食油炸、油煎、油腻、辛辣及过黏的食物。此外，老年人肝脏储存肝糖原的能力较差，对低血糖耐受力不强，易饥饿，故两餐间可适当增加食物。晚餐不宜过饱，减少蛋白质和脂肪的摄入，以免体重增加和影响睡眠。充足的水分有助于营养素吸收和废物排泄，最好在晨起和白天两餐间饮水，以新鲜温开水为宜。茶是较好的保健饮料，但忌过量饮茶，忌空腹饮茶，忌饮冷茶、浓茶和用茶水服药。

（四）睡眠保健指导

老年人的睡眠易受个人习惯、疾病及光线、噪声等环境因素影响，并与年龄有关。睡眠时间通常随年龄增长而逐渐减少，一般每天 6 小时左右，但存在个体差异。睡眠质量的好坏直接影响机体状况，睡眠不良可引起精神萎靡、食欲不振、疲乏无力、焦虑、烦躁等。因此，社区护士应指导老年人掌握健康的睡眠方法，改善睡眠质量。

1. 睡眠环境舒适　指导老年人营造舒适的睡眠环境，保持居室整洁、安静，空气新鲜，温度及湿度适宜，光线宜暗。

2. 睡眠习惯良好　睡眠习惯一旦养成，到就寝时间便可条件反射地进入睡眠状态。提倡早睡早起和午睡习惯，但对已形成个人特殊睡眠习惯且睡眠质量好的老年人，一般不宜改变。对睡眠极不规律的高龄老年人，应适当照顾，逐渐调整睡眠规律。

3. 睡眠方法适宜　采取右侧卧位可放松肌肉，消除疲劳，避免心脏受压。老年人醒后起床动作要慢，做到"3 个半分钟"，即清晨或夜间醒来后，平躺半分钟，在床上坐半分钟，双腿下垂床沿坐半分钟，最后再下地活动，以免因体位改变过快、头部供血不足导致头晕而发生意外。近年的研究认为，饭前午睡更好，饭前半小时睡眠比饭后午休两小时消除疲劳的作用更大。有午睡习惯的老年人，午餐后要休息 15 ~ 30 分钟再睡，午睡时间以 30 ~ 60 分钟为宜。

4. 睡眠时间恰当　一般以醒来感觉全身舒适、精力恢复、身心轻松为好。可视自己的体质、生活习惯自行调节。一般认为，60 ~ 70 岁睡眠时间 7 ~ 8 小时，70 ~ 80 岁 6 ~ 7 小时，80 岁以上 6 小时即可（包括午休）。

5. 睡眠诱导适度　睡前温水泡脚能促进全身血液循环，使脚部血管缓慢扩张而增加血流，减少头部血流量，降低大脑皮质兴奋性，起到催眠作用，并可保持脚部清洁卫生，减少脚病，减轻下肢水肿，使全身舒适，易于入睡。其他如头部按摩、清洁口腔等，可使身心舒适，利于入睡。指导睡眠不佳的老年人睡前放松，如到室外空气新鲜处散步半小时，或练太极拳、气功，自我按摩腰背肌肉，听轻松的音乐等。睡前不做剧烈活动，不看、不听紧张刺激的节目或故事，勿饮浓茶或咖啡等兴奋性饮料，勿进食。保持情绪安定，有利于睡眠。

（五）运动保健指导

运动可促进人体新陈代谢，延缓衰老，改善睡眠，调节情绪，增进社交，减轻老年人的孤独感。老年人运动应持之以恒，循序渐进，环境适宜，形式多样，因人而异。

1. 老年人运动指导原则　WHO 提出了老年人健身的 5 项指导原则：①应特别重视有助于心血管健康的运动，如游泳、骑车、散步、慢跑等。②应重视重量训练。适度重量训练对减缓骨质丢失、防止肌肉萎缩和维持器官功能有重要作用。③注意维持体能运动的平衡。根据年龄等个体情况选择肌肉伸展、重量训练、弹性训练等多种运动形式。④高龄老人和体质衰弱者也应参与运动。尽量选择慢走等活动量较小的活动。⑤关注与锻炼相关的心理因素，如锻炼须持之以恒。

2. 运动方式和运动量　老年人应根据年龄、性别、体质状况、兴趣爱好等选择安全性较高的运动项目，如散步、打太极拳、做广播体操、打高尔夫球或保龄球等，也可根据身体情况选择跳健身操、游泳、跳舞、骑车、登楼、爬山等。每次运动时间一般 30 分钟左右，如采取散步等活动量较轻的运动，也可适当延长至 60 分钟。运动中掌握合适的运动量，一般认为达到最大心率（最大心率 = 220 − 年龄）的 60% ~ 80% 为老年人最适宜的运动。

3. 注意事项　①不宜空腹晨练：空腹晨练有发生低血糖的危险，导致老年人出现头晕、心慌、腿软、站立不稳等。因此，晨练前要适量进食松软、可口、温热的食物，如热豆浆、热牛奶、藕粉、糕、粥、鸡蛋饼、燕麦粥等。②选择合适的运动时间：餐后不要立即活动，一般以餐后 1 ~ 2 小时后运动为宜。避免起床后立即剧烈活动，应在机体充分舒展后慢慢开始运动。③要有良好的运动环境：夏季应避免在烈日下锻炼，尤其是高血压患者运动致大量出汗后使血液浓缩，易因血栓形成而导致心肌梗死或脑梗死等。冬季天气特别寒冷时，可适当增加室内锻炼。④根据身体情况制定运动计划：身体不适、食欲不振、睡眠不良或力不从心时，不要强行坚持运动和锻炼。患有脑血管疾病、心脏疾患或糖尿病的老年人，疾病恢复期应在医生指导下参加适当运动。⑤活动中加强自我观察：运动中如有气短、头晕、胸闷等不适应立即中止运动，观察脉搏和呼吸，休息 5 分钟后再次检查脉搏和呼吸是否恢复正常，如比平时恢复时间延长应及时就医。⑥运动时着装适宜：最好穿运动服，便于肌肉、关节的活动，运动鞋大小合适，穿着舒适，鞋底要柔软且防滑。

NOTE

（六）预防跌倒

1. 跌倒的危险因素   ①环境因素：社区街道路面不平坦，环境光线较暗，家中地板不防滑。②自身因素：视力障碍，步态不稳，动作迟缓；衣裤、手杖长度不合适，鞋不合脚、不防滑等。③药物不良反应：服用镇静催眠药、降压药、扩血管药等。④其他：嗜酒，无人照料等。

2. 防范措施   ①改善环境。社区护士应指导老年人改善家庭环境，完善家庭设施，地面采用防滑材料，厨房、卫生间地面保持干燥，最好铺防滑橡胶垫，墙上安装固定扶手，浴室内放置座椅。日常用品放于伸手可及处，通道内无障碍物；居室楼层不宜过高，两边有栏杆，台阶两侧安装防滑条，每一级台阶高度不超过15cm。②告诫老年人谨慎户外活动。户外行走和活动时多留心路面和周围环境情况，最好有人搀扶，雨、雪天和晚上避免外出；保持适当活动量，选择散步、快走、慢跑、打太极拳等合适的运动方式；衣裤、鞋合适，手杖长短适宜。③尽量避免应用引发跌倒的药物，如麻醉药、镇静催眠药、镇痛药、扩血管药等。④避免嗜酒等不良嗜好。对生活自理能力下降、身体功能衰弱者指导家人或陪伴者协助日常活动。

（七）安全用药指导

老年人由于肝脏和肾脏功能减退，对药物的代谢和吸收功能低下、排泄减慢，机体内环境稳定失调及中枢神经系统反应性变化等原因，易产生药物不良反应。社区护士应指导老年人正确合理用药。

1. 遵医嘱用药   老年人应在医生指导下用药，切勿认为自己久病成医，自作主张滥用药物。当病情好转或治愈后，或用药达到疗程时，应遵医嘱及时减量或停药。要根据病情选择合适的用药方法。

2. 药物标签明显   药瓶或药盒标签清晰，详细记录服药的时间、剂量、方法等，防止漏服、误服、过量服用。

3. 服药体位恰当   采取立位、坐位或半坐位服药；避免卧位服药而引起呛咳。

4. 服药后多饮水   指导老年人服药后应多饮水，防止药物粘在食管壁致局部药物浓度过高，造成黏膜刺激，影响药物吸收。

5. 监测服药情况   指导家属协助监督老年人正确合理用药，并自我观察疗效和不良反应。老年人可遵医嘱行血药浓度监测，如洋地黄、胺碘酮等药物血浓度测定，既可调整剂量保证最佳疗效，又可避免药物不良反应。

6. 使用保健药适当   老年人常因身体、心理功能衰弱而又无能为力，导致过于相信和夸大保健药的作用，不恰当或过量服用保健药，浪费大量钱财。社区护士应指导老年人遵循"因人制宜、因病制宜、因地制宜"的原则服用保健药。

总之，老年人用药须做到"六先六后"：①先明确诊断，后用药。②先非药物疗法，后药物疗法。③先老药，后新药。④先外用药，后内服药。⑤先内服药，后注射药。⑥先中药，后西药。

（八）心理保健指导

老年人心理健康的判断依据为，有正常的感觉和知觉，有正常思维和良好的记忆；有健全的人格；人际关系良好；能正确认知社会，与大多数人的心理活动一致；能保持正常的行为；情绪健康。老年人心理保健的关键在于，保持良好的心态，即快乐无虑、心平气静。社区护士应指导老年人客观看待身体功能的衰退，根据自身生理、心理和社会生活变化与发展的特点，主动调适心理状态，做好自我心理保健。

1. 一般老年人的心理保健　首先，树立老有所为，老有所用的观点。其次，保持积极的心理状态。愉悦的情绪能使人对未来充满信心，能承受生活中的种种压力。老年人应主动找乐，如以读书为乐，书画为乐，知足常乐，助人为乐。指导老年人树立正确的生死观，正确对待生死。同时处理好家庭与代际关系，现代家庭中子女尽孝道、赡养老人、尊重老人固然重要，但老年人自身的厚道、理解和宽容在维系良好家庭关系中的作用也不可忽视。

2. 特殊老年人的心理保健

（1）离退休综合征老年人的心理保健　社区护士应指导其顺应规律，调整心态，正确对待离退休，努力实现社会角色的转换。鼓励身体健康状况良好的老年人发挥余热，回归社会。生活规律，培养广泛的兴趣和爱好，扩大社会交往，排解寂寞。

（2）空巢老年人的心理保健　指导空巢老年人走出家门，多参与社会活动，是治疗空巢综合征的良药。可通过爬山、跳舞、下棋、打太极拳等文娱活动结识朋友，扩大社交范围，体味生活乐趣。指导子女多与父母进行感情和思想交流，注重精神赡养，减轻孤独感。对有心境低落、失眠、自杀念头和行为的不良情绪较重者，应指导其及时寻求心理或精神科医生的帮助，接受规范的心理或药物治疗。

（3）抑郁症老年人的心理保健　应指导其积极治疗身心疾病。鼓励老年人扩大社会交往，多参加社会活动，保持积极向上的生活态度。指导晚辈多给予老年人关心和照顾。必要时进行心理治疗和药物治疗。

（4）疑病症老年人的心理保健　组织有老年疑病症者参加有益的娱乐活动和适当的社会活动，丰富精神生活。加强与老年人的沟通，交流时语调温和，慢而清楚。采取安慰、诱导、启发、解释等方法，让老年人正确认识和对待身体变化，减轻精神负担。

第三节　养老护理

一、养老护理的内涵

养老护理（old - age care）是指针对老年人生理、心理特点及社会生活改变，探求从护理角度对老年人现存或潜在健康问题进行诊断和处理的过程。社区养老护理（community old - age care）是指在社区层面，按照护理程序方法对社区老年人采取以预防保健为中心的护理服务，满足老年人身体、心理和社会需求，使其获得或维持最佳健康状态，延年益寿，提高老年生活质量。

基于社会支持理论和美国人本心理学之父马斯洛的人类基本需要层次论，并参照 WHO 关于健康的最新定义，养老护理主要包含以下 3 个方面基本内容。

1. 经济支持　包含货币和实物两种形式：①货币形式：如退休工资、养老金、医疗费用等。社区卫生服务中心每年为社区老年人提供的免费身体检查可归入货币形式的经济支持。②实物形式：子女、志愿者、机构等提供的衣物、被褥、粮食（米、面、油）等。

2. 生活支持 包括日常生活支持和社会生活支持两方面：①日常生活支持：包括身体照料和家务料理。喂食、口腔清洁、皮肤擦浴或沐浴、穿衣、如厕等属于身体照料；做饭、洗衣、居室清洁、购买物品等为家务料理。②社会生活支持：是指社区、机构或子女、邻里提供的文化娱乐、社会交往、劳动就业等方面的支持，如社区老年活动中心举办的棋牌活动、居民小区组织的旅游、邻里自发形成的舞蹈队等。

3. 精神支持 精神支持属于精神养老范畴，有利于满足老年人心理需求，维护和增进心理健康。精神支持主要来自于亲属，如子女上门探视、电话交流、节假日亲人团聚等，也包括来自邻里、朋友、同事等的陪伴、关心和尊重，以及社区养老服务人员的心理指导。

二、养老护理现状与发展

老龄化是全球人口发展趋势。随着年龄增长，老年人生理、心理功能逐渐衰退，日常生活自理能力呈逐年下降趋势，常需要不同程度的照顾。

（一）国外养老护理现状与发展

1. 澳大利亚 澳大利亚是世界老年人口增长最快的国家之一。政府对养老事业十分关注和重视，逐步建立了较为健全的养老保险制度和养老护理体系。其养老模式主要有老年护理院（nursing home）和老年公寓等机构养老和社区、家庭养老。在澳大利亚，养老院遍布每个社区，安排有形式多样的老年人日常活动。澳洲 16.1% 的护士在养老院工作，5.4% 的护士在社区保健中心。养老院经营机构不同，但具体管理者一般为注册护士。注册护士须在澳洲护士局注册，护理员须持有Ⅲ级以上老年护理证（aged care certificate）。养老院 24 小时有注册护士在岗，并根据床位配备登记护士及护理员，实行"三班倒"制。

2. 荷兰 荷兰实行全民医保，有家庭护理、老年护理中心、养老院等养老模式。家庭护理是荷兰初级卫生保健的特色，其专业化发展已有 100 多年的历史。不同层次的专业人员可为居家患者提供全方位护理服务，包括从生活起居到医疗服务，故很多老年人愿意家庭养老。老年护理中心是开放式服务机构，其环境布局合理、舒适温馨，并允许老年人按照自己的意愿装饰。中心为老年人提供完善的护理、康复设施，同时模拟社区生活环境开设超市、礼品店、理发店等作为社区资源共享，保持老年人与社区居民互动，避免社会隔离。养老院配置有先进的设施，如洗浴椅、电动助行器等，每周有牙科医生为老年人进行口腔保健。

3. 英国 英国政府开展了多样化的老年服务，主要包括社区活动中心、家庭照顾、暂托处、老人公寓、居家服务、老人院等。社区活动中心由英国地方政府出资兴办，其服务基本免费，是社区老年人娱乐、社交的场所。英国政府为在家居住、接受亲属照顾的老人发放与住院同样的津贴，以鼓励老年人留在家庭照顾。暂托处是提供短期照顾的服务机构，家庭照顾者有事外出时可把需照顾者送至暂托处，由工作人员免费代为照顾 2 周。有生活自理能力，但无人照顾的低收入老年人可住老人公寓，其收费低廉、功能齐全，但数量有限。对居住在自己家里、尚有部分生活能力的老年人提供居家服务，包括上门送餐或做饭、洗衣、洗澡等，一般不收费或收费极低。老人院是对完全丧失生活自理能力的老年人集中收养、护理的小型院舍性服务，可使老年人不离开熟悉的生活环境。

4. 美国 美国采取由社区主导、居民主动参与、由下而上实施的社区养老服务发展模式。其社区老年服务种类繁多，如日间护理中心、老人服务中心、提供廉价营养午餐的营养项目等。美国的养老模式大致分为两类：一类为获取一定报酬的老年人自助养老服务。美国文化强调自强、自立，提倡自助养老，社区提供多种项目帮助老年人从事力所能及的工作，发挥其自身价值并获得一定报酬。例如，低收入老年人每周为残障儿童工作一段时间的祖父母养育项目；低收入老年人帮助生病等有需要老年人的老人帮助老人的项目；在社区医院、老人服务中心、学校、日间照顾中心等兼职的高龄老年人雇佣项目；接送服务、为卧床不起者购物等老年志愿者项目。第二类为帮助老年人但不领取报酬的志愿者服务。如帮助老年人购物、用餐，定期探望老年人，打电话陪老年人聊天等。美国政府采取了各种措施支持志愿者服务。青少年志愿活动被纳入升学、提供奖学金、减免学费的硬指标；志愿服务 200 小时是大学录取的必要条件；有的大学将参加社区服务列为必修课，规定学生 1 年至少要有 600 小时（约 75 个工作日）的志愿者服务记录才允许毕业；企业招聘新员工时也很注重应聘者的社会志愿服务记录。此外，每年 4 月是"美国志愿者活动周"，表彰年度对志愿活动有杰出贡献的各界人士。

5. 日本 日本是全球老龄化进程最快、老龄人口比例最高的国家。日本政府通过建立以家庭养老为依托的社区老年服务模式来应对老龄化问题。一是提供全面的家庭照顾服务，有家庭访问医疗护理服务、咨询和指导服务、家庭设计装修服务等。并有日托服务、短期托付服务、长期服务等支撑。二是建立居民互助型的非营利组织，承担 80% 以上的社会养老服务。其经济和劳动力主要依靠政府资助、社会捐助、经营收入及志愿者的无偿劳动。三是鼓励老年人的社会参与，如老人俱乐部、长寿社会开发中心、高龄者雇佣开发协会、老人人才中心等。

（二）国内养老护理现状与发展

我国自 1999 年进入老龄化社会以来，老龄化程度不断加重，突出表现为增速快、规模大、未富先老。中国老年人口数量多，需发展多元化养老模式才能满足不同老年人的养老需求。在借鉴西方国家养老模式的基础上，经过不断探索，我国目前主要形成了居家养老、社区养老和机构养老等几种养老模式。近年又提出以房养老、自助互助养老、旅游养老、异地养老、医养结合等养老模式。

1. 居家养老 即家庭养老，主要依靠家庭人力、物力、财力等自身力量，如配偶、子女及雇佣家政服务人员等对居家老年人实施照顾。居家养老符合我国传统观念，可使老年人感受家庭温暖，满足其精神需求，老年人乐于接受，是我国现阶段的主要养老模式。

2. 机构养老 是指老年人自费入住公立或民营的养老院、福利院、敬老院、老年护理院、托老所等养老机构，由受过培训的养老员提供专业、全面的养老服务。机构养老具有专业化、社会化、市场化的特点。目前我国各级养老机构的床位数量有限，远远不能满足老年人入住的需求；同时因其价格较贵，一般老年家庭难以承受；机构养老还存在护理人员缺乏、服务内容不全面、管理不完善等问题。

3. 社区养老 是介于居家养老和机构养老的中间形式，吸收了两种养老方式的优点，把居家养老和机构养老的最佳结合点集中在社区。具体方法是，老年人晚上住在家里接受家人照顾，白天享受社区养老机构提供的日托、家政、送餐等服务。该模式是将配偶或子女、社区志愿者等非专业人员和社区护士、养老员及其他专业人员的服务结合起来，为居家老年人提供养老服务。其费用较机构养老低，且易于满足老年人精神养老需求，并可缓解当前养老机构床位不足的压力。具有较大优势和较强操作性。

2013 年，《国务院关于加快发展养老服务业的若干意见》明确提出，中国养老服务业的发

NOTE

展目标为：到2020年，全面建成以居家为基础、社区为依托、机构为支撑的，功能完善、规模适度、覆盖城乡的养老服务体系。2015年颁布的《中医药健康服务发展规划（2015—2020年）》将大力发展中医养生服务作为规划的首要重点任务，在今后5年，开展中医药与养老服务结合的中医药健康养老服务试点工作，如设立以中医药健康养老为主的护理院、疗养院，探索社区和居家中医药健康养老服务，培育中医药健康养老型人才，加强老年家政护理人员中医药相关技能培训等。2015年10月21日重阳节之际，《全国老龄办和国家中医药管理局关于推进中医药健康养老服务发展的合作协议》签署，预示着中医药健康养老服务快速发展迎来新机遇。

思考题

1. 为什么社区老年人容易出现各种健康问题？

2. 请根据社区老年人的不同兴趣爱好，制定个性化的运动指导方案。

3. 在社区护理工作中，护士小孙常遇到老年人倾诉和子女不容易相处而感到困扰的问题，小孙应如何帮助他们？

4. 在社区义诊中，护士小赵了解到，社区不少老年人热衷于参加社会上各种机构组织的养生保健类活动，免费领取或购买保健产品，为此有些老年家庭花费了辛辛苦苦积攒的大量钱财。请问你如何看待此问题并进行相应指导？

5. 国外社区养老护理对我国养老护理体系的构建和发展有哪些启示？

第八章 社区慢性病护理与管理

案例导入

张先生，54岁，形体肥胖，体重80kg。近1个月来体重下降至70kg，体重指数（BMI）为27.7kg/m²，并出现口干、多饮、多尿等症状。患者到社区卫生服务中心咨询。社区护士通过评估，发现患者素喜高脂饮食，缺乏运动，5年前因冠心病住院治疗。社区护士随即用血糖仪为其检查了血糖，结果显示14.8mmol/L。

作为一名社区护士，请你判断张先生发生了什么问题？并为其及家庭制定一份详细的疾病管理方案。

随着社会经济的发展，我国卫生事业和居民健康状况得到了明显改善，但随着工业化、城镇化、人们生活方式的改变及人口老龄化进程加快，人类疾病谱发生了巨大转变。许多过去威胁人类生命的传染病相继得到了有效遏制，而以心脑血管疾病、糖尿病、恶性肿瘤为代表的慢性病已成为我国人民生命和健康的最大威胁，也给家庭和社会带来了巨大的经济负担和生活压力。由于慢性病患者的多数时间是在家庭和社区生活中度过，故在社区中开展慢性病预防和管理成为社区护理的重要内容。

第一节 社区慢性病护理与管理概述

一、慢性病的概念与特点

（一）慢性病的概念

慢性病全称为慢性非传染性疾病（non - communicable diseases，NCD），是指由多种原因长期作用而引起的病程长、不可逆且治愈困难的一类疾病的总称。因其发生与人类的不良行为和生活方式及环境中存在的多种因素有关，也称为现代文明病或生活方式病。我国常见的慢性病有恶性肿瘤、心脑血管疾病、糖尿病、慢性阻塞性肺疾病等。

（二）慢性病的特点

1. 病因复杂 与急性传染病不同，慢性病是在多种致病因素的长期作用下逐渐形成的，常与遗传因素、环境因素、生活行为因素和卫生服务等因素有关。与一种疾病有关的危险因素，可能对其他疾病也产生影响。例如，吸烟既是高血压的致病原因，同时也是癌症、心脏

NOTE

病、脑血管病等的共同危险因素。疾病的本身，如肥胖也可以是一个独立的危险因素，它对于心脑血管病、糖尿病、皮肤病、胆囊疾患、关节炎等多种疾病均有影响。

2. 起病隐匿　通常慢性病的早期可能不出现任何症状或是症状比较轻而易被忽视，但慢性病会在致病因素的长期作用下，器官损伤逐步积累，直至急性发作或者症状较为严重时才被发现。

3. 病程较长　大多数慢性病的病程长，甚至是终身患病，如原发性高血压、糖尿病。慢性病所造成的病理损害是不可逆的。其病情逐渐发展，临床治疗主要是缓解症状或控制疾病发展，提高患者生活质量，目前医疗技术水平无法做到治愈或根治。

4. 并发症多　慢性病难以根治，加之疾病本身或长期卧床等原因，患者可出现不同程度的功能障碍，甚至功能丧失，最终导致多器官损害，产生多种并发症，从而对个人、家庭、社会造成负担。虽然慢性病难以治愈，但与之相关的并发症是可以预防的。

二、慢性病的流行病学

慢性病是全球导致死亡和伤残的最主要原因。根据 WHO 报告，在每年约 1030 万各种因素导致的死亡病例中，慢性病所占比例超过 80%，导致了全球 44% 的过早死亡。此外，慢性病在疾病负担中所占比重为 68.6%。特别是全球 80% 的慢性病发生在低收入及中等收入水平的国家。预计在未来几十年，发展中国家由慢性病带来的负担将会迅速增长。如果不对慢性病采取综合、有效的干预措施，在未来 10 年中，全球将会有 3.88 亿人死于一种或多种慢性病。我国疾病监测系统资料表明，我国慢性病呈现以下趋势。

1. 慢性病患病率和死亡率增加迅速　我国慢性病发病人数上升快，已经进入慢性病的高负担期。2010 年中国慢性病及其危险因素监测显示，我国 18 岁以上居民超重率为 30.6%，肥胖率为 12%；高血压患病率为 33.5%，糖尿病患病率为 9.7%，高胆固醇血症患病率为 3.3%，以上数据比 2007 年监测结果均有大幅度上升。2012 年，国家卫生和计划生育委员会报告中显示，我国现有确诊慢性病患者 2.6 亿人，其中 65% 以上为 18～59 岁的劳动力人口。未来 20 年，中国 40 岁以上人群中主要慢性病患者人数将增长 1～2 倍，慢性病导致的负担将增长 80% 以上，是居民因病致贫、返贫的重要原因。目前我国每天约有 1.3 万人死于慢性病，占总死亡率的 70% 以上，城市内更是高达 85% 以上。特别是恶性肿瘤、脑血管疾病、心脏病、呼吸系统疾病等慢性病是我国居民死亡的主要原因。慢性病已成为影响我国居民健康水平提高、阻碍经济社会发展的重大公共卫生问题和社会问题。

2. 部分行为危险因素的流行处于世界前列　当前我国男性吸烟率、居民缺少锻炼率分别位列世界第 14 和 15 位。2010 年我国 18～69 岁男性年龄标准化吸烟率为 54%，有害饮酒率为 2.8%。2010 年我国 18 岁以上居民不锻炼率达到 83.8%，家庭人均每日食盐摄入量 >6g，食用油摄入量 >25g，蔬菜水果摄入量 <400g，分别占 72.6%、83.4% 和 52.8%。男性吸烟率和居民缺少锻炼率居世界前列，多数行为危险因素降幅不明显。

三、慢性病的危险因素

慢性病的发生是各种危险因素不断积累的过程。慢性病拥有一些相同的行为学及生物学危险因素。按照慢性病的发病进程，其危险因素大致可分为不可改变的因素和可改变的因素两大类。WHO提出慢性病的3个主要危险因素是吸烟、缺乏体力活动和不健康饮食。牛津健康联盟（Oxford health alliance）认为，这3个危险因素主要引起4种慢性病（心脏病、2型糖尿病、慢性阻塞肺疾病和部分肿瘤），并导致超过50%的全球死亡。这些危险因素均为可控因素，应及早开展预防与控制措施。

1. 可改变的危险因素　是指可以通过干预手段来改变的一些危险因素。

（1）吸烟　吸烟已成为全世界影响公共卫生最为严重的问题之一，根据WHO的数据统计，全世界约存在11亿烟民，其中有8亿人在发展中国家，每年约有300万人死于吸烟所引发的疾病。烟草中的有害物质主要有尼古丁、焦油、亚硝酸和一氧化碳。吸烟是多种恶性肿瘤、慢性呼吸系统疾病、冠心病、脑卒中等多种疾病发生和死亡的重要危险因素。吸烟者中，慢性病患病率随吸烟年数的增长而增加，每日吸烟量越大，患病率越高。与吸烟相比，被动吸烟的危害也很大。我国是全球烟草消费最多的国家，烟草消费量约占全球的30%。我国的调查数据显示，中国吸烟者超过3亿人，大约7.4亿人受到二手烟的影响，其中包括1.8亿儿童。并且，每年有约140万人死于烟草相关疾病。若不采取积极有效的控烟措施，到2050年，每年因吸烟而导致相关死亡的人数将突破300万。

（2）缺乏体力活动　WHO推荐每天至少进行30分钟中等强度的体力活动。但在全球有60%的人达不到该标准。长期不活动会使心脏做功减少，导致心肌衰弱，心脏功能减退。同时，运动少造成骨骼肌收缩减少，血液循环速度减慢，血管壁弹性减低、功能退化，从而出现高血压、动脉粥样硬化、血管栓塞等。缺少运动使每日消耗的热量大大低于摄取的热量，造成体重超重和肥胖的人数增加，超重和肥胖易导致冠心病、高血压、2型糖尿病、胆囊疾病等。研究表明，超重者高血压的患病率是正常体重者的4倍。此外，超重与停经后的乳腺癌、子宫内膜癌、膀胱癌、肾癌等密切相关。

（3）不健康饮食　WHO全球饮食和体力活动策略中，不健康饮食主要包括摄入过多高热量食物（高脂、高糖食物）、饱和脂肪（主要为动物性脂肪）和食盐；摄入较少全谷类食物、膳食纤维、蔬菜和水果：①高盐：据2010年我国31省市家庭人均自报食盐消费情况调查显示，我国72.6%的家庭人均每日摄盐量大于6g，超出WHO和我国的膳食指南标准。②高脂：据统计，我国脂肪摄入已超过世界平均水平。高脂肪、高胆固醇食物是导致冠心病、缺血性脑卒中等动脉粥样硬化疾病的危险因素；高脂饮食还会增加胰岛素抵抗，增加糖尿病发病的危险。高脂饮食也增加乳腺癌、结肠癌的发病危险。③维生素缺乏：维生素缺乏与某些癌症的发病有关，如食物中维生素A含量低，与乳腺癌、肺癌、胃癌、肠癌及皮肤癌、膀胱癌的发病有关。④低膳食纤维食物：膳食纤维摄入量不足，与结肠癌、直肠癌的发病有关。此外，长期食烟熏及腌制食物、暴饮暴食等也危害健康。

（4）过量饮酒　过量饮酒是指每日饮酒量超过4个标准杯（相当于2瓶啤酒或1两50°白酒），且每周饮酒超过5次。由于不同个体身体状况不同、对酒精的耐受力不同，上述标准只能作为参考。大量的医学资料表明，长期过量饮酒可引起多脏器发生病变，危害相当严重。酒精是亲神经性毒物，对中枢神经系统的影响远较其他器官显著，摄入较多酒精对记忆力、注意力、判断力及情绪反应都有严重影响，长期酗酒还会导致酒精中毒性精神病。酒精及代谢产物会造成肝细胞代谢紊乱，是导致酒精性肝损伤的主要原因。此外，酒精还可影响男性精子的正常形成，造成胎儿畸形。酗酒的女性可导致不孕症。过量饮酒可明显增加心血管疾病的发生风

NOTE

险，也增加消化系统癌症的发生风险，饮酒是脑卒中常见的诱因之一。饮酒与吸烟有协同作用，可使许多癌症的发病率明显增高。

（5）精神紧张与应激 精神紧张与应激和慢性病关系密切。短时间的精神紧张不会导致疾病，只有突然的、强烈的或长期的、持久的精神紧张与应激超出了人体自身的调节范围，才会引起各项功能紊乱，导致疾病的发生。在现代竞争日益激烈的情况下，人们的生活压力、工作压力普遍增大，长期处于这种精神压力下，会使血压升高、心率加快、血中胆固醇升高，机体免疫力下降，这也是慢性病不断攀升，呈现年轻化趋势的原因之一。

（6）环境污染 环境分为自然环境和社会环境：①自然环境：环境污染可对人体产生直接、间接或潜在的有害影响，如汽车尾气、工业废气、废水对外部环境的污染，室内装修、厨房烹调油烟对生活环境的污染，均与肺癌、白血病等恶性肿瘤发病有关，也是慢性阻塞性肺疾病的危险因素。此外，噪声污染与心血管疾病有关。②社会环境：政府的卫生政策、卫生资源的配备、卫生服务的利用程度、社会风俗习惯、社区居民受教育程度、居民经济水平、家庭结构与功能等也会影响人们健康。随着工业化的进程，我国出现了比较突出的环境和健康问题，如生态环境恶化，饮用水、食品、空气污染等危害健康的因素不断增多，这些危险因素日益成为政府重视、民众关心、社会关注的热点问题。

2. 不可改变的危险因素

（1）年龄 年龄越大，发生心脑血管病的机会越大，而且很多恶性肿瘤的发病率也随着年龄的增加而增高。

（2）性别 与女性相比，男性患心脏突发事件的可能性大，而且发生的年龄早。女性绝经后，患心脏病的危险性会迅速上升，甚至可能超过同年龄段的男性。在血压方面，男女差别也是如此。

（3）遗传 高血压、糖尿病、血脂异常、肥胖、冠心病、脑卒中和肿瘤这些慢性病均为多基因遗传病，即遗传因素与环境因素作用的总和决定一个人是否易于患病。与环境因素相比，遗传因素所起的作用大小称为遗传度。一般而言，高血压、2型糖尿病和冠心病的遗传度均在60%左右，血脂异常的遗传度在50%左右，脑卒中的遗传度在40%左右，肥胖的遗传度在30%以上，肿瘤的遗传度多数在20%以下。对于个体而言，如果父母患有上述慢性疾病，子女患该病的可能性高于没有遗传背景者，且亲缘关系越密切、发病时间越早、病情越重、亲属中发病人数越多，该病的遗传性越强。为防止发病，疾病的遗传度越高，就越应该注意控制环境和心理因素的影响，以防止其易患性达到发病的阈值。所以，对个人而言，绝不能因有家族倾向性而忽视了环境和心理因素的调整。

慢性病的发病不是由单个因素引起，往往是多个危险因素综合作用的结果。而多个因素的作用，常常不是单个因素作用的简单相加，而是存在多个危险因素之间的交互作用和协同作用。

四、慢性病对个人、家庭和社会的影响

（一）慢性病对个人的影响

慢性病对个人的影响程度取决于发病年龄、个性、疾病的性质、是否并发残疾、是急发型还是渐发型、所需的治疗时间和费用等因素。

1. 对身体功能及日常生活的影响　慢性病最主要的特征是病理变化的不可逆性所导致的功能下降或丧失。因此，慢性病患者均存在不同程度的身体功能下降，从而影响日常生活及自理能力，使生活质量下降。例如，慢性病患者的免疫力下降，易发生感染和并发症；食欲下降易引发营养不良；长期卧床易导致压疮与感染；慢性病的各种症状及后遗症会影响患者的自理能力、自我评价、生活满意度；长期缺乏运动易产生关节挛缩、变形、骨质疏松、肌肉废用性萎缩等。所以，采取各种手段和措施来维持和改善慢性病患者的身体功能及日常生活能力，提高其生活质量是社区护士的主要职责。

2. 对患者心理的影响　由于慢性病需要长期甚至终身治疗和康复，在疾病早期对心理的影响有时甚至大于对患者身体的影响，如必须改变长期形成的生活方式和习惯，改变或修正自己的人生目标，长期服用药物，要适应身体外观的改变等。这些改变势必会影响患者的情绪，威胁患者的自尊。

（1）对心理过程和个性的影响　在疾病的影响下，患者可能产生感觉障碍、认知障碍、人格障碍等情况。

（2）对情绪的影响　在慢性病的不同阶段，患者可能出现各种情绪反应，如焦虑、愤怒、依赖、猜疑、恐惧等。社区护士只有在了解患者情绪的情况下，才能提供恰当的护理。

（3）对自我形象的影响　当慢性病发展到影响患者的身体结构或有明显的功能障碍时，就会影响患者的自我概念和自我形象。这种影响取决于改变的类型、改变的程度、患者的适应能力、患者所能得到的帮助与支持等。

（4）常见的心理及行为反应　①失落感及失控感：几乎所有的慢性病都会造成患者心理上不同程度的失落感及失控感，这种感觉有时会使患者产生自我毁灭性行为（如自杀）。②隔离感：主要发生在职业角色改变及家庭角色重新划分之后。这种感觉在慢性病的进展期表现尤为突出。③依赖感：由于长期受到疾病的折磨，患者会出现软弱无力、依赖性增强的情况，甚至会出现与自己年龄不相符合的幼稚行为。④过分自尊：表现在一方面认为自己患病应该得到别人更多的关心和照顾；另一方面认为别人的关心和照顾会使自己显得无能而予以拒绝。这种矛盾和多疑心理使患者较为敏感，情绪较易激动。

3. 对社交功能的影响　慢性病所致的生理、心理反应可能影响或阻碍患者参与社交活动，导致与朋友、同事及家人的疏远，造成患者有社交孤立感。尤其是当出现慢性病病容或病态时，常拒绝参加社交活动，表现为性格孤僻、缺少朋友、拒绝帮助、情绪低落，甚至丧失生活信心。

（二）慢性病对家庭的影响

慢性病对家庭影响的大小取决于慢性病所造成家庭角色改变的程度、精神心理压力的大小、经济压力等因素。

1. 家庭成员心理压力增加　由于亲人所遭受的痛苦、对患者的照顾所消耗的时间和精力，以及因慢性病所需的长期经济支持等原因，使每个家庭成员的心理压力增大且情绪也受到不同程度的影响。一般而言，家庭成员对亲人患病后的心理反应为内疚、自责、焦虑、否认、退缩、愤怒、烦躁等。同时患者的情绪对家庭成员的情绪变化有很大的影响，反之，家庭成员的情绪变化也对患者的情绪产生很大的影响。

2. 家庭成员的角色调整　家庭成员在家庭中各自承担着一定角色，慢性病的发生使得其

NOTE

原有角色发生改变，需要家庭成员角色的重新调整和适应，以承担照顾和代替患者以往所承担的家庭角色来维持家庭的完整性。急发型慢性病因其需要在较短时间内进行角色及情绪的调整，所以其对家庭结构、家庭功能及家庭关系的影响大于渐发型；而渐发型慢性病则需要更多的精力与耐力。这种角色和关系的调整可能会改变家庭原有的习惯和氛围，出现家庭适应困难和家庭问题。

3. 家庭的经济负担加重   由于慢性病具有病程长、见效慢、易反复等特点，使得慢性病患者医疗护理费用的支付是长期甚至是终身的。另外，疾病对患者及其家属工作的影响也使家庭收入减少。加之，患者所需营养等费用增加，更使得慢性病患者的家庭易陷入经济困境。

（三）慢性病对社会的影响

慢性病对社会的影响程度取决于慢性病的发病率、死亡率、所需社会资源的多少、对人群生理及心理的影响等因素。

1. 对社会经济的影响   一方面，慢性病的日益增多及最终造成的机体功能下降，使社会丧失大量劳动力；另一方面，慢性病所需的医疗和社会资源迫使社会资源重新分配，导致社会负担加重，最终影响和制约社会经济的发展。慢性病不仅严重危害着人们的生命和健康，降低人们的生活质量，而且也是社会医疗费用直线上升的主要原因。

2. 对社会文化的影响   慢性病的发生与人群中不良行为和生活方式及环境中存在的多种因素有关。因此，进行正确的文化传播，提倡健康的生活方式和习惯，建立绿色环保的环境，营造有益于身心健康的社会文化氛围是慢性病防治工作中最经济而有效的措施。

3. 对社区卫生的影响   慢性病对医疗服务、长期照顾服务或社会福利都会产生大量需求。长期照顾服务主要针对有身心障碍且需要他人协助日常生活的人群。不同社区内的慢性病的发病率和死亡率各有其特点。社区医疗机构应根据当地的实际情况，制定符合当地慢性病发生、发展规律的社区卫生区域规划，着重解决对当地人群健康造成较大威胁的慢性病的防治工作。

五、社区慢性病管理原则与策略

国内外经验表明，慢性病是可以有效预防和控制的疾病。30 多年来，我国经济快速发展，人民生活不断改善，群众健康意识提高，为做好慢性病防治工作奠定了基础。多年来，我国先进发达地区和示范性地区开展的慢性病防治工作已积累了大量成功的经验，并初步形成了具有我国特色的慢性病预防控制策略和工作网络。为有效控制慢性病的发病率及死亡率，我国应该借鉴 WHO 和国际慢性病防控措施和策略，结合我国政治体制和慢性病防控基础、慢性病及相关危险因素的流行现状及趋势，从而制定我国应对慢性病的对策与措施。

（一）慢性病管理原则

1. 生命全程预防以控制慢性病   危险因素为干预重点，强调在社区及家庭水平上降低最常见慢性病的共同危险因素，如吸烟、不合理膳食、静坐生活方式等，进行生命全程预防。

2. 一级预防为主，一二三级预防并重   坚持预防为主、防治结合，以健康教育、健康促进和患者管理为主要手段，强化基层医疗卫生机构的防治作用，促进预防、干预、治疗的有机结合。

3. 全人群策略   坚持政府主导、多部门合作、动员社会力量和群众广泛参与，营造有利于慢性病防治的社会环境。全人群策略和重点人群策略并重，关注弱势群体和流动人口，提高慢性病防治的可及性。

4. 创新服务模式 探索社区慢性病管理模式，将传统社区卫生服务内容、方式向包括鼓励患者共同参与、促进和支持患者自我管理、加强患者定期随访、加强与社区和家庭合作等内容的新型慢性病保健模式发展。

（二）慢性病管理策略

1. 明确政府主导作用，将健康融入所有部门政策 将慢性病防控列入我国健康发展的优先领域，提高其在发展工作中的优先程度。加强各级政府在慢性病防控中的主导作用，开展国家慢性病防控行动计划的制定、监测和评估，逐步建立和完善慢性病及危险因素控制相关的法律、法规及标准体系。健康融入所有政策是通过卫生部门之外的其他部门的政策和行动，实现改善居民健康的目的。其核心是确定非卫生部门可以采取行动的健康决定因素，把防控慢性病纳入到所有政府部门的政策中，建立跨部门的合作机制，动员社会组织和居民广泛参与，从法律、政策和规划等各个方面采取行动，有效控制慢性病危险因素和决定因素，促进居民健康。

2. 建立"三位一体"慢性病管理机制，夯实基层慢性病防控工作 建立疾病预防控制中心、综合医院和专科医院、基层医疗卫生机构"三位一体"的慢性病管理机制，明确各类机构在慢性病管理工作中的职责。疾病预防控制中心制定工作计划和策略、业务指导和培训、质量控制督导考核及评估；综合医院和专科医院作为治疗主体，主要负责落实信息化双向转诊、技术培训和指导、慢性病及其并发症的诊断和救治；基层医疗卫生机构作为管理主体，主要负责慢性病患者的全程管理，接受专业公共卫生机构和医院的指导和培训。近几年，随着我国基本公共卫生服务经费逐年增加，基层卫生服务水平得到了较大提高，社区高血压、糖尿病管理工作逐年加强。

3. 以社区为基础，整合一、二、三级预防慢性病防控行动 应采取面向全人群策略和面向高危人群的策略，综合控制多种危险因素。通过整合的卫生服务功能和基本的公共卫生行动，促进降低慢性病的共同危险因素。柳叶刀慢病联盟提出的 5 项优先干预措施包括控烟、减盐、改善膳食和增加身体活动、减少有害饮酒、推广基本药物和技术。充分利用大众传媒，广泛宣传慢性病防治知识，寓慢性病预防于日常生活之中，促使人们自觉养成良好的健康行为和生活方式。通过健康促进，以及多部门和各学科间的密切协作，来控制慢性病和相关危险因素。

第二节 社区常见慢性病的护理与管理

慢性病对社区居民的危害已逐渐加重，亟待解决。以社区为基础，健康教育和健康促进为主要手段对慢性病进行综合防治，加强对慢性病患者的护理是提高社区居民健康水平和生活质量的重要保证。本节主要介绍心脑血管疾病中的高血压、冠心病、脑卒中患者，慢性阻塞性肺疾病及糖尿病患者的社区护理与管理。

一、心脑血管疾病的护理与管理

心脑血管疾病是心脏血管和脑血管疾病的统称，泛指由于高脂血症、血液黏稠、动脉粥样硬化、高血压等所致的以心脏、大脑为主的组织缺血性或出血性疾病，常见的有高血压、冠心病、脑出血、脑梗死等。心脑血管疾病常见于老年人，也是社区人群中的常见病、多发病。《中国心血管病报告2014》统计显示，估计全国有心血管疾病患者2.9亿，其中高血压患者2.7亿，卒中患者至少700万，心肌梗死患者250万，心力衰竭患者450万。目前，心脑血管疾病患病率及死亡率仍处于上升阶段，居我国人群死因首位，被称为人类健康的头号杀手。随着对心脑血管疾病认识的深入，"预防为主"的观念已深入人心。增强社区人群对该病危害的认识，提高自我保护意识和能力，将有利于达到群防群治的目的。

（一）主要致病危险因素

心脑血管疾病的发生是多因素长期作用的结果，有时各因素之间可能存在协同关系，进行多重危险因素联合干预可使干预效果最优化。同一危险因素对不同疾病（甚至是同一疾病的不同种类）所起的作用大小也有不同，应首先确定好干预的优先顺序，以便尽可能地提高控制效果。

1. 生活习惯和方式   研究证实，超重和肥胖，钠盐摄入过多，蔬菜水果摄入较少，维生素C摄入不足，过度饮酒、吸烟，血糖升高，血脂过高，运动减少，A型性格，压力过大等均可引起心脑血管疾病。

2. 环境因素   医学界普遍认为，长期持续紧张、不和谐的生活和工作环境，累积达到一定程度后，可导致心、脑血管疾病的发病率增加，如噪声、人际关系紧张等。

3. 遗传因素   心脑血管疾病有高度家族倾向性，家族中有心脑血管疾病者其患心、脑血管疾病的概率远远高于没有家族史者，尤其是在一级亲属中，遗传倾向更加明显。

4. 职业因素   从事紧张度高、需要集中精力工作的人罹患心脑血管疾病的概率较高，如律师、医务人员、教师、警察、司机等。

5. 心理－社会因素   心脑血管疾病被认为是身心疾病。身心遭受慢性、隐匿性的刺激，对心血管系统的危害是显而易见的，如长期的精神压力可使血压升高，心率加快，血中胆固醇增加等。

（二）社区评估

1. 高血压   高血压可分为原发性和继发性两大类。原发性高血压又称为高血压病，是指病因不明的，以体循环动脉血压升高为主要表现的临床综合征，占高血压总数的95%以上。高血压既是一种世界性的常见病，又是其他心血管疾病的主要危险因素。随着我国居民中高血压的发病率不断攀升，高血压已成为国人健康的"第一杀手"。但人们对高血压还缺乏足够的认识，普遍存在知晓率低、治疗率低、控制率低和患病率高、死亡率高、致残率高的"三低三高"现象。我国的高血压防治任务非常艰巨，高血压是国家社区慢性病管理和预防的重点疾病。调查表明，长期处于精神紧张状态下，肥胖，摄盐较多，父母患有高血压病，有长期烟酒嗜好，摄入动物脂肪较多者，是高血压病的高发人群。

高血压的诊断标准：在未用抗高血压药物情况下，收缩压≥140mmHg（18.7kPa）和/或舒张压≥90mmHg（12kPa）。高血压一般起病缓慢，部分患者无症状，仅在偶然测血压或普查时被发现，一般可有头晕、头痛、耳鸣、眼花、心悸、失眠等症状，多在情绪激动、精神紧张或劳累后出现。随着病情发展，血压升高逐步明显而持久，上述症状逐渐频繁。但症状的轻重与血压升高程度可不完全成正比。早期除血压升高外，可无其他体征或实验室检查异常，后期则因并发心、脑、肾不同程度的损害而有相应的表现。

2. 冠心病   冠心病是冠状动脉粥样硬化性心脏病的简称，是由于冠状动脉粥样硬化，使冠状动脉失去弹性或管腔变窄，产生冠状动脉循环障碍，引起心肌缺血、缺氧或坏死的病变而出现各种临床表现的总称，又称为缺血性心脏病。冠心病是当前国内外最常见和危害最大的心脏病。由于冠状动脉病变引起管腔狭窄或闭塞的临床症状，以及在时间长短、程度轻重上不尽相同，冠心病可分为无症状型心肌缺血、心绞痛、心肌梗死、缺血性心肌病及心源性猝死5种类型。临床上常见类型为心绞痛和心肌梗死。近年来趋向分为两大类：慢性心肌缺血综合征和急性冠状动脉综合征。

冠心病的主要危险因素是"四高"，即高血压、高血脂、高血糖和高体重；男性多于女性（多发生于绝经后期）；此外，还有增龄、不良生活习惯，如吸烟、缺乏运动、精神和心理压力（多为A型性格）及家族性遗传等因素。

3. 急性脑血管病 急性脑血管病又称脑卒中，俗称中风，是一组由于脑部血管病变或全身血液循环紊乱所致的脑组织供血障碍性疾病。该病以急性脑功能障碍为特征，以局灶性神经功能丧失（如偏瘫、失语）为共性，是一种严重危害人类健康的常见病。《中国脑卒中防治报告2015》中显示，40岁以上人群的综合标化患病率为1.82%，以此估算，我国40岁以上罹患脑卒中的人群高达1036万人。现有脑卒中患者中有75%不同程度的丧失劳动能力，40%重度残疾。由此可见，急性脑血管病具有发病率高、死亡率高、致残率高的特点。本病常有先兆症状，如能及时干预，可挽救患者的生命，避免致残。根据发病特点，本病分为缺血性脑血管病（短暂脑缺血发作和脑梗死）和出血性脑血管病（脑出血和蛛网膜下腔出血）。主要危险因素是高血压、血脂异常、心脏病、生活节奏过快、心理压力大、过度劳累及脑血管病家族史等。发病人群多为中老年人，男性多于女性。

（三）社区管理

重视危险因素是预防心脑血管疾病的基础。在社区中，主要通过三级预防措施来达到控制危险因素、控制症状、预防并发症、防止残疾的目的。

1. 一级预防 主要针对社区全体人群开展的保健管理。其目的是控制危险因素，预防发病。一级预防包括建立健康档案；通过广泛宣传，使人们认识心脑血管疾病发病的危险因素，设计有针对性的干预计划；倡导以健康生活方式为主要内容的健康教育（表8-1）和健康促进活动，增强自我保护意识，如合理膳食、适量运动、戒烟限酒、心理平衡等。

表8-1 不同人群健康教育内容参考表（以高血压为例）

正常人群	高危人群	已确诊的高血压患者
什么是高血压	什么是高血压	什么是高血压
高血压有哪些危险因素	高血压有哪些危险因素	高血压有哪些危险因素
健康生活方式	健康生活方式	健康生活方式
定期检测血压的意义	定期检测血压的意义	定期检测血压的意义
哪些人易患高血压	哪些人易患高血压	哪些人易患高血压
	针对高血压危险因素进行改变不良行为和生活方式的指导	针对高血压危险因素进行改变不良行为和生活方式的指导
		什么是高血压危险分层，分级管理及意义
		高血压治疗长期性及定期随访的重要性
		正确认识高血压药物治疗的疗效和不良反应等

NOTE

2. 二级预防 主要针对高危人群的管理。其主要有筛查和监测危险因素（血脂、体重指数等）；进行行为干预（指导限盐、戒烟、减轻体重等）；定期体检（每年至少1次），以期做到早期发现、早期诊断、早期治疗。同时应建立健康档案，以便追踪观察。

3. 三级预防 主要是针对已确诊的心脑血管疾病患者的管理。心脑血管疾病一般需要长期的，甚至终身服药。因此，在治疗过程中，社区护理的重点是用药观察和指导，以提高患者服药的依从性，减少并发症的发生。此外，三级预防还包括病情变化的急救处理，并发症的监测与治疗，残疾或残障的康复护理和心理健康指导等。

（四）保健指导

1. 高血压患者的保健指导

（1）控制体重 控制体重可使高血压的发病率减低28%～40%，建议体重指数（BMI）应控制在24kg/m² 以下。减轻体重的主要措施为限制热量的摄入和增加体力活动。

（2）合理膳食 高血压患者的饮食应低盐低脂，多食水果和蔬菜，适当增加钾、钙摄入。健康人及轻度高血压或有高血压病家族史者，其食盐摄入量最好控制在每日5～6g；对高血压合并糖尿病、高脂血症、肥胖症者每天食盐摄入量不应多于4g；血压较高或合并肾功能和心功能不全的患者摄盐量更应严格限制，每日用盐量以1～2g为宜，或在医生的指导下使用。除食盐外，还应考虑其他钠的来源，包括腌制食品和食物本身含有的钠盐。有研究报道，钾摄入量每增加1mg，血压可下降一个百分点。因此，专家建议高血压患者应多进食含钾丰富的食物，如香蕉、番茄、橙子、马铃薯等；而钙的摄入与血压水平呈负相关；在限制能量时应做到营养平衡，合理搭配脂肪、蛋白质和糖的热能比。

（3）戒烟限酒 尽管有证据表明，少量饮酒可能减少冠心病发病的危险，但是饮酒和血压水平及高血压患病率之间却呈线性关系。因此，不提倡用少量饮酒预防冠心病的发生。对高血压患者而言，饮酒可增加服用降压药物的抗药性。因此，高血压患者应戒酒。吸烟可使卒中病死风险增加1.03～1.25倍。吸烟增加的缺血性卒中风险呈剂量依赖性，重度吸烟患者卒中风险是轻度吸烟者的2倍，被动吸烟同样增加卒中风险，该风险对缺血性卒中也呈剂量依赖性。因此，高血压患者戒烟非常重要。

（4）适量有氧运动 运动既能增加能量消耗，又能改善葡萄糖耐量，增加胰岛素的敏感性，对控制血压有利。患者血压稳定而无明显并发症时，可进行适当的有氧运动，如快步走（每天30分钟以上，每周5次）、慢跑、骑自行车、游泳、跳绳、打羽毛球等，当患者的血压控制不理想或有明显并发症时，只能进行较温和的运动，如散步、做操、打太极拳等。

（5）血压监测指导 一般情况下每日测血压1～2次，当出现头晕、头痛、眼花、耳鸣、失眠等症状时应增加次数。自测血压者，指导正确测量血压的方法，要求"四定"（定时间、定部位、定体位、定血压计），并准确记录。

（6）正确用药指导 绝大多数的高血压患者需要终身服药，降压药的选择主要取决于药物对患者的降压效果和不良反应（表8-2）。能有效控制血压并适宜长期服用的药物是合理的选择，但指导患者必须遵医嘱服药，不可自行随意更改药物；坚持定时服药，不可漏服、停服。应用降压药时应从小剂量开始，根据病情逐渐增加剂量。优先选择长效制剂。在低剂量单药控制疗效不满意或血压高于160/100mmHg时，可联合用药。指导患者及家属观察药物的效果及不良反应，如钙通道阻滞剂常见的不良反应包括反射性交感活性增强，导致心跳加快、面部潮红、下肢水肿等，α受体阻滞剂易产生体位性低血压。

表8-2　常用的抗高血压药物

种类	举例	不良反应	备注
利尿剂	双氢克尿噻、吲哚帕胺	低血钾、高尿酸血症、高钙血症、高血糖和高血脂	适于老年人收缩期高血压和肥胖高血压患者
β受体阻滞剂	阿替洛尔、美托洛尔（倍他乐克）	心动过缓，诱发支气管哮喘、高血糖、高血脂	适于年轻人和心率稍快的高血压患者，对合并冠心病者尤佳
钙通道阻滞剂	硝苯地平（心痛定）、氨氯地平、维拉帕米（异搏定）	面部潮红、头痛、心率快、踝部水肿	
血管紧张素转换酶抑制剂（ACEI）	卡托普利（短效）、依那普利（中效）、苯那普利（长效）	咽痒、干咳，少见有血管神经性水肿、高血钾、白细胞下降、低血糖	高血压合并心力衰竭和糖尿病者首选
血管紧张素Ⅱ受体拮抗剂	氯沙坦（科素亚）、缬沙坦（代文）、伊贝沙坦	轻度头痛、恶心	

（7）减轻精神压力，保持心理平衡　长期的精神压力和心情抑郁是引起高血压和其他慢性病的重要原因之一。高血压患者应积极参与社交活动，如参加体育锻炼、绘画等，在社团活动中倾诉心中的困惑，得到同龄人的劝导和理解。

（8）预防直立性低血压　为患者提供安全的环境，房间光线要明亮，地面防滑，厕所安装扶手。患者在联合服药或药物加量时容易发生直立性低血压，如出现头晕、眼花、耳鸣、视力模糊等症状时，应卧床休息。此时患者上厕所或外出时应有人陪同。避免长时间站立，尤其服药后最初几小时。改变体位，如从卧位、坐位起立时动作要缓慢。睡前服药，夜间起床排尿应注意陪同。避免过热的水洗澡。一旦有直立性低血压的表现，如乏力、头晕、心悸、出汗时，应该采取下肢抬高位平卧。

（9）预防心脑血管意外　嘱患者保持良好的心态，学会控制情绪，保持有规律的生活、充足的睡眠，避免受寒，避免激烈运动、过度用力和强烈刺激等，避免使血压突然升高的各种因素，以防心脑血管意外。

2. 冠心病患者的保健指导

（1）合理膳食　限制总热量、脂肪，尤其是动物性脂肪及胆固醇的摄入，少食用糖类，特别是40岁以后者。提倡清淡饮食，多食富含维生素C、E的新鲜蔬菜和水果。多饮水，晨起饮1杯水，可避免因血液黏稠引发冠状动脉血栓形成。定时、定量进食，避免暴饮暴食。禁烟酒、咖啡等。

（2）适量有氧运动　视患者的情况决定运动量和时间，如做力所能及的家务劳动、骑自行车、散步、游泳等。运动强度因人而异，常用的运动强度指标为运动时最大心率达到170减去年龄，同时不出现不适反应为度。运动要循序渐进、持之以恒，动作要由易到难，使身体逐渐适应。运动时若出现心律不齐、呼吸困难或胸部、上肢、颈部和背部出现压榨感或疼痛，需要立即停止运动，去医院就诊。运动后若出现异常疲劳，尤其是24小时后仍感疲劳不减轻，说明运动过度，下次运动应该减量。

（3）正确用药指导　冠心病患者要定期到医院检查并按时服药，同时应治疗原发疾病，如高血压、高脂血症等。患者应随身携带硝酸甘油和急救卡，有胸痛发作时应立即停止活动，舌下含服硝酸甘油。若连续含服硝酸甘油 3 次仍不缓解，或心绞痛发作比以往频繁、程度加重、疼痛时间延长，应立即就医，警惕心肌梗死的发生。告知患者硝酸甘油应放在棕色玻璃瓶内，旋紧盖密闭保存。随身携带硝酸甘油时，切勿放在贴身的衣服兜里，以免受体温影响降低药效。硝酸甘油的有效期一般为 1 年，如果反复开盖，药物易受温度、湿度和光线影响，可使有效期缩短至 3~6 个月。因此，每次取硝酸甘油时，应快开、快盖，用后盖紧，随身携带的硝酸甘油更要及时更换。硝酸甘油不宜长期服用。若心绞痛频繁发作，可选用长效硝酸酯，如硝酸异山梨酯（消心痛）等。对于发作时病情不稳定者，或新近发生心绞痛者，或在几天或几周内发作加重或增多的不稳定心绞痛者，可遵医嘱服用消心痛联合心得安。中成药也是缓解心绞痛最常用的药物，如速效救心丸主要由川芎、冰片组方，当心绞痛急性发作时，舌下含化 10~15 粒，能迅速改善症状。

（4）病情监测及急救指导　教会患者及家属识别一些心绞痛和心肌梗死的非典型症状，如腹部疼痛和不适。对老年人或有高血压、糖尿病、心脏病家族史者，若出现不寻常的消化不良症状，持续 20~30 分钟，应怀疑是心脏病发作，及时就医。当遇到无反应或突然倒地的患者时，首先观察其对刺激的反应，如轻拍肩膀并呼叫"你怎么了"，判断呼吸运动、大动脉有无搏动。突发意识丧失，无呼吸或仅有喘息，应视为心脏骤停，在不延缓实施心肺复苏的同时，需要立即呼叫"120"，并准确告知急救人员位置及患者状况。呼救的同时应立即开始心肺复苏（CPR）。"120"到来前的主要抢救措施包括胸外按压、开放气道、人工呼吸，简称 CAB 三部曲。患者应仰卧在坚固的平面上，施救者在患者一侧，提倡两人同步分工合作。胸外按压的正确部位是胸骨中下 1/3 交界处。按压时肘关节伸直，垂直向下按压，成人使胸骨下压至少 5cm，随后突然松弛，按压和放松的时间大致相等。按压频率 100~120 次/分。采用仰头抬颏法开放气道，确保气道通畅的同时，立即开始人工呼吸。每次吹气持续 1 秒以上。每 30 次胸外按压连续给予 2 次通气。

（5）预防呼吸道感染　冠心病患者的居室环境应舒适安静，保持适宜的温湿度，保持空气新鲜。同时患者应根据天气变化增减衣服。

（6）避免血压波动过剧　保持大便通畅，避免用力排便，最好使用坐便器；夜间不要猛然起床，以免诱发心绞痛；洗澡水温不宜过高或过低，时间不超过半小时，以免加重心脏负担。

（7）弱化 A 型行为　冠心病患者多有心理和人格上的缺陷，常表现为争强好胜、时间紧迫感强和不耐烦等。患者长期处于不良情绪中，神经、内分泌和心血管反应性增高，不利于病情控制。社区护士应帮助患者认识到必须改变自身的应对方式，减轻患者的心理应激水平。可通过暗示、说服、解释、教育等对患者施加良好的心理影响。教会患者处理应激的技巧和放松的方法，弱化 A 型行为，保持心理平衡。护理中首先帮助患者加强个性修养、情感修养，使其学会克制，遇事冷静地去换位思考，帮助患者建立良好的人际关系。其次，通过谈话、咨询、通信等形式使患者的家庭成员、同事、领导等了解患者的病情，争取家属及单位密切配合。教会患者应用各种松弛疗法，如练书法、听音乐等。在焦虑、愤怒时，找人诉说、宣泄等以缓解不良情绪。当患者存在焦虑、血压波动、心动过速、紧张性头痛及其他与精神因素相关的症状时，指导患者进行松弛训练，可以让患者采用想象放松法、深呼吸放松法等，一般每次 15 分钟，每日 1~2 次。

3. 脑卒中患者的保健指导

（1）居家环境的评估　社区护士在进行家庭访视时，要注意评估居住环境。是否存在不利于患者活动的障碍物或可能导致患者受伤的隐患。指导家属进行家庭环境的无障碍改造，如房间、厕所以推拉式为宜，门把手、电灯开关和水龙头设施高度低于常规高度，窗户和窗台的高度略低于一般房间高度，走廊应设扶手，便于行走和起立。

（2）心理疏导和支持　社区护士应适时进行心理疏导，消除患者焦虑、恐惧等不良情绪，帮助患者树立信心，稳定情绪，让患者主动参与其康复计划的制定。社区护士还应仔细发现患者的每一点进步，并及时给予鼓励和表扬，帮助患者树立康复的信心。

（3）运动康复训练　疾病初期患者就应保持良好的肢体功能位；指导患者进行大小便训练；指导照顾者对患者进行被动关节运动；鼓励患者床上运动，但应防止坠床、受伤；指导患者床上翻身、床上坐起、床边行走、步行训练、日常生活能力训练、手指小关节的精细运动练习；鼓励患者主动练习，身体条件允许的患者可到社区卫生服务中心的康复室进行训练。

（4）预防并发症　脑卒中患者易发生骨折、压疮、泌尿道感染、肺炎、便秘等并发症。脑卒中后并发症常常比脑卒中更具有破坏性。护理人员要注意观察有无并发症的早期表现，指导照顾者护理要点及方法（如卧床患者每 2 小时变换体位 1 次）。

（5）家庭救护　脑卒中患者常突然起病，社区护士应指导患者及照顾者家庭救护的相关知识与方法：①正确安置体位：当患者突然发病跌倒时，首先应保持镇静，设法将患者抬到床上（最好由 2~3 人轻轻托住患者的头肩、背、臀和腿部，同时将患者抬起，轻放于床上）。②保持呼吸道通畅：患者平卧后将上身稍垫高，头偏一侧，以防呕吐物或口腔、鼻腔分泌物误吸入气管。若口鼻腔有较多分泌物或呕吐物时，可用毛巾或纱布及时擦除，防止窒息和吸入性肺炎，同时解开患者的衣领纽扣、皮带，取出假牙。③避免病情加重，减轻脑水肿：转送患者时，应取头高足低位，以减少脑部充血，减轻脑水肿。将患者送往医院的途中，可托住患者的头部或上半身。避免头部因震动过大而致出血、呕吐加重，或引起脑疝，甚至窒息。④拨打"120"急救电话求救。

二、糖尿病的护理与管理

糖尿病是一组由多病因引起的以慢性高血糖为特征的代谢性疾病，是由于胰岛素分泌和（或）胰岛素作用缺陷所引起。长期碳水化合物及脂肪、蛋白质代谢紊乱可引起多系统损害，导致眼、肾、神经、心脏、血管等组织器官慢性进行性病变、功能减退及衰竭。病情严重或应激状态下可发生急性代谢紊乱，如糖尿病酮症酸中毒、高渗高血糖综合征。

（一）主要致病危险因素

1. 生活方式改变　城市化导致人们的生活方式发生巨大改变。我国城市中主要交通工具进入汽车时代。人们每天的体力活动明显减少，但热量的摄入并没有减少，脂肪摄入在总的能量摄入中所占比例明显增加。在农村，随着农业现代化，人们的劳动强度已大幅降低。同时，生活节奏的加快也使得人们长期处于应激环境。这些改变可能与糖尿病的发生密切相关。

2. 遗传因素　有资料表明，2 型糖尿病有明显的种族聚集和家族遗传倾向。中国人是糖尿病易感人群。糖尿病亲属中的患病率比非糖尿病亲属高 4~8 倍。中国人 2 型糖尿病的遗传率

NOTE

为 51.2% ~ 73.8%，一般高于 60%；而 1 型糖尿病的遗传率为 44.4% ~ 53.7%，低于 60%，可见两型的遗传是各自独立的，2 型糖尿病具有更强的遗传倾向。

3. 其他因素 老龄化是糖尿病的危险因素之一。60 岁以上的老年人糖尿病患病率在 20% 以上，比 20 ~ 30 岁人群患病率高 10 倍。在调整其他因素后，年龄每增加 10 岁，糖尿病的患病率提高 68%。糖尿病与病毒感染有关，可能与病毒感染后体内的免疫功能异常有关。另外，精神刺激、创伤可诱发或加重糖尿病病情。

总之，糖尿病的发生 95% 是由遗传、环境、行为等多种危险因素共同参与和/或相互作用引起的多因子疾病。遗传因素是糖尿病发生的潜在原因，具有遗传易感性的个体在环境因素如肥胖、体力活动减少、高能膳食、膳食纤维减少等因素的作用下，更易于发生 2 型糖尿病。

（二）社区评估

1. 临床症状评估 即对多饮、多食、多尿及体重减少的评估。如果近期主食在 500 ~ 1000g/d，尿量 3000 ~ 4000mL/d，体重下降 10kg 以上，则应检查血糖和尿糖水平。

2. 并发症及伴随症状评估 糖尿病对人们健康的影响主要是由于其慢性并发症，其中血管病变所致的心、脑、肾等重要脏器的损害是糖尿病患者死亡的主要原因。

（1）**感染** 糖尿病合并感染往往迁延难愈。常见的感染有皮肤癣、疖，牙周炎、牙龈炎，鼻窦炎等。

（2）**心血管病变** 糖尿病患者因长期血糖升高可导致微血管循环障碍。常见的心血管并发症有冠心病、脑血栓形成、下肢闭塞性脉管炎、糖尿病性心肌炎、肾小球硬化症、视网膜病变等。

（3）**神经病变** 糖尿病神经病变是糖尿病最常见的慢性并发症之一，病变可累及中枢神经及周围神经，以后者为常见。糖尿病病程在 10 年以上，常有明显的糖尿病神经病变，其发生风险与糖尿病的病程、血糖控制不佳等有关。糖尿病中枢神经病变是指大脑、小脑、脑干及脊髓的神经元及其神经纤维的损伤。糖尿病周围神经病变是指在排除其他原因的情况下，糖尿病患者出现周围神经功能障碍相关的症状和/或体征，如疼痛、感觉麻木、感觉异常等。如社区门诊可用 10g 尼龙丝评估患者有无足部保护性感觉丧失。

（4）**糖尿病足** 糖尿病足是糖尿病最严重的和治疗费用最高的慢性并发症之一，重者可导致截肢。糖尿病患者下肢截肢的相对风险是非糖尿病患者的 40 倍。糖尿病足的基本发病因素是神经病变、血管病变和感染。这些因素共同作用可导致组织的溃疡和坏疽。

（5）**酮症酸中毒** 评估患者血糖、酮体值及诱发因素，快速判断患者有无酮症。酮症酸中毒可危及患者的生命，应采取积极措施救治。

（三）社区管理

1. 一级预防 针对社区全体人群开展的保健管理，以减少糖尿病的发病率。主要通过健康教育宣传糖尿病知识，提高人群对糖尿病及其危害性的认知，加强自我保健，并提倡健康的生活方式，如合理膳食，适当的活动，控制体重，保持良好的情绪，避免精神紧张，注意个人卫生，预防各种感染，定期体检等。

2. 二级预防 针对高危人群的保健管理，目的是一旦发现血糖异常，及早进行干预。糖尿病高危人群包括：①年龄在 40 岁以上。②有糖尿病家族史。③肥胖者。④曾患妊娠糖尿病的妇女。⑤娩出过巨大儿的妇女。⑥高血压者。⑦高血脂者。主要通过体检和筛查血糖，早期发现轻型糖尿病患者，及时给予干预。

3. 三级预防 针对已确诊的糖尿病患者的管理。目的是提高糖尿病患者的生活质量，减少糖尿病的致残率和死亡率。鼓励患者学会自我监测血糖，自我注射胰岛素，以及肥胖患者通过自我调节饮食、适量运动等方式降低体重，血糖维持在理想状态（表8-3）。

表8-3 糖尿病血糖控制目标

指标	评价		
	良好	尚可	差
血糖空腹（mmol/L）	4.4~6.1	≤7	>7
餐后2小时	4.4~8	>7	>10
睡前	5~6	6.1~10	>10
糖化血红蛋白（%）	<4.5	<7.5	≥7.5
总胆固醇（mmol/L）	<4.5	<6	≥6
甘油三酯（mmol/L）	<1.5	<2.2	≥2.2
血压（mmHg）	<130/80	130/80~140/90	>140/90
体重指数（kg/m²）男	20~25	25~27	>27
女	19~24	24~26	>26

（四）保健指导

糖尿病作为一种生活方式病，教育、饮食、运动、心理疏导和监测血糖起着至关重要的作用。因而，综合治疗、全面达标是当前的治疗新观念。新观念的原则是以健康教育为主导，开展综合性的个体化治疗措施。临床上将糖尿病健康教育、饮食治疗、运动疗法、药物治疗和自我监测称为"五驾马车"，缺一不可。

1. 饮食指导 饮食治疗是糖尿病治疗中重要的措施之一。其目标是控制血糖，维持理想体重，最大限度地减少或延缓各种并发症的发生。应向患者介绍饮食治疗的目的、意义、原则及具体措施，以取得患者配合。

（1）膳食原则 摄取适量的热量、营养均衡、正确而规律地进食。

具体要求：适当的碳水化合物，适量的蛋白质（优质蛋白），低脂肪、低胆固醇，充足的无机盐、维生素和高膳食纤维；少量多餐（每日不少于3次），定时定量；正确使用食物交换份，平衡膳食；烹调以清淡为主；多饮水，忌烟酒。

（2）计算方法

1）食物交换份法：是目前常用的饮食控制方法。该方法的优势是食物选择的灵活性，但是该法的计算步骤比较繁琐。

第一步计算每日所需总热量。

$$标准体重（kg）= 身高（cm）- 105$$

每日总热量 = 标准体重（kg）× 每千克体重每日需要的热量（kcal/kg）（表8-4）。

表8-4 糖尿病患者每千克体重每日热能摄入（kcal/kg）

指标	体重		
	消瘦	正常	肥胖
重体力劳动（如搬运工）	45~50	40	35
中体力劳动（如电工安装）	40	35	30
轻体力劳动（如坐着工作）	35	30	20~25
休息状态（如卧床）	25~30	20~25	15~20

第二步食品交换价的推算。将食物分成4大类（8小类），能产生90kcal热量的食物为一个食品"价"，即每日总热量/90kcal＝需要的食品"份"。同类食物之间可选择互换。表8-5至表8-11是各类食物按90kcal计算食物量的食物表。社区护士应根据上述饮食原则和患者每日所需膳食总热量，指导患者根据自己的口味和饮食习惯进行食物搭配，选择适合自己一天的食谱。

表8-5 谷薯类食物交换表

食品名称	重量（g）	食品名称	重量（g）
大米、小米、糯米	25	高粱、玉米粉	25
面粉、米粉、玉米面	25	各种挂面	25
通心粉	25	绿豆、红豆、干豌豆	25
干莲子	25	燕麦片	25
苏打饼干	25	烧饼、烙饼、馒头	35
咸面包、窝头、切面	35	马铃薯、芋头	100
湿粉皮	150	鲜玉米（带棒心）	200

注：每交换份谷薯类食物供蛋白质约2g，碳水化合物20g，热量90kcal。

表8-6 蔬菜类食物交换表

食品名称	重量（g）	食品名称	重量（g）
大白菜、圆白菜、菠菜、油菜	500	白萝卜、青椒、茭白、冬笋	400
韭菜、芹菜、茼蒿	500	菜花、倭瓜	350
莴笋、油菜苔、苦瓜	500	扁豆、洋葱、蒜苗	250
西葫芦、西红柿、黄瓜、冬瓜	500	胡萝卜	200
南瓜、茄子、丝瓜、芥蓝	500	山药、藕、凉薯	150
绿豆芽、鲜蘑菇、水浸海带	500	蘑菇、百合、芋头	100
苋菜、龙须菜	500	毛豆、鲜豌豆	70

注：每交换份蔬菜类食物供蛋白质约5g，碳水化合物17g，热量90kcal。

表8-7 肉蛋类食物交换表

食品名称	重量（g）	食品名称	重量（g）
熟火腿、香肠	20	鸡蛋、鸭蛋、松花蛋、鹌鹑蛋	60
肥瘦猪肉	25	鸡蛋清	150
无糖叉烧肉、午餐肉	35	带鱼、黄鱼、草鱼、鲤鱼、鲫鱼	80
酱牛肉、酱鸭	35	鲢鱼、甲鱼、鳝鱼、比目鱼	80

食品名称	重量（g）	食品名称	重量（g）
瘦猪、牛、羊肉，鸡、鸭、鹅肉	50	对虾、青虾、鲜贝	80
排骨	70	蟹肉、水发鱿鱼	100
兔肉	100	水发海参	350

注：每交换份肉蛋类食物供蛋白质约9g，脂肪6g，热量90kcal。

表8-8 大豆类食物交换表

食品名称	重量（g）	食品名称	重量（g）
腐竹	20	北豆腐	100
大豆、大豆粉	25	南豆腐（嫩豆腐）	150
豆腐丝、豆腐干	100	豆浆（黄豆1份加水8份）	400

注：每交换份大豆类食物供碳水化合物约4g，蛋白质约9g，脂肪4g，热量90kcal。

表8-9 奶类食物交换表

食品名称	重量（g）	食品名称	重量（g）
奶粉	20	牛奶羊奶	160
脱脂奶粉、乳酪	25	无糖酸奶	130

注：每交换份奶类食物供碳水化合物约6g，蛋白质5g，脂肪5g，热量90kcal。

表8-10 水果类食物交换表

食品名称	重量（g）	食品名称	重量（g）
柿子、香蕉、鲜荔枝	150	草莓	300
梨、桃、苹果、橘子、橙子	200	西瓜	500
柚子、猕猴桃、李子、杏、葡萄	200		

注：每交换份水果类食物供碳水化合物约21g，蛋白质1g，热量90kcal。

表8-11 油脂类食物交换表

食品名称	重量（g）	食品名称	重量（g）
花生油、玉米油、菜籽油（1汤匙）	10	猪油、牛油、羊油、黄油	10
豆油、红花油、香油（1汤匙）	10	芝麻酱	15
核桃、杏仁、花生米	15	葵花籽、南瓜子（带壳）	25

注：每交换份油脂类食物供脂肪10g，热量90kcal。

2）碳水化合物计数法：科学研究发现，在进餐后1小时左右的时间内，食物中90%～100%的碳水化合物转化为葡萄糖，进入血液。蛋白质仅占总能量的10%～20%，对血糖的影响不足10%。近年来，随着速效胰岛素类似物和胰岛素泵的出现和应用，突出了碳水化合物计数的重要性和广泛性。一份碳水化合物指的是15g碳水化合物。一个人需要多少碳水化合物应遵循一个最小量和个体化的原则，最小量为每日130g。2型糖尿病、超重/肥胖者碳水化合物要占总热量的40%～45%，而对亚洲糖尿病高危人群推荐碳水化合物要占总热量的70%。每餐进食碳水化合物的量应当遵循个体化的原则，对于非超重男性每餐进食4～5份（60～75g）碳水化合物，非超重女性每餐进食3～4份（45～60g）碳水化合物，超重者减少1份碳水化合物（15g）。每周3～5次有氧运动，增加一份碳水化合物（15g）。"碳水化合物计数法"作为糖尿病饮食控制的一种新方法，较传统的"食物热量交换法"更为科学合理而简便实用，可为糖尿病患者提供更为丰富多彩的食谱选择，从而能更好地达到控制血糖的目的。

（3）注意事项　糖尿病患者应控制糖的摄入，但不是禁吃甜食。建议每日食用糖控制在10g以下。桃、梨、菠萝、樱桃等甜味水果可以适量食用。这些水果含有果胶，能增加胰岛素分泌。膳食纤维是一种不能为人体消化吸收的多糖，糖尿病患者可适当增加膳食纤维的摄入量，有助于降低餐后血糖，减缓饥饿感。植物油是较理想的烹调用油，其含有较丰富的不饱和脂肪酸，在体内能帮助胆固醇的运转，预防糖尿病并发症。不推荐糖尿病患者饮酒，一方面酒是高热量食物，每克酒精能产生7000kcal热量。此外，饮酒会减少胰腺分泌胰岛素。女性每天饮酒的酒精量不超过15g，男性不超过25g（15g酒精相当于450mL啤酒、150mL葡萄酒或50mL低度白酒）；每周饮酒不超过2次。糖尿病患者容易缺乏B族维生素、维生素C、维生素D，以及铬、锌、硒、镁、铁、锰等多种微量营养素，可根据营养评估结果适量补充。长期服用二甲双胍者应防止维生素B_{12}缺乏。在保证营养素均衡的同时，要注意患者的生活质量，充分考虑患者的饮食习惯、经济条件，尽量让患者与家属一起进餐；当胰岛素用量较大时，两餐间或晚睡前应加餐，以防止低血糖的发生；注意观察进餐与血糖、尿糖变化的规律，保证血糖、血脂、体重尽量接近正常水平，以减少和避免并发症的发生。

2. 运动指导　运动锻炼在2型糖尿病患者的综合管理中占有重要地位。规律运动可增加胰岛素的敏感性，有助于控制血糖，减少心血管危险因素，减轻体重，提升幸福感。而且对糖尿病高危人群一级预防效果显著。运动处方应根据患者的工作、生活习惯、个体差异及病情而定。

（1）运动目的　运动是糖尿病治疗的重要手段。可达到控制血糖水平或减少降糖药物剂量的目的。同时也可以降低体重，改善代谢和减少心血管并发症的发生。经常参与运动的患者还可防止骨质疏松，提高生存质量。

（2）运动方法　成年糖尿病患者每周至少150分钟（如每周运动5天，每次30分钟）中等强度（达到50%~70%最大心率，心率和呼吸加快但不急促）的有氧运动。中等强度的体育运动包括快走、打太极拳、骑车及打乒乓球、羽毛球和高尔夫球。较强的体育运动为跳舞、有氧健身操、慢跑、游泳、骑车上坡。如无禁忌证，每周最好进行2次抗阻运动、锻炼肌肉力量和耐力。训练时阻力为轻或中度。联合进行抗阻运动和有氧运动可获得更大程度的代谢改善。运动项目要与患者的年龄、病情及身体承受能力相适应，并定期评估，适时调整运动计划。记录运动日记，有助于提升运动依从性。运动要循序渐进。运动一般安排在用餐30~60分钟以后进行。以运动后10分钟内心率恢复至安静时的心率为宜。

（3）运动禁忌证　运动治疗应在医生指导下进行。运动前要进行必要的评估，特别是心肺功能和运动功能的医学评估（如运动负荷试验等）。空腹血糖>16.7mmol/L、反复低血糖或血糖波动较大、有糖尿病酮症酸中毒等急性代谢并发症，以及合并急性感染、视网膜病变、严重肾病、严重心脑血管疾病（不稳定性心绞痛、严重心律失常、一过性脑缺血发作）等情况下禁忌运动，病情控制稳定后才可逐步恢复运动。

（4）注意事项　运动时间相对固定，运动前后应测血糖；穿舒适鞋袜，适当的热身、放松运动和合理的换气技术，可防止心血管和骨骼、肌肉的损害。糖尿病合并冠心病患者若运动中出现胸痛、胸闷症状，应立即停止运动，原地休息，舌下含服硝酸甘油。若不缓解，应立即就医。若发生低血糖反应，应立即停止运动，口服含糖饮料或食品；运动时应随身携带糖尿病急救卡（注明姓名、地址、电话号码）及饼干或糖果，并随时补充水分；胰岛素注射部位以腹部脐旁为宜，尽量避开运动肌群，以免加快该部位胰岛素吸收，诱发低血糖。运动前后要加强血糖监测，运动量大或激烈运动时应建议患者临时调整饮食及药物治疗方案，以免发生低血糖。

3. 用药指导 糖尿病是终身疾病，需要长期坚持药物治疗，患者应严格遵照医嘱正确服药，不要擅自停药或加药。

常用的药物使用方法：①磺脲类降糖药：如达美康、糖适平等。应餐前半小时服药。②双胍类：如盐酸二甲双胍，应餐后服药。③α-葡萄糖苷酶抑制剂：常用的有拜糖平，应在进食第一口饭时服用。④胰岛素增效剂：如文迪雅，一般早餐前空腹服药。⑤胰岛素：可分为速效、短效、中效和长效制剂。教会患者注射胰岛素的方法，包括胰岛素剂量计算，选择注射部位（如腹部距脐部5cm以外、手臂前外侧、大腿前外侧和臀部外上1/4）、选择注射时间（速效胰岛素在餐前即时注射，短效胰岛素餐前半小时注射，中效胰岛素晚饭前或睡觉前均可注射，长效胰岛素早餐前或睡前注射），保存胰岛素（2~8℃冷藏），以及如何使用胰岛素笔等。

4. 血糖监测 糖尿病治疗的目的是将血糖控制在正常水平，从而延缓其并发症的发生和发展。社区护士应指导患者定期监测血糖和尿糖，发现异常情况不能自行增减药量或更换药物，需在专科医生的指导下进行。

5. 并发症的预防 低血糖和糖尿病足是糖尿病患者最常见的并发症。

（1）低血糖的防治 糖尿病患者未按时进食，或进食过少，胰岛素注射剂量调整不谨慎，运动量增加，空腹饮酒等，容易出现低血糖。发生低血糖时，应积极寻找原因以避免再次发生。轻度低血糖时可出现心慌、手抖、饥饿、出汗等表现，严重时可出现昏迷，甚至死亡。预防低血糖应注意，药物治疗应逐渐加量，谨慎调整；定时定量进食；在体力活动前吃一些富含碳水化合物的食物；不要过多饮酒。若患者出现上述低血糖症状，应立即口服含糖饮料或吃一些糖果、点心，意识不清的患者应立即送医院抢救。

（2）糖尿病足的防治 糖尿病足是中晚期糖尿病患者的常见并发症，且有很强的致残性和致死性。其特点为下肢疼痛、皮肤溃疡、间歇性跛行和足部坏疽。许多糖尿病足患者早期出现腿部发凉、足部疼痛和间歇性跛行症状后，没有引起重视，致使动脉硬化加剧直至下肢皮肤发黑，继发感染，溃烂而不愈合，此时已到糖尿病足的中晚期，结局往往是局部溃疡不愈合、截肢，甚至死亡。在所有的糖尿病慢性并发症中，糖尿病足是相对容易识别、预防比较有效的并发症。尽早识别糖尿病足高危因素并采取积极对策，至少可避免一半以上的糖尿病足截肢。

对于糖尿病足的预防和护理措施，社区护士首先应识别糖尿病足高危人群：①以往有过足溃疡或截肢。②存在间歇性跛行、静息痛、足背动脉搏动明显减弱或消失。③关节畸形（鹰爪趾、榔头趾、骨性突起、关节活动障碍）、胼胝、溃疡、皮肤干燥、足趾间皮肤糜烂。④常赤足行走。⑤有神经病变的症状，如下肢的麻木、刺痛，感觉迟钝、严重减退，甚至感觉缺失的患者更容易罹患糖尿病足病。

其次，针对高危人群，社区护士要重点宣传教育。告知患者应该穿合脚的鞋，鞋袜要舒适透气，不穿过紧的或有毛边的袜子或鞋；洗脚时水温要适宜，低于37℃；不宜用热水袋、电热器等物品直接保暖足部；避免赤足行走；穿鞋前先检查鞋是否有异物或异常；足部皮肤干燥可使用油膏类护肤品；每天换袜子；不穿高过膝盖的袜子；水平剪趾甲；由专业人员修除胼胝或过度角化的组织；经常检查足部有无外伤与破损。小伤口应先用消毒剂（如酒精）彻底清洁后用无菌纱布覆盖，若伤口在 2~3 天仍未愈合应尽早就医，避免使用碘酒等强刺激性的消毒剂及紫药水等深色消毒剂，不用刀削足部鸡眼，不使用鸡眼膏等腐蚀性药物，以免发生皮肤溃疡。一旦有问题，及时找专科医生或护士诊治。

6. 心理指导   糖尿病是一种慢性疾病，病程较长，且需要长期饮食和运动治疗，给患者造成了许多心理负担，常产生如紧张、焦虑、孤独、恐惧、沮丧、绝望等负性情绪，可进一步加重患者病情，不利于血糖的控制。社区护士应培养患者乐观向上的心理，使患者掌握转移、宣泄、逃避与控制、自我安慰等心理调适方法，并组织形式多样的社区文化娱乐活动，使其保持积极、稳定的心境。

7. 健康教育   糖尿病患者的健康教育非常重要。应根据患者具体情况制定糖尿病健康教育计划，通过举办专题讲座或看专题录像，发放宣传资料，召开联谊会，设立糖尿病专题门诊或电话随访等，提高患者对糖尿病的认识，了解持久高血糖的危害及有效控制血糖的重要性，加强自我监护，主动配合治疗。

三、慢性阻塞性肺疾病的护理与管理

慢性阻塞性肺疾病（COPD）简称慢阻肺，是以持续气流受限为特征的可以预防和治疗的疾病，其气流受限多呈进行性发展。COPD 是常见的呼吸系统疾病，严重影响患者的生命质量，病死率高。据全球疾病负担研究项目估计，2020 年，COPD 将位居全球死亡原因的第 3 位。对 COPD 患者进行规范化诊疗，可阻止病情发展，延缓病情加重，改善生活质量，降低致残率和病死率，减轻疾病负担。

（一）主要致病危险因素
COPD 发病是遗传与环境致病因素共同作用的结果。

1. 个体因素   某些遗传因素可增加 COPD 发病的危险性。已知的遗传因素为 α_1 - 抗胰蛋白酶缺乏。哮喘和气道高反应性是 COPD 的危险因素，气道高反应性可能与机体某些基因和环境因素有关。

2. 环境因素

（1）吸烟   吸烟是发生 COPD 最常见的危险因素。吸烟者呼吸道症状、肺功能受损程度及患病后病死率均明显高于非吸烟者。被动吸烟亦可引起 COPD 的发生。

（2）职业性粉尘和化学物质   当吸入职业性粉尘，有机、无机粉尘，化学物质和其他有害烟雾的浓度过大或接触时间过长，可引起 COPD 的发生。

（3）空气污染   化学气体（氯、氧化氮和二氧化硫等）对支气管黏膜有刺激和细胞毒性作用。其他粉尘也刺激支气管黏膜，使气道清除功能遭受损害，为细菌入侵创造条件。大气中 PM2.5、PM10 可能与 COPD 发生有关。

3. 感染   儿童期严重的呼吸道感染与成年后肺功能的下降及呼吸道症状有关。既往肺结核病史与 40 岁以上成人气道气流受限相关。

4. 社会经济状况   COPD 发病与社会经济状况相关。这可能与低社会经济阶层存在室内、室外空气污染暴露，居住环境拥挤，营养不良等状况有关。

（二）社区评估

1. 症状评估 评估患者咳嗽、咳痰、呼吸困难的程度和发作时间。慢性咳嗽常为 COPD 的首发症状。气短或呼吸困难是 COPD 的典型表现。早期仅于活动后出现，后逐渐加重，严重时日常活动甚至休息时也感气短。合并感染时痰量增多，可有脓性痰。

2. 病史评估 询问患者有无吸烟史、职业性或环境有害物质接触史，是否存在哮喘史、过敏史、儿童期呼吸道感染及其他呼吸系统疾病，是否有家族聚集倾向。

（三）社区管理

社区管理主要是教育与督导辖区内居民戒烟并避免暴露于二手烟中，嘱患者尽量避免或防止粉尘、烟雾及有害气体吸入。帮助患者掌握 COPD 的基础知识，学会自我控制疾病的要点和方法；使患者知晓何时应去医院就诊。

1. 一级预防 预防 COPD 最简单、最经济、最有效的措施就是切实做好控制吸烟工作。提倡不吸烟，尤其是年轻人不吸烟是 COPD 防治工作，尤其是早期阶段的最主要干预性措施。实践表明，实行禁烟这是一项涉及面广、难度大，需要持续时间长，而且难以在短时间内见效的巨大工程。向居民反复宣传吸烟的危害，并同时说明吸烟产生的危害具有渐进性、累积性、隐蔽性、依赖性和选择性等特点。

2. 二级预防 采取最简单、实用的技术和方法在无症状的 COPD 高危人群中定期进行普查，以期尽早检出早期病变者。目前在世界范围内比较适用的方法是用肺活量计测定第 1 秒用力呼气容积（FEV_1），即 1 秒内的平均呼气流量测定。其测定稳定性和可重复性较佳，是肺功能受损的最主要和最常用指标（具体指标为 $FEV_1\%$ 预计值或 $FEV_1/FVC\%$）。通过对危险因素筛查发现潜在患者，及时进行管理。建立健康档案和监测资料，分析高危人群的危险因素，确定可干预因素，如针对吸烟、职业接触及环境污染等，实施有针对性的干预策略。提高高危人群的自我保健能力，减少呼吸道感染的发生和进展。

3. 三级预防 继续强化戒烟。已有研究结果表明成功戒烟可以缓解病情，提高生命质量，保护 COPD 患者的肺功能。因此，应反复向患者进行宣传，增强其戒烟和康复的信心。加强 COPD 患者康复锻炼，定期注射流感疫苗、肺炎疫苗，以减少呼吸道感染。

（四）保健指导

对 COPD 患者的保健，最重要的内容是通过健康教育，提高患者对疾病的认识，改变态度，纠正不良因素对健康的影响，以减轻症状，延缓病情的发展速度，提高患者的生活质量。

1. 居家环境 房间内定时通风，注意避免感冒。室内阳光充足、温湿度适宜，有利于稀释痰液。避免有害粉尘、烟雾或气体的吸入。对吸烟者应劝导其戒烟，同时避免被动吸烟。

2. 疾病知识指导 向患者介绍提高患者抗病能力的方法，针对不同季节进行循序渐进的耐寒训练；可在初春、秋末及发病前预防性用药，如接种气管炎疫苗、肺炎疫苗和流感疫苗等；保持心情舒畅，避免情绪激动对疾病的影响。创造有利于患者休息与睡眠的条件，睡眠障碍时禁止自行服用镇静剂。鼓励患者坚持治疗，按时服药，定期体检。保证充足的营养以利于身体的恢复，膳食应以"三高"食物（高蛋白、高热量、高维生素）为主，食用易消化并尽量少吃易产气的食物，保持排便通畅。活动受限的患者安排舒适的体位。注意个人卫生、加强口腔护理，预防感染。

3. 康复护理指导 适用于中度以上 COPD 患者。其中，呼吸生理治疗包括正确咳嗽、排痰

NOTE

方法和缩唇呼吸等；肌肉训练包括全身性运动及呼吸肌锻炼，如步行、踏车、腹式呼吸锻炼等；科学的营养支持与加强健康教育亦为康复治疗的重要方面。

（1）保持呼吸道通畅　①拍背手法：手掌呈空拳状，在病变部位胸廓叩击 30~40 秒，然后用手掌按在病变部位采用震颤法，重复 3~5 次再做叩击，重复 2~3 次。②有效咳嗽方法：先缓慢深呼吸，然后屏气片刻，躯干前倾，将两臂弯曲，用肘部轻轻向两下肋部加压，突然咳嗽时腹壁内陷，连续咳嗽 2~3 声，停止咳嗽后，缩唇将余气尽量吐尽，平稳呼吸数次，准备再次做咳嗽动作。咳嗽时可由家属辅助用双手挤压下胸廓数次，以增加排痰的效果。

（2）呼吸功能锻炼　COPD 患者需要增加呼吸频率来代偿呼吸困难，这种代偿多数依赖胸式呼吸。而胸式呼吸的效能低于腹式呼吸，患者易感疲劳。因此，重建生理性腹式呼吸是 COPD 患者康复的首要任务。社区护士可指导患者进行全身放松运动、缩唇呼气、膈式或腹式呼吸、缓慢呼吸等练习：①缩唇呼吸：患者闭嘴经鼻子吸气，然后通过缩唇（吹口哨）缓慢呼气，同时收缩腹部。吸气与呼气时间比为 1:2 或 1:3。②膈式或腹式呼吸：患者取立位、平卧位或半卧位，两手分别放于前胸和上腹部。用鼻缓慢吸气时，膈肌最大程度下降，腹肌松弛，腹部凸出，手感到腹部向上抬起。呼气时经口呼出，腹肌收缩，膈肌松弛，膈肌随腹腔内压增加而上抬，推动肺部气体排出，手感到腹部下降。两种锻炼每天训练 3~4 次，每次重复 8~10 遍。初练者开始练习时由于未能很好地掌握要领，做过多的深呼吸而易发生过度通气综合征。因此，每练习 3~5 次可暂停数分钟，然后再练，如此反复直到完全掌握。

4. 有氧运动　COPD 患者常因害怕出现劳力性呼吸困难而减少运动，导致活动能力的下降。积极的运动训练可使患者增强体质，提高对呼吸困难的耐受力，改善呼吸功能。常采用气功、打太极拳、做呼吸操、定量行走或登梯练习等。

5. 家庭氧疗　氧疗可以延长患者生命，改善生活质量。

（1）氧疗指征　具有以下任何一项：①静息时，$PaO_2 \leq 55mmHg$ 或 $SaO_2 < 88\%$，有或无高碳酸血症。②$56mmHg \leq PaO_2 < 60mmHg$，$SaO_2 < 89\%$ 伴有下述情况之一：继发红细胞增多（红细胞压积 $>55\%$），肺动脉高压（平均肺动脉压 $\geq 25mmHg$），右心功能不全导致水肿。

（2）氧疗方法　居家患者可采用家庭制氧机实现长期氧疗。制氧机采用物理制氧原理，通过分子筛的变压吸附作用，在常温下直接将空气中的氧气、氮气分离，提取高纯度医用氧气，实现了持续不间断供氧。使用时将湿化瓶注入适量纯净水并连接好吸氧管，打开电源，即可在 1~2 分钟内得到高纯度的纯净氧气。患者一般采用鼻导管吸氧，氧流量为 1~2L/min，吸氧时间 $>15h/d$，使患者在静息状态下，达到 $PaO_2 \geq 60mmHg$ 和/或使 SaO_2 升至 90% 以上。

（3）用氧安全　在氧疗过程中应告知患者及家属用氧的安全知识，保证氧疗安全有效。家中用氧要严格遵守操作规程，做好四防，即防震、防热、防火、防油。周围禁放烟火和易燃品，距离火炉至少 5 米，暖气 1m，氧气表及螺旋口不可涂油，也不能用带油的手拧螺旋。搬运氧气筒时应轻拿轻放，避免拖、拉、滑动及摔倒，氧气筒最好安置在氧气架上，无氧气架时可用皮带把氧气筒紧系在床头上。室内严禁使用明火，避免静电产生，氧疗期间患者尽量避免穿着化纤、丝、毛织物，以防产生静电，患者在吸氧期间，绝对禁止吸烟，家属应将患者床头的烟和打火机拿掉，并在吸氧室内贴上"禁止吸烟"字样，以引起患者和探视者的重视。

6. 气雾剂使用指导　吸入疗法是缓解气道痉挛的有效方法之一，在使用时药液进入呼吸道越深，缓解支气管痉挛的作用也越强，所以患者应尽量使喷出的药液吸入气道深部，而不是喷入口腔。正确的使用方法：摇动气雾剂使药液混匀，轻轻呼气直到呼不动为止；开始吸气时同时指压喷药，使药物随气流进入肺内；吸气末屏气 10 秒钟以上，然后缓慢呼气，休息 3 分钟后可重复 1 次。

7. 心理指导 在疾病的代偿期，COPD 患者抱有侥幸心理，对疾病的预防和康复训练不重视，而不能有效地控制疾病的发展；失代偿期由于长期缺氧，常使患者产生濒死感，甚至对疾病的治疗失去信心和勇气。因此，社区护士应重视心理护理，采取不同的心理治疗和护理方法，使患者能够在较短的时间内接受现实、稳定情绪，积极主动地预防疾病的发作，坚持治疗与康复训练，最大限度地改善疾病预后和身心状况。

第三节 社区姑息护理

一、姑息护理的内涵与原则

（一）姑息护理的内涵

1. 姑息护理的概念 姑息护理（palliative care）又称"舒缓护理""安宁疗护"等。姑息来源于拉丁字母"pallium（大披肩）"，意味着一个斗篷或一种掩饰物，在姑息关怀中症状被采用的照护方法"掩饰"起来，其根本和主要目的是促使患者感到舒适、无痛苦。姑息护理是伴随着临终关怀运动（hospice movement）而产生发展起来的一种人性化的、全新的护理方式，是社区护理的重要组成部分。

姑息护理是指对所患疾病不能根治的、进行性恶化的或生存期较短的患者给予积极的整体护理，控制疼痛和其他非疼痛症状，解决患者的心理、社会、精神问题，使患者和家属获得最佳的生活质量。

1990 年，WHO 首次正式给姑息护理定义为：姑息护理是对患病后无法治愈者的一种积极的、功能整体性的护理，主要是控制疼痛和其他症状，处理心理、社会、精神等方面的问题，达到姑息护理的目标，提高患者及其家属的生活质量。

1993 年，牛津大学在《姑息医疗》一书中定义姑息护理为：研究和处理处于活动期的迁延性的或晚期患者，对其可采取的治疗措施有限，照顾的焦点是生命的质量。

2002 年，WHO 再次对姑息护理更新定义，将患者的范围扩大为患有进行性恶化不能根治的疾病或生存期较短者；2010 年，WHO 在原定义的基础上，又重新修订姑息护理的内容与范围，使之更加完善。姑息护理是指通过对已确诊为不可治愈性疾病的患者实施早期介入的护理干预，评估和治疗包括患者疼痛在内的其他生理、心理、精神问题，缓解其痛苦与不适，提高其患病存活期的生活质量，帮助患者及其家属接受疾病的过程，正确面对死亡的一种护理模式。

2011 年，美国晚期姑息护理中心（the center of advanced palliative care，CPAP）将姑息护理定义为：由医生、护士和其他专业人员组成的团队与患者及其家属共同提供额外的支持，为诊断患有严重疾病者提供缓解症状、疼痛和压力等专业服务，改善患者和家庭的生活质量。

2. 姑息护理与临终关怀的区别 姑息护理与临终关怀既有联系又有区别。一般认为，姑息护理适用于患有无法治愈疾病的患者，包括所有威胁生命或潜在威胁生命的慢性疾病，如艾滋病（HIV/AIDS）、癌症、慢性阻塞性肺疾病（COPD）、糖尿病、运动神经疾患、心脑血管疾病等。而临终关怀是由社会各层次人员（护士、医生、社会工作者、志愿者、政府及慈善团体人士等）组成的团队向临终患者及其家属提供生理、心理、社会等方面的一种全面性照料与支持；临终关怀是针对各种疾病晚期、治疗不再生效、生命即将结束者进行的照护，一般为死亡前 3~6 个月，是姑息护理的一部分。

（二）姑息护理的原则

从医学哲学的角度来看，姑息护理是对传统死亡观的挑战。传统观念认为，死亡对患者及其家属意味着悲哀和恐惧。因此，明知疾病治愈无望，死亡预期可见，仍不惜一切代价，投入人力、物力、情感和高额费用；医疗护理的职责是治愈或延长患者的生命，住院患者的死亡是治疗护理的失败。而姑息护理认为，死亡是一个正常过程，对无法治愈的患者，提高生存质量比不惜一切代价延长生命更为重要。因此，姑息护理应遵从以下原则：

1. 在不可治愈的慢性疾病的较早期阶段，联合有益的治疗，如化疗、放疗及其他有利于控制临床并发症的方法，减轻或解除疼痛和其他不适症状。

2. 肯定生命，将死亡视为生命的自然过程，既不加速、也不延缓死亡。

3. 综合照顾患者的心理和精神需求，提供支持系统，帮助患者尽可能积极地生活，直到死亡。

4. 在患者生病或家属丧失亲人期间，提供支持系统帮助家属有效应对，采用多学科小组的形式满足患者和家属的需要，包括哀伤咨询等。

二、姑息护理的目标与内容

（一）姑息护理的目标

1. 实现患者及其家属的最佳生活质量，有效控制症状。

2. 帮助患者及其家属调整、应对进展性、终末期疾病的悲哀和失落感。

3. 帮助和指导患者实现未完成的心愿。

4. 遵照患者的意愿选择死亡的地点，并尽量减少不适和痛苦，让患者有尊严地死亡。

5. 预防家属产生丧失亲人的悲哀反应。

（二）姑息护理的内容

姑息护理的主要内容包括症状控制、支持患者、支持家属和死亡教育 4 个方面。

1. 控制症状　控制不适症状，促进患者舒适，是提高患者生存质量的重要前提，也是姑息护理的第一要务。晚期疾病患者均存在各种不适症状，严重影响患者的生存质量。常见的症状有疼痛、恶心呕吐、呼吸困难、排便和排尿障碍、疲乏、焦虑、谵妄、哀痛等。疼痛是恶性肿瘤患者临终承受的最大痛苦，WHO 调查表明，在罹患恶性肿瘤的末期患者中，有 50% 会出现疼痛，其中 30% 是严重疼痛。疼痛可引起生理功能紊乱，给患者心理上造成极大的伤害，并成为患者和家属最为恐惧的问题。有效地控制症状对预防或减少患者严重的心理、社会困扰至关重要。

2. 支持患者　姑息护理视患者为有需要、有尊严、有思想、有愿望的完整个体。让患者共同参与姑息护理的决策，尊重其自主权，告知患者病情及进程，与患者商量治疗方案和护理计划，及时反馈治疗效果，向患者提供必要的信息来源和社会支持，使患者能够做好充分的准备，平静地迎接即将来临的死亡。

3. 支持家属　家属是患者重要的精神港湾，是支撑患者脆弱心灵强有力的家庭系统，家属的任何不良情绪会严重感染患者的心态。姑息护理视患者和家属为一个整体，临终患者配偶常存在厌烦、疑虑、绝望、恐惧死亡的心理，这些不良心理反应会直接影响患者的情绪。护士应同情和理解家属的心理状态，指导家属在患者面前保持良好的心态及与患者沟通的方法与技巧。同时，护士还应做好患者死亡后家属的哀伤护理。

4. 死亡教育　死亡教育是姑息护理较为重要的内容。死亡教育是指引导人们科学、人道地认识死亡、对待死亡，以及利用医学死亡知识服务于医疗实践和社会的教育。死亡教育的内容包括一切涉及濒死及死亡问题的知识。由于受古代传统观念的影响，绝大多数人对死亡讳莫如深，避而不谈，以至于医生不敢告诉患者真实的病情，患者无法完成自己未了的心愿，家庭独自承受亲人即将离去的痛苦。通过死亡教育，帮助临终患者消除对死亡的恐惧，学习"准备死亡、面对死亡、接受死亡"；帮助临终患者家属适应患者病情变化和死亡，帮助他们缩短哀伤过程，认识自身继续生存的社会意义和价值。死亡教育不仅让人们懂得如何活得健康、活得有价值、活得无痛苦，而且还要活得有尊严。

三、姑息护理的现状与发展

（一）国外姑息护理的现状与发展

"姑息护理"一词作为专业术语，于1977年由加拿大 Balfour M. Mount 教授第一次提出，并在蒙特利尔的维多利亚皇家医院成立了姑息护理机构。英国西塞莉·桑德斯（Cicely Saunders）女士于1967年在伦敦建立了圣·克里斯多弗护理院（St. Christopher's Hospice），被认为是全球第一家缓和医疗机构，至今享有盛誉。1987年，缓和医疗被英国卫生管理部门正式确定为一门独立的临床医学专业。1989年，RNC（The Royal College of Nursing）护理专家组 - 姑息护理小组正式采用了"姑息护理"这一术语，1990年，WHO 呼吁各国政府应当把姑息护理列入国家医疗卫生政策中。20世纪70年代以后，世界各国纷纷建立姑息护理服务机构。在西方国家，当疾病无法治愈时，获得姑息护理已逐渐被视为一项基本的人权，任何人都有减轻疼痛的权利。以加拿大、英国、美国为首的发达国家经过30多年的发展，姑息护理得到了迅速的发展，形成了大量的理论与实践研究成果，建立了较为完善的姑息护理服务体系，姑息护理教育被纳入医学高等教育课程。发达国家的姑息护理模式主要有，住院患者的姑息护理、日托护理服务、姑息家庭护理、居丧支持等。

（二）我国姑息护理的现状与发展

1. 香港地区姑息护理的发展　姑息护理在香港地区又称为舒缓疗护、善终服务。1982年，香港九龙圣母医院首先成立善终服务小组，为晚期癌症患者及家属提供善终服务，其后基督教联合医院、南朗等几家医院也陆续实施此项服务。1987年，成立善终服务会，该会积极推行善终服务活动，包括宣传教育、举办课程和研讨会，协助当地医疗机构或服务团体建立善终服务机构等，让社会认识到善终服务的必要性。1995年医院管理局举办善终服务护理证书课程；1996年，英国威尔士大学在香港举办舒缓医学文凭课程；1997年，香港舒缓医学会及香港善终服务护士会成立；1998年，香港内科医学院成立舒缓医学专科；1999年，成功地举办了亚太善终服务会议。香港姑息护理的发展已走在亚太地区的前列，形成了一套完整的服务模式，并以标准化的培训课程培养了一大批姑息护理专业人才，不断通过学术团体、培训机构和学术会议积极推广姑息护理理念和相关知识，姑息护理的发展已步入成熟化。

2. 台湾地区姑息护理的发展 姑息护理在台湾地区称为安宁疗护，台湾的姑息护理是以实践起步的。传统的讳死文化束缚台湾姑息护理事业的发展。随着西方国家的影响，台湾开始探索生死问题。他们首先建立了安宁病房，随后成立台湾安宁照顾协会，台湾安宁疗护的发展还受到安宁照顾基金会、台湾安宁缓和护理学会等各种慈善组织的大力支持，推动了安宁疗护的发展。2001 年，在台北成功举办了 2001 年亚洲及太平洋地区安宁疗护会议，进一步奠定了安宁疗护在台湾的学术地位。目前针对肿瘤患者，台湾姑息护理已经涵盖了台湾 71% 的肿瘤病房，并要求医护人员必须在入院 24 小时内，评估 100% 肿瘤患者的疼痛情况，在入院 48 小时内，缓解 90% 以上患者的疼痛。并尊重患者的知晓权，做到生死两无憾。此外，他们还培训志愿者，推广姑息疗法意愿书、生前预嘱等中华文化中忌讳的生死大事，非常具有借鉴意义。

3. 内地姑息护理的发展 内地姑息护理起步迟，发展慢。1998 年，林菊英将"姑息护理"这一术语引进；1988 年 7 月，天津医学院崔以泰教授率先倡导成立了第一家临终关怀研究中心，从而使临终关怀研究迈出了第一步。1992 年，在北京成立了第一所民办临终关怀医院——松堂医院，随后临终关怀事业在上海、北京、西安、沈阳等地相继展开。1998 年，由李嘉诚基金会捐资，于汕头大学医学院第一附属医院创建了全国首家宁养院，探索以家居服务为重点的宁养医疗服务模式；在李嘉诚基金会的资助下，全国共建立了宁养院 32 家。目前，内地有临终关怀机构 200 多个。《中国护理事业发展纲要（2011－2015 年）》提出："探索建立长期护理服务体系，研究制定老年病科、姑息治疗和临终关怀的护理规范及指南。"全国各学术组织多次召开了国际性或全国性姑息护理学术会议，在全国范围内推广临终关怀和姑息护理的理念，撰写了《姑息医学》《牛津临床姑息治疗手册》《安宁疗护与缓和医学》等著作。

（三）我国姑息护理的发展趋势

1. 姑息护理体系将逐渐完善 我国姑息护理的发展受到文化观念、医疗政策、法律、经济、姑息护理教育和培训不足等制约，尚处于起步阶段。目前我国的姑息护理机构数量少、规模小，以家庭－社区－医院为基础的三级医疗机构系统建立不完善，致使姑息护理医疗网络体系散乱，整体仍处于落后的境地。我国应借鉴发达国家姑息护理的运作模式，建立以养老院为基础的姑息护理，以三级医疗机构提供的多学科医疗专业人员的家庭医疗护理及三级医疗机构内的姑息护理单元组成的工作网络，完善我国的姑息护理体系。

2. 姑息护理教育将逐渐被重视 姑息护理是以团队形式提高患者及家属生存质量的护理服务模式，姑息护理的发展势必需要大量经验丰富和具备专业技能的护理人员。在发达国家，从事姑息护理服务的人员都必须接受培训，并取得资格证才可以上岗。我国护理人员普遍缺乏姑息护理有关知识，对于姑息护理的知晓度也普遍较低；从事姑息护理的医护人员，大多数没有经过相应培训，学历层次偏低，总体素质不高。因此，增加对姑息护理专业人才的培训，解决人才缺乏是发展姑息护理服务必须重视的环节。

3. 姑息护理将逐渐得到政策保障 姑息护理是一项社会系统工程，是社会保障体系的一部分，是对我国现行的医疗体制的补充和完善，它的推广有利于节约卫生资源。政府应增加资金投入，多渠道筹措资金，建立相应的姑息护理机构；将姑息护理项目纳入医疗保障内容，加大姑息护理的服务对象和医疗保障的覆盖范围；加快完善社区姑息护理机构组织和功能，因为以家庭为单位的社区姑息护理，无论是从患者本人还是患者家庭角度来说，都更易于接受。通过一系列制度的建立和完善，尽快使我国的姑息护理事业走上合理化、制度化、规范化的轨道。

思考题

1. 社区护士小王通过家访工作发现，某一居民患高血压，且血压控制不稳定，治疗依从性不高。为改善这一现状，她可从哪些方面来对患者进行健康教育？

2. 一名冠心病患者上周在家中突发心绞痛，后自行缓解。为预防心绞痛发生，你如何指导患者进行家庭救护？

3. 某社区居民体检中发现中年肥胖患者较多，且血糖值普遍偏高，作为社区护士需要进行哪些方面的评估？

4. 一名糖尿病患者通过饮食、运动疗法控制血糖不佳，医生建议其注射胰岛素控制病情，但患者对胰岛素有顾虑，认为注射后会产生药物依赖，因此向社区护士咨询。请你对其进行健康教育，并教会患者注射胰岛素。

5. 一名 COPD 患者近来时常感到气短，家务劳动后明显呼吸困难。请指导其学会呼吸功能训练的方法。

6. 请借鉴国外姑息护理发展的经验，提出为促使我国姑息护理发展的对策。

NOTE

第九章　社区残疾人的康复护理

案例导入

　　李先生，32 岁，患精神分裂症 3 年余，现在家中休息，医嘱给予帕罗西汀口服。社区护士家访时发现，患者偶有失眠，家人认为长期服药可能会带来肝肾功能的损害，准备在患者症状稳定后停药。在社区护士指导下，患者及其家属服药依从行较好，但在 1 个月前，患者出现拒绝服药的现象，认为自己没有病，家人把药研碎后放入饭中使其服用。近 3 天来，家人发现患者出现言语混乱、夜间难以入睡、无故外跑等症状，并常常自言自语，自述感觉家人、邻居总在背后议论自己，认为自己想的事情别人都知道了。家人遂向社区卫生服务中心求助。

　　请问患者疾病复发的先兆有哪些？针对患者目前的情况，社区护士应如何指导？

　　近年来，社区残疾人口的增加导致对康复治疗和护理的需求急剧扩大，而仅依靠专业机构（如医院康复部门、专门的康复中心）难以满足需求。社区康复护理作为一种必要而有益的康复形式，逐步走入社区。因此，社区护士应了解残疾人的相关康复护理知识和技能，积极参与残疾人的社区康复护理工作，实现残疾人"人人享有康复服务"的目标。

第一节　社区残疾人的康复护理概述

　　第二次全国残疾人抽样调查结果显示，我国现有残疾人 8300 万，占全国总人口的 6.34%，且残疾者数量有逐年增加的趋势。WHO 提出，要通过社区康复为患者提供基本服务和训练，在社区层次上为居民提供有关疾病的预防、治疗和康复服务，帮助病、伤、残者最大限度地恢复功能，提高生活质量，回归家庭和社会。

一、基本概念

　　1. 康复　康复（rehabilitation）一词最早起源于拉丁语，原意是"复原"，"恢复原来的良好状态"，"重新获得能力"。WHO 将康复定义为，综合协调地应用各种措施，最大限度地恢复和发展与病、伤、残者的身体、心理、社会、职业、娱乐、教育和周围环境相适应的潜能，以减少病、伤、残者身体、心理和社会障碍，使其重返社会，提高生活质量。康复医学又称第三医学,是为了康复的目的而应用有关功能障碍的预防、诊断和评估、治疗、训练和处理的一门医学学科。

2. 社区康复　社区康复（community - based rehabilitation, CBR）是指以社区为基地对所有功能障碍对象开展的综合康复服务,是实施康复的一种形式,目的是尽量减少因病、伤、残带来的后果,最大限度地恢复病、伤、残者的功能和能力。1994年,联合国教科文组织、WHO、国际劳工组织对社区康复定义为,社区康复是属于社区发展范畴内的一项战略性计划,目的是促进所有残疾人得到康复服务,享有均等机会,成为社会的平等一员。社区康复的实施,要依靠残疾人及其家属、残疾人所在社区及相应的卫生、教育、劳动就业和社会服务等相关部门的共同努力。

在我国,社区康复是指依靠社区本身的人力资源,建立一个由社区领导、卫生人员、民政人员、志愿人员、社团、残疾者本人及其家属参加的社区康复系统,在社区进行残疾的普查、预防和康复工作,使分散在社区的残疾者得到基本的康复服务。

3. 社区康复护理　社区康复护理（community - based rehabilitation nursing）是将现代整体护理的理念融入社区康复,在康复医师指导下,在社区层次上以家庭为单位、以健康为中心、以人的生命为全过程,社区护士利用社区的人力、物力、财力,依靠各种力量（残疾者家属、医务工作者和所在社区的相关部门等）的合作,对社区伤残者进行家庭康复护理。其精髓在于"社区组织、社区参与、社区训练、社区依靠、社区受益"。

二、残疾的分类

WHO按照残疾的性质、程度和影响,把残疾分为3类。

1. 残损（impairment）　残损是指身体结构和（或）功能（生理、心理）有一定程度缺损,身体和（或）精神与智力活动受到不同程度的限制,对独立生活或工作和学习有一定程度的影响,但个人生活仍然自理,是生物器官系统水平上的残疾。因此,残损又称结构功能缺损,包括听觉残损、视觉残损、内脏残损、运动系统残损、认知残损、心理残损、言语残损、畸形和其他残损。

2. 残疾（disability）　残疾是指由于身体组织结构和（或）功能缺损较严重,造成身体和（或）精神或智力方面的明显障碍,以致不能以正常的方式和范围独立进行日常生活活动,是个体水平上的残疾。因此,残疾又称个体能力障碍,包括运动残疾、交流残疾、生活自理残疾、行为残疾、手足技能残疾、环境适应残疾等。

3. 残障（handicap）　残障是指由于残损或残疾,限制或阻碍完成正常情况下（按年龄、性别、社会、文化等因素）应能完成的社会工作,是社会水平的残疾。因此,残障也称社会能力障碍,包括行动残障、就业或入学残障、社会活动残障、经济自立残障、定向识别残障等。

例如,脑血管疾病后患者出现一侧肢体肌力减弱,但能行走、生活自理,属于残损;若患者出现偏瘫,只能扶拐杖慢行,上下楼梯、洗澡等有困难则属于残疾;若患者全身瘫痪,卧床不起,个人生活不能自理,并且不能参加社会活动,属于残障。

三、社区康复护理的服务内容

社区康复护理的主要任务是预防慢性病,促进伤残者康复,纠正不良行为,预防并发症的

NOTE

发生，最大限度发挥伤残者的自理、自立能力，以及进一步加强伤残者生活应对能力和适应能力。

1. 社区康复护理评估　对患者功能障碍和残存功能的状况、康复训练过程中残疾程度的变化和功能恢复的情况进行评估，并向其他康复医疗人员提供相应的信息。

2. 预防残疾和并发症　落实预防残疾的措施，如给儿童服用预防小儿麻痹的糖丸；偏瘫患者易发生关节挛缩畸形和肌肉萎缩，在护理时要矫正其姿势并强化肌力，指导预防压疮、呼吸道和泌尿系感染、关节畸形及肌肉萎缩等并发症的发生。

3. 进行社区残疾者普查，建立社区管理档案　在本社区范围内逐户调查残疾人员和分布，做好登记并为其建立社区管理档案，同时进行残疾总数、分类及残疾原因等的统计分析，为制定残疾预防和康复计划提供资料。

4. 康复训练　在家庭或社区卫生服务中心的康复训练室对需要进行功能训练的残疾人，开展必要的、可行的功能训练，如生活自理训练、步行训练、家务活动训练、儿童游戏活动训练、简单的语言沟通训练、心理辅导等。这是社区康复护理最基本的内容。

5. 心理支持　残疾者易出现悲观、气馁，甚至绝望的情绪，康复护理人员应分析和掌握康复对象的心理状态，对已发生或可能发生的心理障碍和异常行为，通过了解、分析、劝说、鼓励和指导等方法，帮助残疾人树立康复信心，正确面对自身残疾，鼓励残疾人亲友理解、关心残疾人，支持、配合康复训练。

6. 独立生活指导及康复咨询　社区护士要协助社区内残疾人组建"独立生活互助中心"等康复组织，为其提供经济、法律和权益维护等方面的咨询和服务；根据残疾人不同的康复需求，提供有针对性的转介服务，将需要转诊的疑难杂症患者转送到上级医院或康复中心进行诊断和康复治疗；根据残疾人的需要，提供用品和用具的信息、选购、租赁、使用指导和维修等服务；参与教育康复、职业康复和社会康复工作，如帮助残疾儿童解决上学问题，组织社区内残疾儿童的特殊教育学习班等；对社区内有一定独立劳动能力和就业潜力的残疾人，提供就业指导和就业前强化训练；依靠社区的力量，组织残疾人与非残疾人一起开展文娱体育和社会活动，也可组织残疾人自己的文体活动，帮助残疾人解决医疗、住房、交通、参加社会活动等方面的困难。

7. 健康教育　通过语言、文字、音像等多种形式，针对康复对象的不同特点，进行个别指导和群体教育，使服务对象获得相关康复知识和技能，从而消除或减轻影响健康的危险因素，预防疾病和残疾，促进健康和提高生活质量。

第二节　社区身体残疾者的康复护理

对于社区身体残疾者，护理人员可以动员和利用社区、家庭和个人的资源，采取各种康复护理措施，帮助身体残疾者最大限度地实现康复目标。

一、身体残疾者的社区康复护理评估

社区康复护理评估是指收集、分析与社区康复对象（个体、家庭、社区）有关的资料，并与正常标准进行对照，找出护理问题，为制定社区康复护理计划提供参考依据的过程。

（一）社区康复评估

1. 社区环境 收集伤残者生活的社区经济、文化、居住环境等方面的信息。

2. 社区残疾者人口学特征 主要包括人口数量、性别、年龄、教育程度等；人口增长及流动趋势；残疾人的家庭形态、职业状况和婚姻状况等。

3. 社区健康及康复状况 主要包括社区疾病及流行趋势、主要疾病类型、卫生服务状况、康复设施状况及社会支持系统等。

（二）家庭康复评估

家庭康复评估收集病伤残者的家庭功能、家庭环境和家庭资源等相关资料；定期评定康复对象及其家庭其他成员的身心变化，为进一步采取干预措施提供依据。

（三）个体康复评估

1. 个人病史 包括现病史、既往史、发育史和心理行为史等。重点评估功能障碍发生的时间、原因、发展，对日常生活、工作、学习、社会活动的影响及治疗和适应情况。

2. 体格检查 重点检查与残疾有关的肢体及器官。

3. 康复评定 评估患者总体功能，进行肌力评定、关节活动度评定、日常生活活动能力（ADL）评定、残疾程度评定等。现将常用评定方法简介如下。

（1）肌力测定（muscle test） 肌力测定用以判断有无肌力低下及肌力低下的范围和程度，发现导致肌力低下的原因，为制定康复治疗计划、评价效果提供依据。其测定方法有徒手肌力测试及器械肌力测试：①徒手肌力测试（manual muscle testing，MMT）：不借助任何器材，仅依靠检查者徒手对受试者进行肌力测定。其不受检查场所的限制，因此得到广泛的应用。MMT的评价标准为6级分级法，即0级、1级、2级、3级、4级、5级，详见表9－1。②器械肌力测试：在肌力较强（超过3级）时，为了做进一步较准确的定量评定，可利用专门器械做肌力测试，常用的有握力计、捏力计、拉力计、等速测力器等。

表9－1 徒手肌力测定分级标准

级别	标准	相当正常肌力的百分比（%）
0	无可测知的肌肉收缩	0
1	有轻微肌肉收缩，但不能引起关节运动	10
2	在减重状态下能做关节全范围运动	25
3	能抗重力做关节全范围运动，但不能抗阻力	50
4	能抗重力及轻度阻力，做关节全范围运动	75
5	能抗重力及最大阻力，做关节全范围运动	100

（2）关节活动度测定 关节活动度（range of motion，ROM）又称关节活动范围，是指关节运动时可达到的最大弧度。因关节活动有主动与被动之分，因此关节活动度包括主动关节活动度和被动关节活动度。通过关节活动度测定，可以确定患者关节活动是否受限及受限程度，并发现影响关节活动的原因，为选择治疗方法及判定治疗效果提供客观依据。关节活动度通常用量角器进行测量。将所测得的关节活动的度数与正常人各关节活动正常度数（表9－2）作比较，则可确定患者关节损伤的程度，也可为康复效果的评定提供依据。

NOTE

表9-2   人体四肢关节平均活动范围表

关节名称	活动形式	活动范围	关节名称	活动形式	活动范围
肩关节	屈	180°	髋关节	屈	125°
	伸	50°		伸	15°
	外展	180°		外展	45°
	内收	40°		内收	45°
	外旋	90°		外旋	45°
	内旋	90°		内旋	45°
肘关节	屈	150°	膝关节	屈	150°
	伸	0°		伸	0°
腕关节	屈	80°	踝关节	屈	45°
	伸	70°		伸	20°
	外展	20°		内翻	35°
	内收	45°		外翻	25°

（3）日常生活活动能力评定   日常生活活动能力（activities of daily living，ADL）是指人类为了独立生活而反复进行的、最基本的、最具有共性的活动，如衣（穿脱衣、鞋、帽，修饰打扮）、食（进餐）、行（行走、变换体位、上下楼）、个人卫生（洗漱、沐浴、如厕、控制大小便）等。ADL评定是用科学的方法，从实用角度出发对患者独立生活能力及残损状况进行测定，全面了解患者在生活和工作方面的活动程度，从而反映患者综合活动能力，为制定合理、有效的康复护理计划和评估康复效果提供依据。

ADL评定常用Barthel指数评定法进行（表9-3）。

表9-3   Barthel 指数记分法

项目	自理	稍依赖	较大依赖	完全依赖
进食	10	5	0	0
洗澡	5	0	0	0
修饰（洗脸、梳头、刷牙、刮脸）	5	0	0	0
穿衣（包括系鞋带等）	10	5	0	0
控制大便	10	5	0	0
控制小便	10	5	0	0
用厕所（包括清洁、穿衣、冲洗）	10	5	0	0
床-椅转移	15	10	5	0
平地走45m	15	10	5	0
上下楼梯	10	5	0	0

注：总分为100分。0～20分功能严重障碍，日常生活完全依赖；21～40分生活需要很大帮助，属重度依赖；41～60分生活需要中等程度帮助；>60分生活大部分自理；100分基本生活独立自理，不需他人照顾。

4. 康复评定报告   根据资料和检查结果，写出评定报告。

二、身体残疾者的社区康复护理措施

社区护士应与其他医务人员一起，利用康复护理专业技术，训练身体残疾者独立完成日常生活活动、使用轮椅和拐杖等能力，最终帮助其达到自我护理的水平。

（一）康复环境改善

理想的环境有利于实现康复目标。社区护士应重视环境的创造和选择，了解康复环境的要求和设施，为身体残疾者提供良好的康复环境和活动场所，促进康复目的实现，最大限度地发挥患者的残余功能。

1. 居室环境 为方便使用轮椅者的日常生活，家庭日常生活设施应以安全、自由空间大、功能齐全为准则。

（1）房门 取消门槛，门宽在85cm以上，以便步行器或轮椅顺利通过；门内外应有1.5m×1.5m的平台，以便能够转身开关门；门的设计应便于开关，使用长型门把，可用折叠门或推拉门；地面应防滑、干燥、不打蜡等。

（2）卧室 房间需通风良好、光线充足，墙面距地面100cm高处安装水平扶手杆；卧室内床、椅的高度在60cm左右，以患者坐位时两脚能平放在地面为宜；卧室桌前、柜前、床边应有160cm的活动空间，以便轮椅必要时作360°旋转；衣柜内挂衣架的横木不应高于1.2m，衣柜深度不应大于60cm；墙上电灯开关宜低于92cm，墙面电源插座以离地30cm以上为宜。

（3）卫生间 厕所一般采用坐式马桶和坐式淋浴，高度40～50cm，坐便器周围有扶手，两侧扶手相距80cm左右；淋浴喷头高度应以坐在轮椅上能拿到为宜；洗手池的最低处大于69cm，以使乘坐轮椅者的腿部能进入池底，便于接近水池洗漱。

2. 社区环境 社区环境应利于功能障碍者。社区街道标明车道、人行道、过街道及过街指示灯；街道旁设休息椅，过街处人行道与车道小斜坡连接；公共楼房应设斜坡楼梯和平台，以便轮椅通行，斜坡表面要选用防滑材料，倾斜角度为5°左右，宽度100～114cm，两侧应有5cm高的突起围栏以防轮子滑出；阶梯式楼道两侧应有离地面65～85cm高的扶手，每阶的高度不应大于15cm，深度为30cm，梯面用防滑材料；楼梯、走廊应有120cm以上的宽度；社区中电梯厢面积不小于150cm×150cm，门宽应不小于80cm，电梯迎门面应有镜子，以便乘轮椅者观看自己的进出是否已完成，供乘轮椅者使用的电梯控制装置离地面应在100cm左右；公共厕所应设残疾人厕位。

（二）ADL 训练

ADL 训练以提高患者的生活质量及实现回归家庭和社会、尽量不依赖或少依赖他人为宗旨，主要包括日常生活中衣、食、住、行及保持个人卫生和独立的社区活动所必需的一系列基本活动。

1. 进食训练 选择适于患者功能状态的餐具和姿势进行能力训练。例如，坐在床上吃饭，可分解为卧位变化、抓握餐具、送食物入口、咀嚼和吞咽动作。

（1）体位变化训练 根据具体情况，选择不同的方法训练患者从仰卧位变为坐位，如应用健侧手和肘坐起，或由他人帮助或用辅助设备坐起，然后训练维持坐位平衡，可先训练靠背支撑坐稳，然后再训练无靠背的自行坐稳。

（2）抓握餐具训练 开始先训练患者抓握木条或橡皮柄，继之用匙、筷子、刀叉等。丧失抓握能力者、协调性差或关节活动范围受限者常无法使用普通餐具，需将食具加以改造，如将碗、碟固定在桌子上，使用特制长柄匙、刀、叉等。

（3）进食动作训练 先模仿进食，训练手部的协调动作，然后准备易被拿取的食物，练习进食动作。

（4）咀嚼和吞咽训练　有吞咽障碍的患者须先做吞咽动作的训练后再进行进食训练，要先用流质类或半固体类的食品，如糊状食物、稀粥等，逐步从流质、半流质到普食，每次量不宜过多，并尽量放在舌后部，进食速度要慢，饮水时用吸管。应注意吞咽障碍者在进食训练时要备有吸引器，整个训练过程中要有人在旁监护。有面瘫者，食物应送到健侧。

2. 更衣训练　更衣训练是 ADL 训练中比较重要的部分，必须在残疾者掌握坐位平衡的条件下进行。训练内容包括穿/脱上衣、穿/脱裤子、穿/脱鞋和袜子。更衣训练的主要对象是一侧肢体失用的患者，训练时应遵循先易后难、循序渐进的原则，按照先穿患侧后穿健侧、先脱健侧后脱患侧的顺序进行练习（图 9-1）。

（1）穿/脱前开襟上衣　①穿衣：患手先伸入袖内→将衣领拉到肩上→健手转到身后将另一侧衣袖拉到健侧→健侧伸入袖内→整理上衣使之左右对称→系好扣子。②脱衣：与穿衣相反。

（2）穿/脱套头上衣　①穿衣：患手穿好袖子，拉到肘以上→穿健手侧的袖子→用健手将套头衫背面上举过头顶套头。②脱衣：将衣身脱至胸部以上→健手拉住衣服→在背部从头脱出→脱健手→脱患手。

（3）穿/脱裤子　①穿裤子：患腿屈膝、屈髋放在健腿上→健手穿患侧裤腿→放下患腿→穿健侧裤腿→拉起裤子向上至腰部。②脱裤子：患者站立，松腰带，裤子落下→坐下抽出健腿→抽出患腿。

（4）穿/脱袜子和鞋　①穿袜子和鞋：将患腿置于健腿上→健手为患足穿袜子或鞋→放下患腿，全脚掌着地，重心转移至患侧→健侧下肢放在患侧下肢上→穿好健侧的袜子或鞋。②脱袜子和鞋：顺序与穿相反。

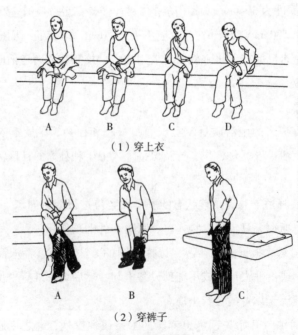

（1）穿上衣

（2）穿裤子

图 9-1　更衣训练

3. 个人卫生训练　个人卫生是人的基本需要，个人卫生活动训练包括指导协助或指导洗漱，如洗脸、拧毛巾、刷牙、梳头、剃须及洗澡等训练。

（1）**洗脸、洗手**　主要是教会患者使用单手洗脸、洗手技术：①患者坐在洗脸池前，健手打开水龙头，健手洗脸、洗患侧手及前臂。②洗健侧手臂时，将毛巾固定在水池边缘，健手在毛巾上面擦洗。③将毛巾绕在水龙头上或绕在患侧前臂上，用健手把毛巾拧干，再擦去脸上、手上的残水。

（2）**刷牙、漱口**　应使患者掌握单手刷牙、漱口的方法：①患者坐在洗脸池前，健手打开水龙头，将漱口杯接满水后关上水龙头，漱口杯放于一旁备用。②将牙刷放在湿毛巾上或一小块防滑垫上稳定。③健手挤牙膏，刷牙。旋牙膏盖时，可借助身体将牙膏固定（如用两膝夹住），用健手将盖旋开；较大困难者可借助器具完成。④放下牙刷并拿起漱口杯漱口。⑤牙齿刷净后，打开水龙头冲洗牙刷、牙膏外皮，并将用物放回原处。

（3）**梳头、剃须**　梳头的步骤如下：①患者靠于一个台子上或安全坐稳。②教会患者自己调整好镜子角度并拿起梳子，鼓励患者使用患侧手来梳头，可选用加粗或加长梳柄的梳子。③梳头顺序为先前面、再后面，先患侧、再健侧。

剃须的步骤如下：①患者尽量靠近镜子，采用坐位，调整好镜子角度。②固定剃刀，用健手去掉剃刀盖子、拿起剃刀、打开电源、剃掉胡须。③顺序一般为先患侧、后健侧。④剃净后，关闭剃刀电源，固定剃刀位置，盖好盖子并放回原处。

（4）**洗澡**　洗澡时浴室地面至浴缸内应铺浴巾，以防滑倒。出入浴室时患者应穿防滑拖鞋。调节浴室温度在24℃左右，洗澡水温一般38℃～42℃。洗澡的步骤如下：①入浴盆：患者坐在紧靠浴盆的椅上→用健手抬患腿入浴盆→健腿入浴盆→健手扶持浴盆边缘→健腿撑起身体→臀部入盆。也可用木板固定在浴盆一端，患者将臀部移至木板上，健腿入盆，再患腿入盆。②洗涤：用健手持毛巾或将毛巾一端缝上布套，套于患臂上协助擦洗身体，也可借用长柄浴刷擦洗背部和身体远端。③拧毛巾：将毛巾压在腿下或夹在患侧腋下，用健手拧干，然后擦干身体。④出浴盆：顺序与入盆顺序相反。

4. 排泄训练　对于有排泄功能障碍的患者，可通过康复训练帮助其改善排泄功能，提高生活质量。

（1）**排尿功能训练**　目的是帮助患者恢复排尿反射，重建排尿规律。根据造成排尿功能障碍的不同原因可选取不同的方法。例如，对尿潴留的患者，可采用压迫膀胱法、压腹法、导尿法；对压力性尿失禁的患者，可进行盆底肌肉训练以减少漏尿的发生；对反射性尿失禁者，可通过轻叩耻骨联合上区或摩擦大腿内侧，同时听流水声等，促使其反射性排尿，或进行间歇导尿；对功能性尿失禁者，应在其身边备好便器，督促其定时排尿。

（2）**排便功能训练**　常见的排便功能障碍有便秘或大便失禁，社区护士除了指导患者日常饮食应注意多摄入高膳食纤维的食物、保证足够饮水量之外，还可采取以下措施：①根据患者具体情况，选择排便的最佳时间，养成按时排便的习惯，一般在早餐后为宜。②按摩腹部以促进肠蠕动，或屏气以增加腹压，利于大便排出。③必要时可采用直肠指检的方法直接刺激直肠，或给予缓泻剂、栓剂；顽固性便秘者可考虑灌肠。

5. 移动训练　身体残疾者因某种功能障碍，不能很好地完成移动动作，需借助手杖、轮椅等完成。因此，移动训练是 ADL 训练的一个重要方面。

（1）**立位移动训练**　当患者能站稳时，应进行行走训练。起立动作与行走动作几乎同时

NOTE

开始。

（2）扶持行走训练　患者需要扶持时，扶持者应位于患者患侧，也可在患者腰间系小带子或给予安全把手，以便于扶持。

（3）独立行走训练　先让患者两脚保持立位平衡状态，行走时，先迈出一只脚，身体倾斜，重心转移至对侧下肢，两脚交替迈出，整个身体前进。训练时，可利用平衡杠，练习健肢与患肢交换支持体重，矫正步态，改善行走姿势。

（4）拐杖行走训练　拐杖训练是利用假肢或瘫痪患者恢复行走能力的重要锻炼方法。

双拐行走训练步骤：①卧位时锻炼上臂肌力、肩部肌力，锻炼腰背部和腹部肌力。②练习起坐和坐位平衡。③训练架拐站立：背靠墙站立，将双拐置于足趾前外侧 15 ~ 20cm，屈肘 20° ~ 30°，双肩下沉，将上肢的力量落在拐杖的横把上→将重心移至一侧拐杖或墙壁→提起另一侧拐杖→提起双侧拐杖。④向前行走：提起双拐置于正前方→将身体重心置于双拐上→用腰部力量摆动向前。

单拐行走步骤：健侧臂持杖，拐杖与患侧下肢同时向前→健侧下肢和另一手臂摆动向前，或健侧臂前移→移患腿→移健腿。反之亦可，患者可自行选择。

（5）上下楼梯训练　患者能够熟练地在平地上行走后，可试着在坡道行走或上下楼梯：①扶栏上下楼梯训练：上楼时，患者健手扶栏→健足踏上一级→患肢踏上与健肢并齐；下楼时，患者健手扶栏→患足先下一级→健足再下与患足并行。②拐杖上下楼梯训练：上楼时，拐杖立在上一级台阶上→上健肢→上患肢与健肢并行；下楼时，拐杖立于下一级台阶上→下健肢→下患肢与健肢并行。

6. 床上体位转换训练　身体残疾者长期保持固定体位，会影响全身血液循环，引起压疮、肢体挛缩、肺炎、尿路感染、深静脉血栓等并发症。因此，康复训练时需要配合体位转换，以达到更好的康复效果。

体位转换之前应评估者皮肤有无压红、破溃、出血点，以及肢体血液循环状况等，并指导患者尽可能发挥其残存功能，主动配合康复人员进行体位转换；体位转换之后要注意保持体位的稳定、舒适和安全，必要时用软枕等支撑，以维持良肢位。现以偏瘫患者为例，介绍体位转换的具体方法。

（1）床上翻身　①伸肘摆动翻身法：患者仰卧，双手十指交叉，患手拇指压在健手拇指上方（即 Bobath 握手）→双上肢伸直举向上方→健腿插入患腿下方→在健侧上肢帮助下双上肢向左、右两侧摆动，利用躯干的旋转和上肢摆动的惯性向患侧翻身→健侧腿蹬床，并勾住患腿顺势翻向患侧。②从仰卧位向健侧翻身：患者屈肘，健手前臂托住病肘→健腿插入患腿下方→旋转身体，同时以健腿带动患腿、健肘带动患肘翻向健侧。③协助翻身：患者仰卧，双手交叉于胸前上举或放于腹部，双膝屈曲，双足支撑床面→护士站在病床一侧，将患者双下肢、肩部和臀部移向床沿→一手放于患者肩部，一手放于患者髋部，轻推患者转向对侧。

（2）床上移动　①独立横向移动：患者仰卧，健手将患手固定在胸前，健腿插入患腿下方→健侧下肢将患侧下肢抬起向一侧移动→健足和肩支起臀部，将臀部移向同侧→肩、头向同一方向移动。②协助移向床头：一人协助移向床头：床头摇平，将枕头横立于床头→患者仰卧、屈膝，双足支撑于床面上，一手或双手拉住床头栏杆→护士一手稳住患者双脚，一手在臀部提供助力，使其上移。二人协助移向床头：护士两人分别站在床的两侧，交叉托住患者颈、肩及腰臀部→两人同时用力，动作协调一致将患者抬起，移向床头；也可两人同侧，一人托住颈、肩及腰部，另一人托住臀部及腘窝，同时抬起患者移向床头。

（3）卧位到床边坐起　①独立从健侧坐起：患者健侧卧位，健腿插入患腿下方→用健腿将患腿移到床缘下→用健侧前臂支撑身体，头、颈和躯干向上方侧屈→躯干直立、坐直。②独立从患侧坐起：患者患侧卧位，健腿插入患腿下方→用健腿将患腿移到床缘下→用健手将患臂置于胸前，提供支撑点→头、颈和躯干向上方侧屈→起身、坐直。③协助坐起：患者侧卧位，两膝屈曲→护士协助患者双腿放于床边→护士一手托着位于下方的腋下或肩部，另一手按着位于上方的骨盆或两膝后方，命令患者向上侧屈头部→护士抬起下方的肩部，以骨盆为枢纽转移成坐位。

（4）坐位到站立位　①独立站起：患者坐于床边，双手 Bobath 握手，双臂前伸→双足分开与肩同宽，两足跟落后于两膝（患足稍后，以利负重及防止健侧代偿）→躯干前倾，重心前移，使患侧下肢充分负重→臀部离开床面，双膝前移，双腿同时用力慢慢站起（立位时双腿同等负重）。②协助站起：患者坐位，两脚平放于地（患足稍偏后）→护士面向患者站于患侧，一手放在患膝上（重心转移时帮助患者伸髋、伸膝），另一手放在对侧臀部或抓住患者腰带（帮助抬起身体）→患者 Bobath 握手、伸肘，躯干充分前倾，髋关节尽量屈曲，重心向前移→患者伸髋、伸膝，抬臀离开床面→挺胸、直立（双下肢应对称负重，护士可用膝顶住患膝以防"打软"）。

7. 轮椅训练　轮椅为伤残者使用最广泛的代步工具，轮椅的使用应视患者的具体情况而定。患者应按处方要求配置和使用轮椅，选择坚固耐用、容易收藏和搬动、便于操纵和控制的轮椅。

（1）训练方法　包括床、轮椅之间的转移，轮椅、便器之间的转移：①床、轮椅之间的转移：患者坐于床缘，双足平放于地面→轮椅置于患者健侧（与床呈 30°～45°角，轮椅面向床尾，制动，卸下近床侧扶手，抬起近床侧脚踏板）→患者健手支撑于轮椅远侧扶手，患手支撑于床上，患足位于健足稍后方→患者向前倾斜躯干，健手用力支撑，抬起臀部，站稳后以双足为支点旋转身体直至背部正对轮椅→确认双腿后侧贴近轮椅，正对轮椅坐下。②轮椅、床之间的转移：患者驱动轮椅将健侧靠近床边（轮椅朝向床头，制动）→患者用健手提起患足，抬起脚踏板→躯干向前倾斜并向下撑，移至轮椅前缘→双足下垂（健足略后于患足）→健手抓住床扶手，身体前移→以健腿为轴心旋转身体，弯腰并屈膝，然后坐到床边（图 9-2）。③轮椅、便器之间的转移：便器一般高于地面 50cm，厕座两侧应安装扶手。先将轮椅靠近厕座，制动→解开裤子→用健手扶轮椅扶手站起→握住墙壁上的扶手→以健腿为轴心旋转身体坐在便器上。

（2）轮椅处方　①座位宽度：轮椅宽度是指两臀或两侧股骨大转子之间的最大距离加 5cm。②座位深度：座位深度是指后臀部至小腿腓肠肌后缘之间的水平距离减去 5～7cm。座位太深，会压迫腘窝部，影响血液循环；座位太浅，重心太靠前，局部受压太重，难以掌握轮椅平衡。③座位高度：座位高度指足跟至腘窝的距离加 5cm。放置脚踏板时，板面距地面至少 5cm，坐垫应选择透气性好的材料。④靠背高度：靠背高度一般为坐面至腋窝的距离减 10cm，但颈椎高位损伤者，应选用高靠背，高度为坐面至肩部的距离。

（3）注意事项　①使用方法应由患者自己选定，尽量发挥其残存的功能。②患者乘坐轮

NOTE

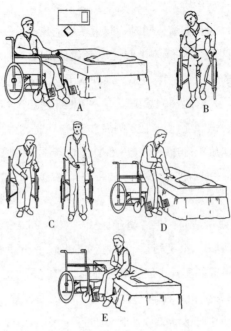

图 9 - 2　轮椅、床之间的转移

椅应注意姿势正确，将身体置于轮椅中部，背部尽量后靠。反复练习，循序渐进，多练习肢体的柔韧性和力量。长期坐轮椅者应每 15 ~ 30 分钟使臀部离开椅面一次，进行臀部减压。③注意保护，以防意外。患者想从轮椅站起时，应先将轮椅制动；推乘坐轮椅的患者下坡时，应倒行。

第三节　社区精神障碍者的康复护理

精神障碍是指在各种因素（包括各种生物、心理、社会环境因素）作用下造成大脑功能失调，出现感知觉、思维、情感、意志行为等方面的异常，需要用医学方法进行治疗的一类疾病。社区精神疾病是一类严重威胁人类健康的疾病，大多属于慢性疾病，患者在急性发作期需住院治疗，其他时间则长期生活在社区中，需要社会与家庭的照护。

社区中的慢性精神疾病患者，最重要的问题是精神残疾，即患者的社会功能有明显障碍或缺陷，不能完成其应有的社会角色。精神障碍患者的社区康复护理是社区护士的重要工作任务，是社区卫生服务的重要内容。其以社区为服务单位，研究精神疾病的预防、治疗、康复及社会适应的统筹安排和管理。

一、精神障碍者的社区康复护理评估

精神障碍者的治疗和康复，仅依靠医院或机构化管理是远远不够的，建立以社区为依托、家庭为单位的社区精神卫生管理保健体系，对精神障碍者进行护理评估，及早发现其发病征兆，才能及时有效地进行干预。

（一）基本情况评估

1. 患者自身的评估　其评估内容包括患者精神状态和治疗情况、过去疾病史、生活习惯、目前社会功能（包括个人卫生、人际关系、娱乐活动、宗教信仰、工作情况等）。此外，还应评估患者患病前在家庭中的情况、处理压力的方法、社交及基本生活技能、经济文化、判断力，以及疾病带来的改变、接受程度与社会适应能力等。

2. 家庭系统的评估 其评估内容包括家庭功能、家庭结构、家庭环境、家庭的社会支持系统、家庭对患者问题和护理计划的了解程度、家庭对精神疾病相关知识掌握的程度及预测病态行为的能力、家庭文化背景与知识水平、家庭对病情的观察和判断能力（能否向医务人员提供丰富、可靠的资料）、家庭其他成员精神健康水平、家庭对社会环境的适应状况等。

（二）社区常见精神障碍的评估

目前重性精神障碍是社区护理的重点，主要包括精神分裂症、分裂情感性障碍、偏执性精神病、双相障碍、癫痫所致精神障碍、精神发育迟滞伴发精神障碍。评估内容除了精神障碍的类型以外，还应评估患者病前个性特点、有无妄想等精神病性症状、情感和意志行为状况、自知力、有无自杀观念或行为等。

1. 精神分裂症 精神分裂症是一类常见的精神疾病，以思维、情感、行为的分裂，精神活动与周围环境的不协调为主要特征，通常无意识和智能障碍，部分患者可出现认知功能损害。其多起病于青壮年，常缓慢起病，病程多迁延。精神分裂症的临床分型有偏执型、紧张型、青春型、单纯型和其他类型，不同阶段、不同类型的临床表现差异较大。在典型的精神分裂症症状出现之前，常有异常的行为方式和态度变化，开始表现为懒散，不修边幅；对各种日常活动失去兴趣，情感淡漠，对外界事物无动于衷，逐渐丧失了与亲人和外界的正常联系；有的患者出现不可理解的言行。患者常伴有幻觉，以幻听多见，多为争论性幻听、评论性幻听、命令性幻听；妄想多为被害妄想和关系妄想，有时由于妄想、幻觉支配做出攻击性行为；思维贫乏，联想松散，讲话内容杂乱无章，或怀疑自己想的事情别人都知道，被人控制。精神分裂症病程迁延，缓慢进展，其预后与社会、家庭照顾关系密切，通过对患者家庭的心理教育或对患者进行社交技能训练等干预措施，可减少来自家庭、社会中的不良刺激，降低复发率。

2. 分裂情感性障碍 分裂情感障碍是一组精神分裂症和躁狂症同时存在或交替发生，症状又同样典型，常有反复发作的精神障碍。此型患者同时具有精神分裂症和情感障碍的症状，特征为显著的心境症状（抑郁或躁狂）和精神分裂症症状，同时出现或至多相差几天，具有反复发作的特点。本病发病年龄以青壮年多见，女性多于男性。

3. 情感性精神障碍 情感性精神障碍是指由各种原因引起的以显著而持久的情感或心境改变为主要特征的一组疾病，临床上主要表现为情感高涨或低落，伴有相应的认知和行为改变，可有幻觉、妄想等精神病性症状。根据情感的相位特征，情感性精神障碍包括双相情感障碍（既有躁狂又有抑郁发作，即躁郁症）和单相情感障碍（反复出现躁狂或抑郁发作而无相反相位，即躁狂症或抑郁症）。情感性精神障碍临床表现为：①躁狂发作：典型"三高"症状，即情感高涨、思维奔逸和活动增多；因患者自我感觉良好，精力充沛，少有躯体不适主诉；在急性发作期注意力有明显的随境转移症状，表现为主动和被动注意力均增强，但不能持久，易为周围事物吸引。②抑郁发作：以典型"三低"症状，即情感低落、思维迟缓、意志活动减退为主，常伴有躯体症状，也可出现人格解体、现实解体及强迫症状。老年抑郁症患者除有抑郁心境外，多有突出的焦虑、烦躁情绪，有时也可表现为易激惹和敌意。

4. 偏执性精神障碍 偏执性精神障碍又称持久的妄想性障碍，是一组以系统妄想为主要症状的精神障碍，妄想内容常为被害妄想、嫉妒妄想、疑病妄想和夸大妄想等。在不涉及妄想的情况下，无明显的其他心理方面异常。通常患者的行为、情感反应与其妄想内容一致。

5. 癫痫所致精神障碍　癫痫患者可出现不同程度的精神障碍，症状表现各异，可大致分为发作性和非发作性两种。发作性精神障碍表现为感觉、知觉、记忆、思维、精神运动性发作、情绪变化等；非发作性精神障碍表现为类精神病性障碍、情感障碍、人格改变或痴呆等。癫痫发作控制较差的患者，更容易出现精神障碍。

6. 精神发育迟滞　精神发育迟滞是指个体在发育阶段因先天或后天的各种不利因素导致精神发育停滞或受阻，造成智力低下和社会适应不良。主要表现在社会适应能力、学习能力和生活自理能力低下；患儿言语、注意、记忆、理解、洞察、抽象思维、想象等心理活动能力都明显落后于同龄儿童。WHO 根据智商程度水平将精神发育迟滞分为轻度、中度、重度和极重度 4 个等级。

（三）危险性评估

危险性评估分为 6 级。

0 级：不符合以下 1～5 级中的任何行为。

1 级：口头威胁，喊叫，但没有打砸行为。

2 级：打砸行为，局限在家里，针对财物；能被劝说而停止。

3 级：明显打砸行为，不分场合，针对财物；不能接受劝说而停止。

4 级：持续的打砸行为，不分场合，针对财物或人，不能接受劝说而停止，包括自伤、自杀。

5 级：持管制性危险武器的针对人的任何暴力行为，或者纵火、爆炸等行为，无论在家里还是公共场合。

（四）病情稳定评估

1. 病情不稳定　危险性为 3～5 级或精神病症状明显、自知力缺乏、有急性药物不良反应或严重躯体疾病。

2. 病情基本稳定　危险性为 1～2 级，或精神症状、自知力、社会功能状况至少有一方面较差。

3. 病情稳定　若危险性为 0 级，且精神症状基本消失，自知力基本恢复，社会功能处于一般或良好。

二、精神障碍者的社区康复护理措施

（一）心理护理

对精神障碍者实施心理护理的目的是化解患者的心理冲突，指导患者认识自己、认识他人，培养其自理能力。

1. 建立良好的护患关系　良好的护患关系是顺利开展护理工作的基础。部分精神障碍患者意识清楚、智能完整，常常不暴露思维内容，戒备心强，只有与患者建立良好的护患关系，取得其信任，才能深入、真实地了解病情，从而更好地护理患者。

2. 尊重患者人格　社区护士应理解、体谅患者的病态行为，对患者的精神症状给予理解、接纳，对患者的观点和想法不批判、不歧视、不嘲笑。护理过程中态度真诚，日常生活应尽量满足患者的合理要求，使其有被尊重感。

3. 正确应用沟通技巧　在与精神障碍患者沟通时，社区护士应恰当应用沟通技巧，可给予患者支持、鼓励、安慰、建议，并为某些病症做出解释和说明。如精神分裂症患者容易受到幻听的困扰，护士可握住患者的手表示理解其感受，并保证患者不会受到伤害，同时设法转移其注意力，如让患者大声唱歌或朗读、看电视等；若无法奏效，可指导患者试着接受幻听的存在，将其当作日常生活中的一部分，就好像身边多了一个"朋友"，虽不能控制这位"朋友"的出现，但患者有权利和能力去选择是否按这位"朋友"的指示去做。当患者症状控制，自知力恢复时，要教会其如何调整心态，应付生活和工作的压力，控制情绪，友好地与人交往等，以促进患者社会功能的恢复。

4. 恢复期患者的心理护理　患者处于恢复期时，自知力恢复，可能会产生自卑、自罪的情绪。对此期患者社区护士应耐心安慰，解除其自卑心理；帮助患者思考与预后有关的社会心理问题，如工作、学习、生活等；为患者讲解疾病的相关知识，解释患者在发病时的一些表现是疾病的症状而非他本人的行为，协助患者维持身心平衡，达到维护健康、预防复发、促进康复的目标。

5. 患者家属的心理护理　家属在照顾患者的过程中会出现一些生理、心理反应，表现为对精神疾病感到迷惑，担忧患者的未来、医疗费用、病程进展、预后，以及出现失望、无助、愧疚等情绪，行为上表现为自怨自艾、谴责他人或医院、发牢骚等。因此，需要对家属开展心理指导，缓解其心理压力，为患者创造一个良好的生活环境，营造和谐的家庭氛围，以利于缓解病情、减少复发，降低对家庭、他人和社会的潜在危害，提高患者的生活质量。

（二）安全管理

精神障碍患者受疾病影响会出现幻觉、妄想等，可能出现自伤、毁物、伤人、外走，甚至自杀行为，这些行为严重影响了患者及其周围人的生活，因此应特别注意创造一个安全的社区和家庭环境。

1. 患者管理　注意观察患者的情绪变化及异常言行。患者症状明显或病情不稳定阶段，要有专人看护，特别是有严重自杀或外走企图的患者。如发现患者流露出厌世念头，或是抑郁症状突然明显好转时，更应严密观察，警惕患者自杀。若患者症状加重，应建议住院治疗。

2. 危险物品管理　避免患者接触一切对其生命有威胁的物品，如刀具（水果刀、削皮刀、剪刀等），各种玻璃制品，绳索物品（鞋带、腰带、铁丝等），药物、打火机等；患者不能蒙头睡觉；上厕所超过 5 分钟要注意查看。

3. 周围环境管理　门窗、桌椅保持完好；尽量不与患者争辩，避免外界环境的刺激；患者不能自控，对自己或他人构成威胁时，要进行适当的控制和约束；病情严重时，建议并协助亲属将患者送医院治疗。

（三）社区康复训练

精神障碍患者的康复是指运用一切可采取的手段，尽量纠正精神障碍的病态表现，最大限度地恢复适应社会生活的精神功能，改善其职业功能水平，提高生活质量。精神疾病病程迁延，易复发，长期患病使患者的躯体功能和神经功能发生退行性变化，复发次数越多，恢复到原来功能的机会越少。精神疾病的康复遵循功能训练、全面康复、回归社会的原则。

1. 生活技能康复训练　为了让患者能够更好地适应社会，在家庭和社会中发挥作用，重

NOTE

新回到社会中去，患者个人生活的料理需要督促或协助。生活技能着重培训个人卫生、饮食、衣着、排便等活动，坚持每日数次示教督导。家属可同患者共同制定自我照顾计划和活动内容，安排一些有益于身心的活动，如做家务、看电视、进行体育活动等，培养有规律的生活习惯。许多患者出院回到家庭后，家庭出于保护的意愿，不让患者做家务，不让其参与社会及家庭的活动，患者整日卧床不起，无所事事，不利于患者康复。家属应通过督促检查、卫生指导，让患者在不影响治疗情况下，学会料理个人生活，能够操持一部分家务劳动，以增强生活兴趣，提高生活能力。

2. 社会技能康复训练　社会技能康复训练的重点在于培养社会活动能力，加强社会适应能力，促进身心健康及提高兴趣。可根据患者的具体情况选择内容，如唱歌、跳舞、乐器演奏、体育竞赛、游乐和观赏等，让患者走出家门与别人谈心，坚定其回归社会的信念；循循善诱地指导患者怎样去做，如教会患者怎样主动与亲人、朋友打招呼，怎样称呼对方，必要时可陪着患者一同去做。康复训练应循序渐进，并保持经常性，同时注意对患者宽容、耐心，以增强其回归社会的信心。

3. 学习技能康复训练　精神障碍患者由于疾病原因会出现学习技能下降，主要表现为注意力不集中，不能较长时间专注一件事情，不能坚持完成作业，不能学习新知识，不易掌握新技能。康复训练的目的在于帮助患者学会应对处理各种实际问题的技能。应训练患者时间观念，如按时起床、按时学习或工作、按时锻炼等，还要训练患者无论学习理论知识还是劳动技能时一定要有耐心、坐得住，积极参与讨论，建立自信。训练过程中应从低标准开始，不能操之过急，对患者的进步要及时给予肯定和表扬。还可让患者参加一些一般性的教育活动，如卫生常识教育、科技知识教育，以提高其常识水平，培养学习新事物和新知识的习惯，以免脱离社会现实。

4. 职业技能康复训练　开展职业技能康复训练，使患者尽可能恢复患病前的职业技能或发展其有兴趣、有专长的新技能，以适应职业的需要，达到重返社会、恢复工作的目的。根据患者原有职业的特点、兴趣爱好及目前状况，选择相应的职业技能培训，如简单的劳动作业（一般需要集体进行，工序简单，技术要求低，如贴信封、糊纸袋、拆纱团），工艺制作训练（织毛衣、绘画、书法、书籍装订、园艺种植等），以及回归社会前职业训练。还应注意培养患者参加工作后应对压力的能力，这是做好职业技能康复训练的重要步骤。

（四）生活指导

1. 饮食护理　加强患者饮食管理，保证营养、水和电解质平衡。一般应给予营养丰富、质软易消化、避免带骨刺的食物。评估患者的躯体情况和进食情况，如有的患者因疾病影响出现拒食或无法进食而导致营养状态较差，要根据不同原因采取相应对策。对拒食者要劝其进食，食欲旺盛者要适当限制，做到合理定量。生活自理能力差，如痴呆的患者应协助喂食。同时，要注意防止患者吃得太快而产生误咽或呃逆。

2. 睡眠护理　精神障碍患者的睡眠状况往往与病情密切相关。例如，抑郁症患者常早醒，此时情绪抑郁消极，易发生自杀；而恢复期患者若出现数日的失眠，则预示病情有复发的可能；若患者入睡困难，不时起床，心神不定，常提示患者出现幻听，存在被害妄想等症状。因此，社区护士应指导家属做好患者的睡眠护理：①为患者创造一个舒适、安静的睡眠环境；恢复工作的患者最好不要参加轮班工作；睡前忌服兴奋性饮料（酒、浓茶、咖啡），尽量少抽或不抽烟，睡前督促患者解小便；对生活自理能力差的患者应协助就寝时的生活护理，如洗漱，热水泡脚，关灯，打开夜灯等。②失眠的表现有夜间睡眠减少，缄默不语，整夜辗转难眠，疑有人害己，疑有人监视等。发现有失眠现象时，应认真评估失眠的原因，针对不同的原因对症处理，及时给予安慰和帮助。③必要时在给予抗精神病药的基础上加服催眠药，若睡眠情况仍无好转，应及时送患者就诊治疗，以利于及时控制病情，防止复发。精神障碍患者常在精神症状控制后睡眠好转，应渐渐试停催眠药，以防药物成瘾。对催眠药有明显心理依赖的患者，可用外观相似的维生素类药物代替。

3. 个人卫生护理　有些患者生活不能自理，家属应耐心协助，定期为患者洗澡、更衣和理发，帮助患者洗脸、漱口、梳头等；随着天气变化，为患者适时加衣、盖被，防止患者受凉；被子要经常晾晒，室内空气要流通；有的患者因疾病导致饮食不正常或活动量减少，同时又服用抗精神病药物，可能发生排便困难，应定时诱导患者大小便，并观察便形，掌握次数，如有异常，应及时寻找原因并处理。对于尚保持部分生活自理能力的患者，应指导、帮助其料理生活，而不应该全部代替患者完成，以延缓其生活功能的减退。

（五）用药指导

精神障碍患者用药指导是家庭康复治疗中一个关键问题，也是预防疾病复发的重要措施。

1. 急性发作期患者的用药指导　患者常因无自知力而出现藏药、拒服药的行为，对此应耐心劝说，特别是患者最信任或最有权威性的人来劝说。劝说时注意避免"你有精神病应该服药"之类的语言，可带他到平常诊治的医院看病开药后，悄悄将药调换再给其服用；有些患者能够辨识以往服用过的抗精神病药物，可将药装在胶囊中给其服用。病情严重时应建议患者住院治疗。

2. 恢复期患者的用药指导　此期重点是不断加强患者对坚持服药重要性的认识，维持用药的目的在于治疗疾病，预防和减少疾病的复发。一般来说，患者病情稳定后需要坚持服药2~3年。很多患者难以坚持，也有患者家属因为对坚持服药的重要性缺乏正确认识，擅自同意患者停药，甚至有的家属反对患者继续服药，担心其过多服用抗精神病药影响智力或肝功能。因此，教育患者和家属认识服药目的和重要性是非常必要的。患者的药物应由家属保管，服药要有专人督促检查。家属给患者喂药时，应看着患者把药服下方可离开，必要时检查患者的口腔、舌下或牙缝，以防患者将药物藏起来，蓄积后顿服而达到自杀的目的。

3. 药物不良反应的观察和护理　抗精神病药物在治疗精神症状的同时，也会存在各种不良反应，多数药物在服用1~4周后出现。不良反应的严重程度与药量的多少、增减药物的速度、个体对药物的敏感性等因素有关。家属应了解服药后一般会出现嗜睡、动作呆板、便秘、流涎、肥胖等轻微反应，不需治疗处理，但患者在不良反应的作用下易产生沮丧、悲观等负性情绪体验，此时应密切观察患者的言谈举止，严防意外；若患者出现头颈歪斜、坐立不安、四肢颤抖等，则为较重的不良反应，必须及时通知医生调整服药剂量；在恢复期维持治疗期间，要定期到门诊检查；严格按医嘱服药并根据病情调整药物，使药物作用"恰到好处"，不良反应降到最低限度，从而使患者容易坚持服药。

4. 提高服药依从性　精神障碍患者服药依从性差，其原因有：①患者无自知力，认为自己没有病，不需要服药而拒绝服药。②患者难以耐受药物的不良反应。③患者受疾病症状支配而拒绝服药，如有被害妄想的患者。④患者或家属未充分认识到坚持服药的重要性而擅自停药。⑤患者因结婚、经济等原因停药。针对上述原因，对于服药依从性较差的患者，护理人员可进行服药依从性干预。这种干预基于健康信念模式，强调患者的参与和责任，纠正其在服药过程中的错误认知，增强其服药信心。护理人员可为患者及其家属讲解药物治疗的知识，使其了解疾病预后与药物治疗的关系，引导患者把病情好转和服用抗精神病药物联系起来，使其领悟到药物治疗带来的好处，真正认识到药物治疗的重要性；同患者一起讨论评价维持治疗的重要作用，消除其对药物的错误认知和对不良反应的曲解，提高患者服药依从性。

（六）健康教育

1. 指导患者正确对待疾病 结合患者具体情况进行相关宣教，消除患者对疾病的恐惧、不安及焦虑；组织患者联谊会，分享感受和经验；帮助患者客观对待社会偏见，分析社会现状，鼓励患者表达感受，介绍其他患者处理该问题的经验，与患者一起寻找解决问题的办法。

2. 指导家属正确对待患者 社会对精神障碍者的歧视，常给患者和家属造成一定的压力，社区护士要向家属、患者单位和周围的群众做好说服、解释工作，宣传精神疾病的相关科普知识，取得家属的合作，鼓励家属接受患者，促使患者尽早康复。

3. 为患者和家属讲解疾病的相关知识 如疾病的病因、临床特征、治疗手段、药物常见不良反应的观察、复发先兆的识别等；宣讲保持健康稳定的情绪、合理的营养、充足的睡眠、良好的心境对疾病恢复的积极作用，培养患者乐观积极的生活态度，激励家属担负起督促患者的责任；指导家属帮助患者进一步恢复生活功能和社会功能。

4. 指导家属观察病情变化，注意安全 家属对患者的病情特点要心中有数，家中的危险物品要妥善收藏。除日常监督和督促患者的治疗与康复外，家属还应注意观察患者的言语、行为、情绪有无异常，生活是否规律，有无睡眠障碍等，以了解疾病复发先兆。常见的复发先兆有：①自知力动摇或缺乏，拒绝服药或停药。②睡眠时间改变，睡眠质量差。③生活懒散，被动，无规律，生活能力减退。④工作不负责任，效率下降，不守纪律。⑤躯体不适，如头痛、头昏、无力、心慌、食欲不佳等，但这些主诉常变幻不定、模糊不清。⑥出现片段精神症状，如幻觉、妄想、言谈举止异常、情绪低落或情绪高涨。家属、监护人或其他密切接触者应具备基本的精神卫生常识和防范意识，及时发现发病征兆并就医，避免恶性事件的发生。一旦发生意外事件，家属应冷静处理。

（七）重性精神疾病患者的随访管理

重性精神疾病是指临床表现有幻觉、妄想、严重思维障碍、行为紊乱等精神病性症状，且患者社会生活能力严重受损的一组精神疾病。对于重性精神疾病患者，社区要配备相关的专（兼）职人员，建立社区重性精神疾病患者的健康档案，进行定期追踪访视和管理，减少精神疾病的危害，提高精神疾病患者的管理率。

1. 随访评估：对应管理的重性精神疾病患者每年至少随访4次，每次随访应对患者进行危险性评估；检查患者的精神状况，包括感觉、知觉、思维、情感和意志行为、自知力等；询问患者的躯体疾病、社会功能情况、服药情况及各项实验室检查结果等。

2. 分类干预：根据患者的危险性分级，精神症状是否消失，自知力是否完全正常，工作、社会功能是否恢复，以及患者是否存在药物不良反应或躯体疾病情况，对患者进行分类干预。

（1）病情不稳定患者 对症处理后立即转诊到上级医院。必要时报告当地公安部门，协助送院治疗。对于未住院的患者，在精神专科医师、居委会人员、民警的共同协助下，2周内随访。

（2）病情基本稳定患者　首先应判断是病情波动或药物疗效不佳，还是伴有药物不良反应或躯体症状恶化。分别采取在规定剂量范围内调整现用药物剂量和查找原因对症治疗的措施，必要时与患者原主管医生取得联系，或在精神专科医师指导下治疗，经初步处理后观察 2 周，若情况趋于稳定，可维持目前治疗方案，3 个月后随访；若初步处理无效，则建议转诊到上级医院，2 周内随访转诊情况。

（3）病情稳定患者　若无严重药物不良反应，躯体疾病稳定，无其他异常，继续执行上级医院制定的治疗方案，3 个月后随访。

3. 每次随访根据患者病情的控制情况，对患者及其家属进行有针对性的健康教育和生活技能训练等方面的康复指导，对家属提供心理支持和帮助。

4. 在患者病情许可的情况下，征得监护人与患者本人同意后，每年进行 1 次健康检查，可与随访相结合，内容包括一般体格检查及血压、体重、血常规（含白细胞分类）、转氨酶、血糖、心电图检查等。

思考题

1. WHO 对残疾如何分类？试举例说明。

2. 如何对身体伤残者进行社区康复护理评估？

3. 社区护士应如何开展偏瘫患者的日常生活活动能力训练？

4. 如何提高精神障碍患者的服药依从性？

5. 对于重性精神疾病患者家庭，社区护士应从哪些方面开展工作？

NOTE

第十章　社区传染病防护

案例导入

　　张先生，32 岁，本科学历，从事 IT 工作。因"感觉乏力、恶心、厌油、食欲减退、上腹部不适半月余"就诊于某社区卫生服务中心。辅助检查结果：HBsAg（+），HBeAg（+），抗－HBc（+），ALT 232U/L。诊断为"慢性乙型肝炎"转入传染病专科医院治疗。治疗半个月后，ALT 54U/L，于近日出院回家治疗和休养。张先生与妻子和女儿住在一起，妻子林女士，30 岁，大专学历，全职太太；女儿 3 岁，体质比较虚弱，经常感冒。

　　作为一名社区护士，请你为张先生的家庭制定一份详细的家庭访视管理方案。

　　20 世纪以来，全球传染病的总体发病经历了起伏，20 世纪初期流感大流行；至中期则各类传染病相对低发；但是自 20 世纪 70 年代开始，新发传染病以每年一种或数种的速度被发现，至今已发现 40 多种。埃博拉出血热、艾滋病、人感染 H7N9 禽流感、寨卡病毒病等新发传染病，因其发生的不确定性、病原体种类繁杂及人类缺乏防治经验等因素，给人类健康带来严重威胁。加上肺结核、霍乱、梅毒等传染病的重新肆虐，给社会安全和人类文明造成巨大冲击，深刻影响着社会政治、经济的发展。

　　社区卫生服务机构是传染病防治的前沿阵地和重要关口，社区护士在传染病防治工作中担负着重要的角色和责任。因此，社区护士应该掌握传染病的基本知识、相关规定及措施，做好社区传染病的预防、治疗与护理工作，保障社区居民的健康。

第一节　社区传染病防护概述

一、传染病的概念与分类

（一）传染病的概念

传染病（communicable diseases）是指由寄生虫或各种病原微生物，如细菌、病毒、立克次体、衣原体、支原体及螺旋体等感染人体后产生的具有传染性、在一定条件下可造成流行的疾病。

（二）传染病的分类

为了预防、控制和消除传染病的发生与流行，保障人民健康，我国于 1989 年 9 月 1 日起实施首部《中华人民共和国传染病防治法》，从法律上对各种传染病的分类和防治做了明确规定。2002 年至 2013 年法定传染病病种经多次调整，目前我国法定传染病共计 39 种，其中甲类传染病 2 种，乙类传染病 26 种，丙类传染病 11 种。

1. 甲类传染病　也称为强制管理传染病，包括鼠疫、霍乱。

2. 乙类传染病　也称为严格管理传染病，包括传染性非典型肺炎、艾滋病（艾滋病病毒感染者）、病毒性肝炎、脊髓灰质炎、人感染高致病性禽流感、麻疹、流行性出血热、狂犬病、流行性乙型脑炎、登革热、炭疽、细菌性和阿米巴性痢疾、肺结核、伤寒和副伤寒、流行性脑脊髓膜炎、百日咳、白喉、新生儿破伤风、猩红热、布鲁氏菌病、淋病、梅毒、钩端螺旋体病、血吸虫病、疟疾、人感染 H7N9 禽流感。

3. 丙类传染病　也称为监测管理传染病，包括流行性感冒、流行性腮腺炎、风疹、急性出血性结膜炎、麻风病、流行性和地方性斑疹伤寒、黑热病、包虫病、丝虫病，除霍乱、细菌性和阿米巴性痢疾、伤寒和副伤寒以外的感染性腹泻病，手足口病。

二、传染病的流行现状

传染病曾是我国人群的第一死因，其死亡率最高达 30/10 万。随着社会经济、医疗卫生事业的发展，人民生活水平的提高，我国传染病总发病率和总死亡率较中华人民共和国成立初期大幅度下降，但传染病的传播和流行仍然是我国城乡居民面临的重大健康问题和公共事件。2015 年，全国共报告法定传染病发病 6408429 例，死亡 16744 人，报告发病率为 470.35/10 万，死亡率为 1.23/10 万。与 2014 年统计数据相比，总体发病率有所降低。甲类、乙类传染病中，报告发病数居前五位的病种依次为病毒性肝炎、肺结核、梅毒、细菌性和阿米巴性痢疾、淋病，报告死亡数居前五位的病种依次为艾滋病、肺结核、狂犬病、病毒性肝炎和人感染 H7N9 禽流感；丙类传染病中，手足口病为报告发病数和死亡数首位病种。

由此可见，我国传染病发病情况仍然不容乐观，新发和再发传染病给卫生工作带来了严峻挑战。同时，人口数量的增加、经济社会的快速发展带来的人口跨区域流动、抗生素滥用等现象给疾病预防控制工作增加了难度。

三、传染病的社区预防

（一）管理传染源

1. 传染病患者的管理　做到"五早"，即早发现、早诊断、早报告、早隔离和早治疗。①普及卫生常识，健全社区初级卫生保健工作，提高医务人员的业务水平和责任感，开展社区卫生宣教，提高居民的传染病识别能力；有计划地对集体单位人员进行健康检查，对早发现、早诊断传染病具有重要意义。②必须严格遵守传染病信息报告管理规范。责任报告单位和责任疫情报告人发现甲类传染病和乙类传染病中的肺炭疽、传染性非典型肺炎等按照甲类管理的传染病患者或疑似患者时，或发现其他传染病和不明原因疾病暴发时，应于 2 小时内将传染病报告卡通过网络报告；对其他乙类、丙类传染病患者及疑似患者和规定报告的传染病病原携带者在诊断后，应于 24 小时内进行网络报告。不具备网络直报条件的医疗机构应及时向所属地乡镇卫生院、城市社区卫生服务中心或县级疾病预防控制机构报告，并于 24 小时内寄送传染病报告卡至代报单位。③早隔离与早治疗是控制传染源的重要环节。对确诊和疑似者应尽早因时、因地、因病给予家庭隔离、临时隔离室隔离或住院隔离。隔离期限由医学检查结果确定。早期治疗不仅能够减少后遗症发生、降低病死率，而且早期治愈患者也减少了疾病传播机会。

2. 病原携带者的管理　可以按病种进行有目的地检查、治疗、教育，建立健康登记卡，及时随访观察。

3. 接触者的管理　对接触者采取监测措施，在检疫期间根据所接触的传染病的性质特点，分别进行医学观察、隔离观察或留验、卫生处理等措施。

4. 动物传染源的管理　对无经济价值或危害性大的动物采取杀灭、焚烧或深埋。对有经济价值而又非烈性传染病的动物应予以治疗及分群饲养。

(二) 切断传播途径

对于各种传染病，切断传播途径是起主导作用的预防措施，主要包括隔离和消毒。

1. 隔离 (isolation)　是指将传染病患者或病原携带者妥善安排在指定隔离单位，采用各种方法、技术，防止病原体向外扩散的预防措施。其种类有呼吸道隔离、消化道隔离、接触隔离、昆虫隔离、保护性隔离等。

2. 消毒 (disinfection)　是指用化学、物理、生物方法杀灭或消除环境中致病微生物的措施。主要有物理消毒法和化学消毒法等，可根据不同的传染病选择采用。

社区切断传染病传播途径的具体措施如及早发现和隔离患者，杀灭能传播疾病的媒介昆虫，改善公共设施，加强饮食卫生、生活垃圾、污水粪便的管理等。

(三) 保护易感人群

保护易感人群的措施包括特异性和非特异性措施两方面。

1. 特异性预防措施　如有重点、有计划地对易感者进行疫苗、菌苗、类毒素的接种，提高易感人群的特异性免疫水平。

2. 非特异性预防措施　包括开展社区常见传染病预防的健康教育，宣传常见传染病的基本知识、自我保健及防治方法，教育居民养成良好的生活习惯、改善营养、锻炼身体，以提高社区居民的防病能力等。

3. 药物预防　对某些尚无特异免疫方法或免疫效果不理想的传染病，在流行期间可给予患者周围的易感者口服预防药物，对降低发病率和控制流行有一定的作用。

四、社区护士在传染病防治中的作用

(一) 参与传染病的预防工作

1. 大力开展传染病知识的健康教育　有计划、有组织地采用多种形式对社区居民进行传染病防治知识的宣传教育，提高其自我防范意识和能力，促进良好卫生习惯和生活方式的养成。同时，加强社区环境管理、餐饮服务人员健康管理等，去除传染病发生的危险因素，预防传染病的发生和传播。

2. 督促易感人群进行预防接种　社区护士通过督促社区内传染病的易感人群，如婴幼儿、年老体弱者等，进行计划免疫或预防接种，可有效降低人群易感性，预防和消灭传染病。

3. 做好社区内传染病的监测和流行病学调查　社区内早期识别和发现可能的传染性疾病，对于防控传染病的暴发和流行具有重要意义。

（二）及时采取防疫措施，控制传染病蔓延

社区护士应及时按照法律规定程序上报社区发生的传染病疫情，配合卫生防疫工作者对有疫情的社区和家庭使用消毒隔离技术，并对居民进行相关知识和技术的培训。对传染病患者或疑似患者做到早发现、早诊断、早报告、早隔离、早治疗，对接触者进行检疫和采取其他预防措施，及时有效地控制传染病蔓延。

（三）开展传染病患者的家庭访视

传染病患者家庭访视目的是及时查清可能的传染源和接触者，同时根据传染病的种类和流行特征采取必要的措施，控制其流行。当接到疫情报告后，社区护士应于24小时内进行首次家庭访视，第1次复访一般在发病后3~10天，第2次复访在发病后40天左右。对于转为慢性的患者，每年还需进行1~2次访视。

1. 初访要求

（1）核实诊断 各级医院门诊医生发现传染病后，立刻填报"传染病报告卡""诊断依据卡"，由医院相关部门收集，按照患者居住或所在地址分发给地段责任医务人员；非本院地段或外区的传染病卡片转寄有关社区卫生服务中心预防保健科。甲类传染病应立即电话通知相关卫生防疫部门。

（2）调查传染源 调查该传染病发生地点、时间、传播途径，判断疫情的性质和蔓延情况。

（3）讲解防控知识 根据传染病流行的三个环节，实施切实可行的防疫措施，切断传染病的传播途径，对患者和家属进行耐心的健康教育，使之掌握预防与控制的方法。

（4）做好疫情调查和处理记录 认真填写"传染病调查表""流行病学访视表"，以备传染病的社区管理。

2. 复访要求

（1）了解患者病情的发展或痊愈情况，进一步明确诊断。

（2）了解患者周围人群的感染情况，并对继发患者立案管理。

（3）检查防疫措施的落实情况，及时发现问题并指正。

（4）填写复访表，如果患者痊愈或死亡即结束社区访视管理。

（四）社区传染病的护理管理

社区护士要掌握社区传染病患者的基本情况，对不能很好进行自我管理、缺乏传染病知识的患者应进行具体的、有针对性的健康教育。建立健全社区卫生服务机构的规章制度，杜绝传染病的医源性传播。从社区整体的角度与相关部门合作，制定阻止传染病传播的方案，并付诸实施。

第二节 社区常见传染病防护

一、病毒性肝炎的社区防护

病毒性肝炎（viral hepatitis）是由各种肝炎病毒引起的以肝脏损害为主的全身性疾病，包括甲型（hepatitis A）、乙型（hepatitis B）、丙型（hepatitis C）、丁型（hepatitis D）、戊型（hepatitis E）病毒性肝炎。本病具有传染性强、传播途径复杂、流行面广泛、发病率较高等特点。

肝炎病毒抵抗力较强：①甲型肝炎病毒（HAV）：在室温下可存活 1 周，在贝壳类动物、海水、泥土内能存活数月，且耐酸碱。100℃ 高温 5 分钟、紫外线照射 1 小时、1mg/L 含氯消毒液浸泡 30 分钟可将其灭活。②乙型肝炎病毒（HBV）：在低温下可存活 20 年之久，但对多种常用消毒方法敏感。100℃ 高温 2 分钟、有效氯消毒液 5 分钟及碘酊、过氧乙酸等常用消毒液都可将其灭活。③丙型肝炎病毒（HCV）：对有机溶剂敏感，一般消毒剂、紫外线及 100℃ 高温 5 分钟均可使其灭活。④戊型肝炎病毒（HEV）：在 70℃ 以上便可杀灭。

中医学认为，病毒性肝炎为郁怒伐肝、饮食不节，加之湿热疫毒之邪外侵，湿热中阻导致脏腑功能失调、阴阳气血亏损，形成气滞、血瘀、湿阻、热郁、气阴亏虚等复杂证候，并影响肝、胆、脾、胃、肾等脏腑功能。

（一）流行病学

1. 传染源（source of infection）

（1）甲型和戊型肝炎　甲型和戊型肝炎的传染源是急性期患者和亚临床型感染者。甲型肝炎患者在发病前 2 周和发病后 1 周从粪便中排出的 HAV 量最多，少数患者起病 30 日后仍从粪便中排出 HAV。戊型肝炎患者发病前 1 周左右可从粪便中检测出 HEV，并可持续 2 周。

（2）乙型、丙型及丁型肝炎　乙型、丙型及丁型肝炎的传染源分别是急慢性肝炎患者和病毒携带者。急性乙型肝炎患者的传染期从发病前数周开始，持续整个急性期。丙型肝炎患者的传染期从临床症状出现前 1 周至数周开始。急性 HDV 感染时，病毒血症持续 5～25 日（平均 15 日），此期传染性最强。

2. 传播途径（route of transmission）

（1）HAV 和 HEV　主要经消化道传播，粪－口传播是主要途径。人感染了甲型或戊型肝炎病毒后，病毒进入肝脏肝细胞内复制，随胆汁由胆道进入肠道，随粪便排出体外。日常生活接触传播多致散发病例。如果粪便中的病毒进入饮用水源或污染蔬菜、食物，可引起甲型、戊型肝炎的暴发大流行。

（2）HBV、HCV 和 HDV　主要通过血液和血制品传播，性接触、母婴和日常生活密切接触传播也是其传播途径。

1）输血或血制品传播：输入未经正规检测的、被病毒感染的血液或球蛋白、清蛋白、凝血因子等血制品，可以引起感染。

2）使用不洁的介入性器具传播：如使用被病毒感染的注射器针头、采血针、针灸针及内窥镜等医疗器械，经微量血液可使病毒进入易感者体内造成感染；静脉吸毒者常共用注射器，容易感染；生活中的某些危险因素，如剃须、文身、文眉、穿耳洞、穿鼻等使用不洁针、刀等器具均可能造成病毒传播。

3）性接触传播：包括同性及异性性行为。病毒携带者的精液或阴道分泌物含有病毒，性交过程中很容易造成黏膜损伤，病毒趁机进入而造成感染。

4）母婴传播：乙型肝炎病毒表面抗原（HBsAg）阳性孕妇产出的婴儿，HBV 感染率高达95%，多为分娩过程中感染，5%～15% 可能系宫内感染。

5）日常密切接触传播：可能是因微小创伤所致的一种特殊经血液传播方式，而非消化道或呼吸道传播，如共用牙刷等。蚊虫叮咬不会造成传播。此外，握手、社交性亲吻、共餐、拥抱、无皮肤破损及其他无血液暴露的接触没有传播危险。

3. 人群易感性（susceptibility of the crowd）　人类对各型肝炎普遍易感。甲型肝炎多见于儿童、青少年，感染后机体可产生持久免疫力。高发地区新感染乙型肝炎者及急性发病者主要为儿童，成人患者则多为慢性迁延型及慢性活动型肝炎。丙型肝炎成人多见，常与输血及血制品、静脉吸毒、血液透析等有关。丁型肝炎的易感者为 HBsAg 阳性者。戊型肝炎各年龄人群普遍易感。

4. 流行现状与流行特征（epidemiological status and feature） 我国是肝炎大国，病毒性肝炎发病数居法定管理传染病第一位。约6亿人感染过 HBV，慢性 HBV 感染者达总人口8% ~10%，这在一定程度上制约了我国经济的发展和影响国民健康素质的提高。

（1）甲型肝炎 在许多环境卫生欠佳的中低收入国家的儿童和青少年中流行，隐性感染率高，但病死率不高。我国甲型肝炎发病率近年来总体呈下降趋势。此病多在乡镇和农村地区高发，以儿童感染为主，有秋冬季流行的季节规律。症状以黄疸型较多，病程3~4个月，不会产生慢性感染，休息后可自愈，且可产生持久免疫力。

（2）乙型肝炎 HBV 感染呈世界性分布，全世界约20亿人曾感染 HBV，其中3.5亿人为慢性感染者。目前我国乙肝患者的数量约为1.2亿，HBsAg 阳性率的年龄分布有10岁前和30~40岁两个高峰。农村高于城市，南方高于北方，男性多于女性，常有多个病例集中于一个家庭的现象。此病一般呈散发，无明显季节性。慢性乙型肝炎是进展性疾病，如治疗不当，5年后10%~20%的慢性乙型肝炎会发展为肝硬化，其中20%~23%可发展为失代偿期肝硬化，6%~15%可发展为肝细胞癌，严重危害人类健康。

（3）丙型肝炎 呈全球性分布，全球感染率约2.35‰。我国曾有调查显示 HCV 感染率约3.2%，自1992年开始对 HCV 抗体进行筛查以来，输血相关急性丙型肝炎感染率显著下降。其发病无明显季节性，多发于成年人，男性 HCV 感染率大于女性。40%~75%的急性 HCV 感染者无症状，80%的 HCV 感染者发展为慢性，部分可进展为肝硬化或肝癌，且发展至肝硬化或肝癌的进程比乙型肝炎快。我国肝细胞癌患者中25%~30%为 HCV 抗体阳性，可见肝癌与HCV 感染的关系密切。

（4）丁型肝炎 我国各地 HBsAg 阳性者中 HDV 感染率为0%~32%，北方较低，南方较高。HDV 与 HBV 重叠感染可进展成急性重型肝炎、慢性肝病及原发性肝癌。

（5）戊型肝炎 HEV 感染的发病率和死亡率较 HAV 高，主要在亚洲、非洲和中美洲发展中国家流行。戊型肝炎以暴发或流行为主，主要因水源被粪便污染所致。我国1986~1988年在新疆南部地区曾暴发11万余人的戊型肝炎特大流行，即为河水受到持续污染所致，引起近千人死亡。戊型肝炎发病年龄多为青壮年，孕妇发病率高，死亡率也高，尤其在妊娠后期孕妇感染 HEV 后死亡率接近30%。

（二）社区防护措施

WHO 将每年7月28日设立为世界肝炎日，主要目的是向公众宣传有关病毒性肝炎预防、筛查和治疗知识。社区护士应结合 WHO 及我国世界肝炎日主题，积极开展社区健康教育，并为社区人群进行乙肝疫苗注射，做好疾病调查、信息报告、生活指导等各项社区防治工作。

1. 调查传染病来源 甲型、戊型肝炎患者，应调查其发病前1~2个月是否接触过同类患者、接触时间和地点，以及患者个人和家庭卫生状况。乙型、丙型、丁型肝炎患者，应调查其半年内是否接受过手术、输血或输入血制品治疗；是否接受过注射、针灸等侵入性治疗，其治疗时间和地点，是否密切接触过慢性肝炎患者或病毒携带者，其接触时间和地点。

2. 隔离患者　各型急性肝炎患者均应进行隔离，甲型、戊型肝炎隔离期为自发病之日起 3 周，乙型肝炎急性期最好隔离至 HBsAg 转阴，丙型肝炎急性期隔离至病情稳定。

3. 管理携带者　对无症状 HBV 和 HCV 携带者、传染性指标为阳性者，不宜从事直接接触入口食品的工作及托幼工作，禁止献血。

4. 活动指导　急性肝炎及慢性肝炎活动期患者应卧床休息，症状减轻后也应适当控制活动。饭后卧床休息 1~2 小时，以增加肝脏血液供应，有利于肝细胞再生与修复。肝功能基本正常后，可适当增加活动，如散步、打太极拳等，以不感到疲劳为宜。临床治愈出院后，为减少病情反复，应全休 3 个月，半休 1~3 个月，一般病后 1 年内不宜参加重体力劳动且不应接受主动免疫接种。

5. 饮食指导　急性肝炎应以清淡、易消化饮食为主，适当补充维生素并保证热量。慢性肝炎患者应给予适量蛋白饮食，限制糖和脂肪的摄入。酒精可加重肝细胞坏死，故禁忌饮酒。呕吐严重或进食少者，可适当静脉补充葡萄糖，保证热量供应。重症肝炎患者应限制蛋白质摄入，肝性脑病患者禁止蛋白质摄入，合并腹水时应采用低盐饮食。

6. 生育指导　患病育龄妇女应选择适宜的怀孕时机。肝功能异常、处于活动期的乙肝患者不宜怀孕，以免加重肝脏负担，甚至导致重型肝炎而危及生命。怀孕后应定期到医院复查，如肝功能明显异常，则要结合医生的指导，决定是否继续妊娠。乙肝孕妇在怀孕第 7、8、9 三月应接种乙肝免疫球蛋白，采取被动免疫的方法，阻断母婴传播，防止宫内感染。已婚患者控制性生活频次，育龄妇女要注意避孕。

7. 药物指导　病毒性肝炎患者应遵照医嘱按时服药，慎用镇静剂和止痛剂，禁用巴比妥类等损害肝脏的药物。药物不宜过多，以免加重肝脏负担。也可应用中医家庭疗法辅助治疗：垂盆草 30~60g，煎汤代茶；或茵陈红糖饮（茵陈 15g，红糖 60g）煎水代茶，用于湿热黄疸。亦可使用艾灸疗法：患者侧卧，点燃艾条后距离神阙穴（脐中）1~2 寸，旋转灸 15~20 分钟，每日 1 次。

8. 心理指导　尊重患者，密切注意患者的情绪变化，积极心理疏导，避免过度焦虑、抑郁。指导患者及家属正确对待疾病，保持乐观情绪，并引导他们主动了解病毒性肝炎的传播、防治等知识。

9. 饮食、个人和环境卫生管理　社区护士应加强社区内居民饮食、个人和环境卫生的指导与管理。

（1）甲型、戊型肝炎患者应按肠道传染病的管理要求做到饮食用具分开并单独洗刷消毒；施行分餐制或使用公筷、公勺；患者食前、便后用流动水洗手。食具、水杯、毛巾、餐巾等可用含氯消毒剂浸泡 15 分钟再用清水冲净药液。

（2）患者的衣服、床单要与他人分开使用，单独消毒后清洗（消毒方法同毛巾、餐巾），内裤必须先消毒后清洗。因氯能脱色，故衣物织品最好是白色；其他污染用具可用含氯消毒液擦拭消毒。对于乙型、丙型、丁型肝炎，要做到患者的牙刷、剃须刀、指甲刀、修脚刀专用，且用后消毒（消毒方法同食具消毒）；甲型、戊型肝炎患者的吐泻物要用漂白粉或其他含氯消毒剂混合后静置消毒 1~2 小时再倾倒，消毒剂的用量为吐泻物的 1 倍。

（3）甲型、戊型肝炎患者注意避免污染自来水龙头（包括厕所水箱柄），患者的手不要直接拧自来水龙头或按厕所水箱柄，可垫纸使用，取纸时注意保护下层纸，以免污染。如家属污染了手，可以用 75% 酒精或含氯消毒剂消毒；患者住院后或在家痊愈后，要进行全面消毒或终末消毒。除消毒患者接触过的一切用品外，还要用含氯消毒剂喷雾、擦拭室内地面、墙壁；患者居室要彻底消灭苍蝇和蟑螂。社区内餐饮店公共茶具、食具及理发店理发用具要进行消毒处理。

10. 保护易感人群　甲型肝炎可用甲型肝炎疫苗预防。在乙型肝炎预防方面，所有新生儿都要接种乙肝疫苗；对肯定有明显感染者，可采用高效价乙肝免疫球蛋白及时接种；密切接触者（如夫妻）需进行血液抗体筛查，必要时进行乙肝疫苗接种。

11. 社区健康教育　社区护士要做好病毒性肝炎的症状、传播及防治等基本知识的宣传。指导慢性肝炎患者和病毒携带者定期到有资质的医院检查各项传染性指标，并定期检查甲胎蛋白（AFP），注意罹患肝癌的可能性；定期检查 B 超，注意肝脏纤维化及肝脏形态变化，早期发现肝硬化及肝癌，以便早期治疗；教育患者及病毒携带者不能献血，注意个人卫生、经期卫生，个人用品等应单独使用，不能从事饮食行业和托幼等工作。

二、艾滋病的社区防护

艾滋病又称获得性免疫缺陷综合征（acquired immune deficiency syndrome，AIDS）是由人类免疫缺陷病毒（HIV）引起的一种致命性传染病。患者及无症状 HIV 携带者为传染源，主要通过性接触及血液、血制品和母婴途径传播。AIDS 自 1981 年首次发现以来，感染人数不断增加且尚无有效治愈办法，成为有史以来最具破坏性的疾病之一。

HIV 侵入人体后主要攻击 CD4$^+$T 细胞，破坏免疫系统，造成患者免疫系统受损，免疫功能下降，导致各种机会性感染和恶性肿瘤的发生。HIV 在外界环境中的生存能力较弱，离开人体后在常温中只可生存数小时至数天。HIV 对理化因素的抵抗力较低，高温、干燥及常用消毒药品均可杀灭。

中医学认为，艾滋病的基本病因病机为房室不洁、同性恋或吸毒成瘾等致正气不足，邪毒趁机侵袭。正气渐虚、邪气渐盛，致肺卫受邪、肺肾阴虚、脾胃虚弱、脾肾亏虚、气虚血瘀和窍闭痰蒙，日久终成五脏虚损、阴阳耗竭、离决而亡。

（一）流行病学

1. 传染源　HIV 感染者和艾滋病患者均是传染源。感染者和患者的血液、精液、阴道分泌物、乳汁、伤口渗出液中含有大量 HIV，具有很强的传染性。

2. 传播途径

（1）性接触传播　性接触是艾滋病重要的传播途径，包括同性、异性和双性性接触。

（2）血液传播　输入含有 HIV 污染的血液或血液制品，共用污染的注射器和针头，介入性医疗操作均可造成传播。

（3）母婴传播　HIV 感染的妇女通过妊娠、分娩和哺乳可将病毒传播给胎儿或婴儿。在未采取预防措施的情况下，约 1/3 的胎儿和婴儿会受到感染。

（4）其他途径　如人工授精、器官移植等。

3. 人群易感性　人群普遍易感。高危人群包括男性同性恋者、双性恋者、静脉吸毒者、与 HIV 携带者经常有性接触者。

4. 流行状况与趋势　AIDS 在全球肆虐流行，已成为重大的公共卫生问题和社会问题。2014 年底，全球约有 3690 万人感染 HIV，2014 年全球新增 HIV 感染人数与 2000 年高峰时相比降低了 35%，艾滋病相关的死亡人数与 2004 年高峰相比降低了 42%。HIV 感染者中，40% 为

15~24 岁青壮年。从艾滋病的流行区域来看,非洲是艾滋病流行最严重的区域。

中国于 1985 年发现首例艾滋病感染病例。近年来随着全球艾滋病的迅速传播,我国艾滋病疫情严峻。2014 年,中国艾滋病新发病 45145 例,比 2013 年增长 6.67%,死亡 12030 例,比 2013 年增长 5.09%。中国艾滋病疫情已由吸毒、暗娼等高危人群向一般人群扩散。目前,中国艾滋病流行总体上有四大特点:疫情上升幅度进一步减缓,艾滋病综合防治效果开始显现;性传播持续成为主要传播途径,同性传播上升速度明显;全国艾滋病疫情总体呈低流行态势,但部分地区疫情仍然严重;受艾滋病影响人群增多,流行模式多样化。

(二)社区防护措施

我国艾滋病的流行处在从高危人群向一般人群扩散的临界点,如不能及时、有效控制,将对我国的经济发展、社会稳定、国家安全带来严重影响。预防艾滋病是全社会的责任,我国预防控制艾滋病的基本原则是:预防为主、防治结合、综合治理。WHO 将每年 12 月 1 日定为世界艾滋病日,号召世界各国和国际组织在这一天举办活动,宣传和普及预防艾滋病的知识。2010 年世界艾滋病日主题为"正视艾滋,重视权益,点亮反歧视之光",2011 年至 2015 年世界艾滋病日活动主题均为"行动起来,向'零'艾滋迈进"。社区卫生工作者应积极响应 WHO 及国务院防治艾滋病工作委员会号召,贯彻落实《国务院关于进一步加强艾滋病防治工作的通知》,广泛动员全社会参与,营造良好的社会氛围,在资金、技术、人才等方面加大投入,全面落实健康教育、检测干预、治疗关怀等综合防治措施。

1. 免费咨询及检测　在各级疾病预防控制中心和卫生行政部门指定的医疗机构设立艾滋病咨询室和筛查实验室,实施免费咨询和 HIV 抗体初筛检测,并保护咨询者、受检者的隐私。自愿咨询检测艾滋病是及早发现感染者的重要防治措施。HIV 抗体检测阳性者,可通过咨询获得有关 HIV 抗体确认试验、治疗、预防母婴传播、预防感染他人和得到关怀等方面的帮助指导和信息服务。

2. 生活指导　由于艾滋病患者抵抗力低,应尽量避免到公共场所,注意个人卫生,不接触感染性疾病患者。注意饮食卫生和膳食平衡。家庭成员应掌握自身防护的知识和方法,注意保护皮肤,皮肤有破损时不能接触患者。孕妇及儿童应尽量避免接触艾滋病患者。

3. 家庭隔离及消毒指导　除性关系外,感染者在家庭内横向传染的机会非常小,但家庭还是应采取必要的隔离和消毒措施。接触被感染者血液、体液污染的物品和排泄物时要戴手套或采用其他方法避免直接接触;感染者的生活、卫生用具应单独专用;处理污物和利器时防止皮肤损伤;女性患者月经期使用过的卫生棉等要放入塑料袋中尽快焚烧,其他被血液或体液污染的物品要用消毒液进行消毒后再清洗。

4. 感染艾滋病病毒的孕产妇管理

(1)在艾滋病高发地区,大力推行孕产妇的孕产期保健、艾滋病咨询检测和住院分娩,是预防艾滋病母婴传播的关键措施。

(2)感染 HIV 的孕妇要在医生的指导下,采取孕期和产时应用抗病毒药物、住院分娩时减少损伤性危险操作,以及产后避免母乳喂养等预防传播的措施,可大大减少将 HIV 传染给胎儿或婴儿的机会。在婴儿第 12 个月和第 18 个月进行免费 HIV 抗体检测。

(3)孕妇在怀孕早期发现感染 HIV,应向医生咨询,充分了解艾滋病对胎儿、婴儿和自身的潜在危害,自愿选择是否继续怀孕。孕产妇如果选择终止妊娠,应到当地医疗卫生机构寻求咨询和终止妊娠的服务。如果选择继续妊娠,应到当地承担艾滋病抗病毒治疗任务的医院或妇幼保健机构，寻求免费预防母婴传播的抗病毒药物和婴儿检测服务。

5. 心理指导 家庭和社区要为 HIV 感染者和患者营造友善、理解、健康的生活和工作环境，帮助他们采取正确的生活态度，改变高危行为，鼓励他们参与艾滋病防治工作。关心、帮助、不歧视 HIV 感染者，他们是疾病的受害者，应得到人道主义的同情和帮助。对 HIV 感染者及患者的歧视不仅不利于预防和控制艾滋病，还会成为社会的不安定因素。

6. 社区健康教育 积极开展预防控制艾滋病的宣传教育工作，使社区居民学习和掌握艾滋病防治的基本知识，避免危险行为，加强自我保护。

（1）早期发现、早期诊断和早期治疗非常重要。感染 HIV 2～12 周后才能从人体血液中检测出抗体，但在检测出抗体之前，感染者已具有传染性。HIV 感染者的血液、精液或阴道分泌物、乳汁、伤口渗出液中含有大量病毒，具有很强的传染性，应早期诊断、早期治疗。怀疑自己患病时，要尽早检查、及时治疗，还要动员与自己有性接触者接受检查和治疗。如有多个性伴侣、静脉吸毒等高危行为，应定期去正规医院检查和治疗。

已有的抗病毒药物和治疗方法，虽不能治愈艾滋病，但实施规范的抗病毒治疗可有效抑制病毒复制，降低传播危险，延缓发病，延长生命，提高生活质量。要在经过艾滋病防治技能培训的医生指导下，对艾滋病患者进行抗病毒治疗。艾滋病患者要坚持规范服药，治疗中出现问题应及时寻求医务人员的帮助。随意停药或不定时、不定量服用抗病毒药物，可能导致艾滋病病毒产生耐药性，降低治疗效果，甚至治疗失败。

（2）日常生活和工作接触不会感染 HIV。HIV 主要通过性接触、血液和母婴 3 种途径传播，与 HIV 感染者或患者的日常生活和工作接触不会被感染。与 HIV 感染者或患者握手、拥抱、礼节性接吻、共同进餐、共用劳动工具及办公用品等不会感染艾滋病；艾滋病不会经马桶圈、电话机、餐饮具、卧具、游泳池或浴池等公共设施传播；咳嗽和打喷嚏不会传播艾滋病；蚊虫叮咬也不会感染艾滋病。

（3）洁身自爱、遵守性道德、正确使用质量合格的安全套是预防性接触感染艾滋病的根本措施。杜绝卖淫、嫖娼等活动，树立健康的恋爱、婚姻、家庭及性观念是预防和控制艾滋病、性病传播的治本之策。

（4）拒绝毒品，珍爱生命。在社区居民，尤其是青少年中开展预防艾滋病、拒绝毒品的教育，宣传共用注射器静脉吸毒是感染和传播艾滋病的高危行为，保护社区居民免受毒品的危害。

（5）尽量避免不必要的注射、输血和使用血液制品，必要时使用检测合格的血液和血液制品，以及血浆代用品或自身血液。并使用一次性注射器或经过严格消毒的器具。提倡无偿献血，杜绝贩血、卖血，严格筛选献血员，劝阻有危险行为的人献血。加强血液管理和检测是保证用血安全的重要措施。

（6）避免使用酒店、旅馆、澡堂、理发店、美容院、洗脚房等服务行业所用的刀、针和其他可能刺破或擦伤皮肤的共用器具。

三、肺结核的社区防护

肺结核（pulmonary tuberculosis）是由结核分枝杆菌引起的慢性肺部感染性疾病，其临床表现多样，以咳嗽、咳痰、咯血、胸痛、午后低热、乏力、盗汗为常见。

结核分枝杆菌又称抗酸杆菌，对物理和化学因素的抵抗力较强。干燥痰中的结核菌在暗处可存活数周,煮沸 5 分钟可被杀死。结核菌对紫外线抵抗力较弱,日光直射 2~7 小时或紫外线照射 30 分钟可杀菌,75% 酒精 2 分钟、60℃10~30 分钟、80℃ 以上 5 分钟亦可杀死结核菌。高压蒸汽灭菌持续 30 分钟是最佳灭菌方法。

中医学认为,肺痨的致病因素主要有两个方面,一为外因感染,"痨虫"袭肺;一为内伤体虚,气血不足,阴精耗损,二者相互为因。初起肺体受损,肺阴受耗,肺失滋润,继则肺肾同病,兼及心肝,阴虚火旺,或肺脾同病,致气阴两伤,后期阴损及阳,终致阴阳俱伤。

(一) 流行病学

1. 传染源   结核病的传染源主要是痰涂片或培养阳性的肺结核患者。

2. 传播途径   结核菌主要通过呼吸道传染,活动性肺结核患者咳嗽、打喷嚏或大声说话时,会形成以单个结核菌为核心的飞沫核悬浮于空气中,从而感染新的宿主。此外,患者咳嗽排出的结核菌干燥后附着在尘土上,形成带菌尘埃,也可侵入人体。而经消化道、泌尿生殖系统、皮肤的传播极少见。

3. 人群易感性   生活贫困、居住条件差及营养不良是结核病的高发因素;糖尿病、矽肺病、肿瘤、器官移植、长期使用免疫抑制剂或肾上腺皮质激素者易伴发结核病。宿主遗传因素在结核病的发生发展中也很重要,个体对结核病易感的差异与宿主某些基因相关。

4. 流行现状与流行特征   WHO 报道,近年来结核病疫情回升且耐药结核病例增多,全球每年大约有 870 万人新发结核病,有约 200 万人因此而死亡,估计仍有 4/5 的病例未得到诊断和治疗。中国是世界上结核病高负担国家之一,患病人数仅次于印度,居全球第二位。2014 年,全国肺结核发病例数 889381 例,病死 2240 例。总体上讲,我国肺结核的疫情仍十分严峻,并呈以下特点:①高感染率:结核感染率 45%,全国约 5 亿人感染结核菌。②高患病率:我国目前约有 460 万肺结核患者,约占全球肺结核患者数的 1/4。③高耐药率:新发肺结核患者中耐多药结核比例为 5.7%,复治肺结核患者中耐多药结核比例高达 25.6%。④高死亡率:肺结核死亡率 8.8/10 万。⑤传染源数量居高不下:全国传染性肺结核患者多达 200 万人。⑥高青壮年罹患比:青壮年活动性和痰涂片阳性的肺结核患者分别占患者总数 53% 和 62%。⑦高农村疫情:农村活动性肺结核患病率明显高于城市。⑧高病源流动性:我国每年流动人口过亿,其中农村人口占绝大多数,这类人群中的活动性肺结核患者流动性大,不易管理。⑨高地区差异性:中西部地区肺结核患病率明显高于东部地区。

(二) 社区防护措施

WHO 将每年 3 月 24 日作为世界防治结核病日,以提醒公众加深对结核病的认识。卫生部积极开展"世界防治结核病日"的宣传活动,近年来围绕"遏制结核,共享健康","你我共同参与,消除结核危害","你我共同参与,依法防控结核"等主题,不断加大对结核病的宣传及防控力度。2013 年 3 月 24 日,国家颁布了最新的《结核病防治管理办法》,其中明确规定:基层医疗卫生机构负责肺结核患者居家治疗期间的督导管理;负责转诊、追踪肺结核或者疑似肺结核患者及有症状的密切接触者;并对辖区居民开展结核病防治知识宣传。

1. 环境管理   为患者创造良好的休养环境,有条件者最好准备阳光充足的单间,经常开窗通风,保持室内空气流通。

2. 个人卫生管理   促进患者养成良好的个人卫生习惯,切断传播染途径。嘱肺结核患者不要随地吐痰,应将痰液吐于纸上,再予以焚烧;避免对着别人大声说笑;咳嗽、打喷嚏时用手或纸巾掩住口鼻。患者的食具应煮沸后再用,被子、衣物应勤晾晒。

3. 饮食指导　肺结核属于消耗性疾病，因此患者应增加营养，保证足够的热量、蛋白质和维生素摄入，多吃鱼、虾、精肉、水果和蔬菜等食物。不喝酒，少吃或不吃辛辣煎炸食物，饮食宜清淡，易于消化。

4. 休息与活动指导　患者病情严重时，应绝对卧床休息；病情较轻者，也应早睡早起，每天睡眠时间不少于 10 小时；没有明显全身症状的患者，可完成力所能及的事情和适当的户外活动，但不可过度劳累。

5. 用药指导　患者应严格遵医嘱坚持按时、规律用药，切忌随意停药、断续服药，或剂量不准确、用药不规则，导致细菌产生耐药性，给治疗带来困难；同时可根据病情选用中药辅助治疗，如当归六黄汤、扶正抗痨汤等口服。

6. 保护易感人群　为新生儿接种卡介苗，提高免疫力。鼓励社区居民加强锻炼，增强体质。

四、狂犬病的社区防护

狂犬病（rabies）又名恐水症，是由狂犬病毒引起的以侵犯中枢神经系统为主的急性人兽共患传染病。人多因病兽咬伤而感染。主要临床表现为特有的恐水、怕风、恐惧不安、咽肌痉挛、进行性瘫痪等而危及生命，病死率几乎达 100%，是目前死亡率最高的传染病。

狂犬病毒在 0℃ ~4℃ 下可长时间存活，且对干燥、反复冰冻有一定抵抗力。但易被日光、紫外线、甲醛、升汞、季铵类化合物、脂溶剂、乙醇、碘制剂等灭活，其悬液经 56℃ 30 ~ 60 分钟或 100℃ 2 分钟即可灭活。磺胺类药和抗生素对狂犬病毒无效。

中医学认为，本病的发生是由于疫疠之邪经癫狂之犬牙齿上的唾液由伤口侵入人体而发病。病邪直入营血，生风化痰，上蒙神明，内攻心营，邪毒内闭，瘀毒内壅，毒瘀交结，凝滞血脉，气血乖逆。

（一）流行病学

1. 传染源　人狂犬病主要来源于犬，由犬咬伤所引起，其次为病猫、病狼等。中国近年来报告的病例中约 95% 是由犬类咬伤导致发病，4% 为猫咬伤后发病。我国外观健康家犬带毒率平均为 14.9%。一般来说，狂犬病患者不是传染源，不形成人–人传播，但不等于人–人绝对不会传染。

2. 传播途径　狂犬病毒主要通过咬伤传播，也可由带病毒唾液经各种伤口和抓伤、舔伤的黏膜和皮肤而侵入。人也可因眼结膜被病兽唾液污染而感染，少数可通过对病犬宰杀、切割过程而被感染。

3. 人群易感性　人对狂犬病毒普遍易感，兽医、狩猎者及动物饲养员尤易被感染。

4. 流行现状和流行特征　狂犬病地理分布广泛，在全世界 100 多个国家和地区的 25 亿人群中流行。每年约有 55000 人死于狂犬病，其中发展中国家占 90%。中国是全球第二大狂犬病国家，每年有 3000 余人死于狂犬病。近年来，由于城市宠物犬、农村看家犬等数量明显增加，造成狂犬病发病人数迅速上升。我国各地均有发病，以广西、广东、江苏、贵州、湖南等地发病人数较多，主要流行于农村地区，且多发于儿童和青少年。该病全年均可发生，以春夏季和夏秋季稍多。

（二）社区防护措施

在国际狂犬病控制联盟的倡议下，每年 9 月 28 日被定为世界狂犬病防治日，近年来防治的主题为"共同努力,让狂犬病成为历史","团结一致","拯救儿童"等。我国狂犬病疫情不容乐观,应由政府主导,各地卫生部门协调公安、农业、食品药品监管等相关部门,通过开展集中动物疫苗接种、科普讲座、媒体宣传等活动,提高公众对狂犬病防治知识知晓率,做到防患于未然。

1. 管理社区内犬只　搜捕所有野犬,对家犬、猎犬及实验用犬等饲养犬进行登记并做好预防接种。教育居民发现病犬、病猫时立即向有关部门汇报,由相关部门及时捕杀,以防伤人。咬过人的家犬、家猫应设法捕获,并隔离观察10天。仍存活的动物可确定为非患狂犬病者,可解除隔离。对死亡动物应取其脑组织进行检查,并将其焚毁或深埋,切不可剥皮或进食。

2. 伤口处理　被犬咬伤后,早期的伤口处理非常重要,如能及时彻底清洁消毒,可明显降低发病率。被咬后立即用20%的肥皂水或0.1%的新洁尔灭彻底反复清洗伤口半小时以上,同时挤压伤口排出带毒液的污血,绝不能用嘴去吸伤口处的污血。再用清水洗净,继用2%~3%碘酒或75%酒精局部消毒。局部伤口原则上不缝合、不包扎、不涂软膏、不用粉剂,以利于伤口排毒,如伤及头面部,或伤口大且深,伤及大血管需要缝合包扎时,应以不妨碍引流、保证充分冲洗和消毒为前提,做抗血清处理后再行缝合。

3. 用药指导　确认被咬伤者,在抗狂犬病免疫血清皮试阴性后,于伤口底部和周围做浸润注射;抗狂犬病免疫血清与狂犬疫苗可同时使用,但注射部位应错开;按需要给予破伤风抗毒素和其他抗菌药物,以控制狂犬病以外的其他感染;也可用中药辅助治疗,取万年青根500~1000g,压汁温服,再将药渣敷于伤口处。

4. 预防接种　对下列人员应采取预防接种措施。

(1) 被狼、狐等野兽所咬者。

(2) 被发病后死亡(包括在观察期内)或下落不明的犬、猫所咬者。

(3) 被已击毙和脑组织已腐败的动物所咬者。

(4) 皮肤伤口被狂犬唾液沾污者。

(5) 伤口在头、颈处,或伤口较大且深者,如咬人动物(指非流行区而言)5天后仍安危无恙,注射即可中止。

(6) 医务人员的皮肤破损处被狂犬病患者沾污者。

思考题

1. 甲型肝炎和乙型肝炎的社区防治措施有何异同?

2. 如何做好社区肺结核的家庭隔离和消毒指导工作?

3. 请分析目前社区肺结核病例增多的原因,并提出相应对策。

4. 请根据我国当前艾滋病的流行特点提出社区预防措施。

5. 被犬只咬伤后,如何做好伤口的处理工作?

第十一章　社区救护

案例导入

2015 年某天中午 12 点左右，某社区一家违章搭建的快餐店里坐满了就餐的客人。突然店里发出一声巨响，厨房的煤气罐发生爆炸，店内桌椅等物品被炸飞，并引发大火。火势迅速蔓延，造成店内就餐的客人一死五伤，店内工作人员一死二伤，现场一片混乱，情况十分危急。爆炸引起的火灾波及楼上住户和附近店铺的安全。社区护士接到险情报告后，立即带上急救箱与医生赶赴现场开展救援。

根据爆炸造成的受伤情况，社区护士在赶赴现场后应如何实施现场急救？对待不同程度的烧伤患者，应如何进行检伤分类？要遵循哪些紧急救护原则？

在日常生活中，经常会面临一些突发的急性意外事件，严重威胁人类的健康和生命安全。现代急救的新观念认为，实施急救的关键是在急症发生的第一现场，如家庭、社区、马路或工作场所等。而社区作为院前急救最常见的第一现场，社区护士在防治突发急性事件的过程中承担着义不容辞的责任。社区救护是社区卫生服务的重要组成部分，是急救医学体系中首要的环节和最前沿阵地。提高患者的抢救成功率，减少伤残和死亡率，对提高患者的生存率和生命质量起着至关重要的作用。

第一节　社区救护概述

社区救护是对社区内发生的各种急症，遭受的各种意外伤害及中毒等情况的患者采取紧急救护措施。社区医护人员常比医院医护人员更接近第一现场，更早接触到各类急症患者，在尽早呼救、尽早 CPR、尽早除颤、尽早 ACLS 的生存链环节中起着关键作用。因此，迅速启动院前急救流程，采取及时有效的救护措施可以为挽回患者生命赢得宝贵的抢救时机，为院内进一步救治奠定良好的基础。作为社区护士，要了解社区急救的特点，掌握社区急救的原则、知识和技术，才能做好社区紧急事件的预防、现场救护、转运及途中监护工作。

一、社区救护的概念

社区救护又称院前急救（community emergency rescue），是指社区医护人员对各种危及生命的急症、创伤、中毒、灾难事故等伤病者进行现场评估与呼救、现场救护、转运及途中救护的统称。即对在社区内遭受各种危及生命的急症等情况的患者，在当时、当地获得及时有效的基础医疗救护，包括从出事或发病开始到医院就医之前这段时间的救护。

二、社区救护的特点

社区救护面临社会性强、随机性强、时间紧急、病种复杂多样、急救条件有限等情况。因此，要求社区护士熟悉社区救护的特点，立足现场，把握救护的"黄金时刻"，以敏锐的观察能力、丰富的专业知识和娴熟的操作技能更好地完成社区救护。

1. 复杂性　凡是可能出现在综合医院急诊科的各种急症都可能出现在社区，如集体中毒、各种灾难事件（地震、水灾、交通事故等）及各种传染病的流行，都是社区救护面临的重要任务。因此，社区救护面对的病种多样复杂，有时一个患者存在多个专科的损伤和病变，要求救护人员迅速对复杂的病情进行正确的评估、判断、处理。

2. 突发性　急性事件往往在人们预料之外突然发生，一旦发生，如处理不及时，则可能给患者带来严重伤害，甚至危及生命。例如，地震发生时，大批患者可能会因为得不到及时恰当的救助而致残，甚至丧失生命。

3. 紧迫性　社区急性事件常来势凶险、病情急、时间紧，迫切需要进行现场紧急救治。例如，40%～60%的心肌梗死患者在发病后数小时内死亡，其中70%的患者死于发病现场或家中；淹溺、电击伤及心跳骤停的患者，常由于得不到及时的现场救护而身亡。

4. 广泛性　社区范围内的所有人，包括健康人群，都有可能随时发生各种意外的急性伤病，其中以老年人、婴幼儿及慢性病患者最常见。

5. 临时性　现场急救多为临时性，急救场所为出事地。现场环境大多较差，有时是在街头，人群拥挤、声音嘈杂、光线暗淡，且缺少专业的急救设备；有时险情未除甚至可能造成人员再伤亡。运送途中，车辆颠簸、震动和噪音可能给一些必要的医疗护理操作，如听诊、测量血压、吸痰、注射等带来困难。

三、社区紧急救护的原则

（一）先救命后治病

在现场急救时应牢记时间就是生命，坚持先救命再治病的原则。通过对患者的正确评估，迅速而果断地处理直接威胁患者生命的伤情或症状，如尽早实施现场 CPR 技术等，积极挽救和维持患者生命。同时迅速对患者进行全身体检。

（二）呼救与急救并重

遵循呼救与急救并重原则，社区护士要迅速启动急救医疗服务系统（emergency medical service system，EMSS）。社区护士要冷静告知以下问题：①具体的位置（要有明显标志）。②有效电话号码。③发生什么事件。④患者人数。⑤患者一般情况。⑥已经给予患者何种急救措施。⑦其他任何被询问的信息，确保 EMSS 急救人员无任何疑问后再挂断电话。

（三）脱离危险现场

救护人员应迅速去除威胁伤病者生命安全的因素，然后再采取其他的抢救措施。例如，患者发生中暑时，应先将其移置于阴凉处；抢救一氧化碳中毒患者时应先将门窗打开，放置空气新鲜处；对电击伤患者施救时，应先关闭电源。

（四）遵循紧急处理原则

1. 先复苏后固定　心跳呼吸骤停伴骨折的患者，应首先进行心肺复苏，待其恢复心跳、呼吸后，再固定骨折部位。

2. 先止血后包扎　大创口伴大出血的患者，应首先采用指压、止血带或药物等方法止血，再消毒创口进行包扎。

3. 先重伤后轻伤　患者病情轻重不一时，应优先抢救危重患者，后抢救病情较轻的患者。

4. 先救护后转送　接诊急症患者时，社区护士应把握最佳抢救时机，及时采取有效的救护措施，维持其生命体征，再准备转院治疗。在转院途中，仍要积极给予抢救措施，严密监测患者的病情变化。

第二节　社区常见意外的急救处理

社区常见的急性事件有急症、创伤、中毒等，种类多样，危害各不相同。社区护士不仅要了解其发生机制，还要熟悉发生时的特点，熟练掌握急救措施，从而减少社区急性事件的危害，使伤害和损失降到最低。

一、常见急症的社区救护

（一）急性心肌梗死的社区救护

急性心肌梗死（acute myocardial infarction，AMI）是严重危害人类健康的常见疾病之一，是冠心病患者的主要死因，病死率较高。约 2/3 急性心肌梗死患者被送到医院抢救之前已经死亡。因此，缩短发病到医院的时间，并进行积极有效的救治，对挽救患者的生命至关重要。急性心肌梗死患者一般在发病前 1~2 周内，心绞痛发作次数增加，疼痛持续时间延长，疼痛程度加重，用药后效果不佳，并有出冷汗、烦躁不安、恐惧、面色苍白等先兆表现。但老年人发生心肌梗死时一般无疼痛，常表现为突然胸闷憋气，心律失常，呼吸困难，大汗淋漓。其处理方法如下：

1. 就地抢救　对怀疑为急性心肌梗死患者，应立即平卧休息，稳定患者情绪，迅速给予氧气吸入，开放静脉通道，避免一切干扰，减少噪声，保持环境安静。

2. 求救　立即拨打急救电话或求助就近的医疗单位。

3. 镇静止痛　可用哌替啶 50~100mg 或地西泮 10mg 肌内注射，以镇静止痛，减少心肌耗氧量。并立即给予硝酸甘油 0.5mg 舌下含服，扩张冠状动脉，增加冠脉血流量；如无效，可间隔 3~5 分钟反复使用。

4. 病情观察　严密监测患者的生命体征，随时做好心肺复苏术和除颤的准备。

（二）脑卒中的社区救护

脑卒中（stroke）是常见的急性脑血管病，分为出血性脑卒中和缺血性脑卒中。缺血性脑卒中是由于脑的供血动脉狭窄或闭塞、脑供血不足导致的脑组织坏死的总称，好发于安静状态，清晨时段发生的风险是其他时段的 4 倍。其常见症状为一侧脸部、手臂或腿部突然感到无力，猝然昏扑、不省人事，或突然发生口眼歪斜、半身不遂；神志迷茫、说话或理解困难。出血性脑卒中在冬春两季易发病，常在情绪激动、劳累过度、睡眠不足、上呼吸道感染等情况下突然发生，患者常有高血压、糖尿病、血脂异常、脑动脉瘤、脑血管畸形等病史。出血前多无预兆，半数患者出现剧烈头痛，常见呕吐，运动障碍以偏瘫为多见，言语障碍主要表现为失语和言语含糊不清，重症者迅速出现意识模糊或昏迷。若患者突然出现以下症状时应考虑脑卒中的可能：一侧肢体（伴或不伴面部）无力或麻木；一侧面部麻木或口角歪斜；说话不清或理解语言困难；双眼向一侧凝视；一侧或双眼视力丧失或模糊；眩晕伴呕吐；既往少见的严重头痛、呕吐；意识障碍或抽搐。脑卒中患者发病后抢救是否及时、处理是否得当，对患者的预后至关重要。其处理方法如下。

1. 就地抢救　发现患者突然发病后切忌紧张，应保持镇静，让患者平卧，尽快与医院或急救中心联系，在诊断未明确时，暂不要用药。

2. 保持呼吸道通畅　给予氧气吸入，立即建立静脉通道，进行简单处理后，及时转送到附近有条件的医院救治。

3. 正确进行紧急处理措施　①若患者跌倒时不要急于从地上把患者扶起，最好2~3人同时把患者平托到床上，头部略抬高，避免震动。②松开患者衣领，取出假牙，有呕吐者应将头部偏向一侧，以免呕吐物堵塞气道而窒息。③如有抽搐发作，可用筷子或小木条裹上纱布垫在上下臼齿间，以防舌咬伤。④患者出现气急、咽喉部痰鸣等症状时，可用塑料管或橡皮管插入患者咽喉部，吸出痰液，保持呼吸道通畅。

4. 转送　在送医院前尽量减少移动患者，转运患者时应使用担架。搬运患者下楼，要头部朝上，以减少脑部充血。转运途中，可双手轻轻托住患者头部，避免头部颠簸。

5. 途中处理　缺血性脑卒中患者大多神志清醒，应告知患者保持静卧，安慰患者，同时做肢体按摩，促进血液循环，防止因血压进一步下降而导致缺血加重。

（三）休克的社区救护

多发性创伤、内脏出血、严重感染、药物过敏、心衰等常诱发休克（shock），其中以低血容量性休克最为常见。应尽早去除休克的病因，恢复有效循环血容量，改善微循环，保证重要脏器供血。其处理方法如下。

1. 就地抢救　对休克患者避免过多搬动，取中凹位将患者头部抬高20°~30°，下肢抬高15°~20°；对伴有左心衰竭者可取半卧位。保持患者安静，并注意保暖。

2. 保持呼吸道通畅　及时清理口鼻分泌物，并予以氧气吸入。

3. 遵医嘱迅速给予输液处理　及时开放静脉通道并保持通畅，补充血容量，维持血压。常用液体有：①生理盐水或复方氯化钠。②右旋糖酐。③全血、血浆及白蛋白。补液原则为先盐后糖，先晶后胶，见尿补钾。

4. 病情观察　密切监测患者的生命体征，注意观察神志、尿量等变化，随时做好心肺复苏术和除颤的准备。

5. 转送　必要时转送到医院救治。

（四）晕厥的社区救护

晕厥（syncope）又称晕倒，是由多种因素引起的脑部缺血、缺氧的一过性意识丧失，伴有肢体肌张力消失，以致不能维持正常直立体位，是最常见的急症之一。其发病原因有疼痛、发热、恐惧、药物过敏及药物副反应、紧张、脱水、饥饿、站立过久等。其处理方法如下。

1. 取正确体位 立即协助患者取去枕平卧位，也可坐下或单腿跪下。

2. 就地抢救 可用指甲掐患者人中穴促使其苏醒，协助患者饮热水或热糖水。

3. 转送 必要时转送到医院救治。

二、常见创伤的社区救护

（一）出血的社区救护

出血多由于创伤，如碰伤、撞伤、跌伤、割伤引起，按照出血部位可分为内出血（是指发生于体内任何部位的出血，血液积聚于体腔内者，称为体腔积血）和外出血（是指可排出体外的出血，主要分为动脉出血、静脉出血和毛细血管出血）。其处理方法如下。

1. 内出血者处理 必须立即转送医院救治，并在转运途中注意保暖，减少搬动，严密监测生命体征。

2. 外出血者处理 应立即止血，常用方法有3种。

（1）加压止血法 适用于小动脉、静脉出血。将厚无菌敷料覆盖在伤口上，再用绷带或三角巾以适当压力包扎，直接加压于出血部位。

（2）指压止血法 适用于中等动脉出血，如颜面部出血、头部出血、头颈部出血、肩部出血、前臂出血、下肢出血，应分别指压面动脉、颞浅动脉、颈总动脉、锁骨下动脉、肱动脉、股动脉。方法是用拇指或其他手指用力按压出血部位近心端，并将动脉压在坚硬的骨面上，即可阻断血流而止血。

（3）止血带止血法 由于止血带的潜在不良反应及很难正确使用，所以只在直接压迫无效或无法直接压迫时才使用止血带控制出血。此方法一般适用于四肢较大的动脉止血，需抬高患肢，在伤口近心端皮肤上先用敷料或布料等垫好，再用止血带在该处紧缠肢体2～3圈。止血带止血法应注意：①止血带的压力应适宜，以出血停止、远端不能触摸到动脉搏动为宜。②使用止血带一般不宜超过3小时并定时放松。应在送往医院的途中每隔15～30分钟放松1次，每次1～2分钟，放松时用指压止血法代替。③患者胸前应有明显标记，注明使用止血带的时间和部位。

上述3种止血法应根据伤口部位及出血量的多少选用，或两种方法联用。

（二）骨折的社区救护

当骨骼受到过强过猛的外力冲击，如交通事故、高处坠落等，可使骨骼受伤引起骨折。骨折通常分为闭合性骨折和开放性骨折。骨折发生时主要表现为疼痛、功能障碍、畸形等。其处理方法如下。

1. 就地抢救 对骨折的患者，首要的处理是要妥善固定和制动，可使用夹板固定骨折部位。现场若无夹板，可以就地取材，如选用木棒、竹板、竹片、手杖等。使用夹板前在夹板接触的肢体侧要放上棉花或布类等衬垫。四肢固定要露出指（趾）尖，利于观察血液循环，如出现指（趾）苍白、发凉、麻木等现象，说明固定太紧，应放松绷带，重新固定。

2. 处理伤口 开放性骨折固定前，要对伤口行无菌处理，局部要先清创，再用无菌纱布包扎，然后再固定。注意不要将已暴露在外的骨折断端还纳回去。

3. 转送 经初步处理后，将患者用担架平稳转运到医院。在搬运脊柱骨折患者时，要用四人搬运法，保持患者头部、躯干成一直线。转运脊柱骨折和骨盆骨折的患者要选硬板担架。

（三）跌伤、扭伤的社区救护

日常生活及体育运动中的奔跑、跳跃、突然踩空、登高、路滑、碰撞等原因常引起摔倒、滑倒，导致皮肤擦伤、软组织挫伤、关节及腰部扭伤，严重者可造成内脏破裂出血、骨折、昏迷及神经损伤。其处理方法如下。

1. 就地抢救   轻度皮肤擦伤时，立即用肥皂和清水洗净污物，擦干后用双氧水、生理盐水清洁创口，最后用碘氟消毒处理，不必包扎，切忌乱贴创可贴。严重皮肤撕裂、创口较深、出血多者，可简单包扎止血后转送至医院缝合处理。

2. 求救   患者若出现昏迷、休克、肢体变形、功能障碍、剧烈疼痛、骨折等重症现象时，立即拨打急救电话。

3. 对症处理   急救人员未到达之前，让患者平卧在硬板上，若呼吸、心跳停止立即进行心肺复苏术。骨折时要妥善固定，搬运时平托单放，不要弯曲。内脏膨出时采用碗盆扣住进行包扎，不能随意送回。随后转送上级医院救治。

小面积皮下组织损伤及关节扭伤，开始采用冷敷，可起到止痛止血作用。24～48小时以后再热敷，切忌受伤后马上自行随意使用药膏、药水。大面积皮下软组织损伤必须转送到医院治疗。

（四）烧烫伤的社区救护

烧烫伤是日常生活中常见的损伤，是由热力（如火焰、沸水、日晒、蒸气）、电流、辐射、腐蚀性化学物质等作用于人体所造成的损伤。其处理方法如下。

1. 迅速脱离险境   迅速将烧烫伤患者脱离危险现场。忌带火奔跑呼救，应迅速脱去着火的衣物或就地打滚灭火，以免吸入烟火造成呼吸道烧伤，不要用手扑火以免双手烧伤。

2. 大面积烧烫伤的处理   用干净布单或消毒敷料覆盖创面，再转送到医院救治。

3. 小面积Ⅰ度、Ⅱ度烫伤的处理   立即将患处放入冷水中浸泡半小时以上或用冷水冲洗5～10分钟。忌在伤处自行涂药膏或带色药水、药粉等。

4. 化学物质烧伤的处理   要根据化学制剂的性质使用中和剂处理。例如，强酸烧伤时先用清水反复冲洗后再用弱碱性小苏打水、碱性肥皂水湿敷；强碱烧伤时先用清水冲洗后再用弱醋酸浸泡，如食醋、硼酸水等；生石灰烧伤时先擦去粉末，再用流动清水冲洗，忌用清水浸泡，因生石灰遇水会产生大量热可加重烧伤；磷烧伤时先清除磷颗粒，尽快用水冲净，然后浸泡在清水中，使创面与空气隔绝，以免磷在空气中氧化燃烧加重创伤。

5. 转送   严重者转送到医院救治。

三、常见中毒的社区救护

（一）酒精中毒的社区救护

饮酒是一种常见的社会现象，尤其在节假日，醉酒、酒精中毒时有发生。轻度酒精中毒表现为脸红、多语、失态；重度酒精中毒则会出现昏睡、昏迷。其处理方法如下。

1. 卧床休息   注意休息并保暖，以维持正常体温。由于酒后全身血管扩张，重症患者可全身湿冷，因此要注意保暖。

2. 排出毒物   可催吐或用1%碳酸氢钠溶液洗胃，排出胃内残余酒。

3. 保持呼吸道通畅   如患者出现呕吐时，立即将其头偏向一侧，避免误吸。并给予氧气吸入。

4. 病情观察　密切观察患者的生命体征和意识状况。

5. 催醒　遵医嘱使用纳洛酮，促进患者清醒。

6. 镇静　过度兴奋者给予地西泮 5～10mg 肌内注射。

（二）一氧化碳中毒的社区救护

一氧化碳中毒常见于工业生产性中毒和日常生活性中毒。轻度中毒时，患者有头晕、乏力、恶心、呕吐、面色苍白等表现；中毒严重者，患者皮肤和黏膜呈樱桃红色，可出现呼吸困难、抽搐、昏迷，甚至死亡。其处理方法如下。

1. 迅速脱离中毒环境　应立即打开门窗，迅速将中毒者移至通风良好、空气新鲜处。

2. 保持呼吸道通畅　松开患者衣领，解开腰带，并注意保暖。

3. 给予氧气吸入　及时有效给氧是急性一氧化碳中毒最有效的治疗方法，氧气可加速一氧化碳的排出和血中碳氧血红蛋白的解离。轻度中毒者经上述处理即可很快好转。重症患者，采用高浓度面罩或鼻导管给氧（氧流量在 8～10L/min），中毒较深出现昏迷时应急送医院行高压氧舱治疗。

4. 预防并发症　积极防治脑水肿，促进脑细胞代谢，避免发生神经系统后遗症。如发生呼吸和心跳骤停，应立即进行心肺复苏术。

5. 病情观察　密切观察患者的生命体征和意识状况。

6. 转送　严重者转送到医院救治。

（三）食物中毒的社区救护

食物中毒是由于进食含有细菌、细菌毒素、毒性物质的食物，导致机体损害引起的急性中毒性疾病。一般以急性胃肠道症状为主要表现，如恶心、呕吐、腹痛、腹泻等。常有脱水症状，出现口干、眼窝凹陷、皮肤弹性消失、肢体冰凉、脉搏细弱、血压降低等，严重者可致休克。其处理方法如下。

1. 尽快排出毒物　常采用催吐或其他洗胃法，达到清除毒素的目的。

2. 及时建立有效的静脉通道　遵医嘱给予大量静脉补液，及时纠正水、电解质及酸碱平衡紊乱。

3. 合理应用抗生素治疗　根据患者药敏试验结果，选择相应抗生素进行抗菌治疗。

4. 病情观察　严密观察患者生命体征的变化，尤其要关注患者的神志、呕吐次数及呕吐物性质、腹泻次数及大便性状等，发现休克征兆时应及时通知医生，采取急救措施，做好护理记录。

5. 转送　严重者转送到医院救治。

四、其他意外伤害的社区救护

（一）电击伤的社区救护

电击伤是指一定强度的电流通过人体时引起的全身性或局部性组织损伤和功能障碍，重者可发生心跳和呼吸骤停，甚至死亡。其处理方法如下。

1. 迅速脱离电源　发现有人触电时应立即切断电源；若一时不能做到，可改用一切可以利用的绝缘物使触电者迅速脱离电源，不可直接接触触电者，以免伤害自己。

NOTE

2. 保护创面　用干净的布或纸类进行包扎，减少污染。

3. 轻型触电者　就地观察及休息1~2小时，以减轻心脏负荷，促进恢复。

4. 重型触电者　若心跳、呼吸停止，立即就地进行心肺复苏术，减少并发症和后遗症。

5. 转送　必要时转送到医院救治。

（二）淹溺的社区救护

人淹没于水中，呼吸道包括肺泡被水、水中污泥和杂草堵塞，或因呛水引起喉、气管、支气管反射性痉挛，声门关闭而窒息和缺氧，称为淹溺或溺水。水大量进入血液循环中可引起血浆渗透压改变、电解质紊乱和组织损伤。若抢救不及时，4~6分钟内即可造成呼吸和心跳骤停而死亡。故必须争分夺秒地进行现场急救。其处理方法如下。

1. 迅速将淹溺者救出水面。

2. 保持呼吸道通畅。立即松解患者衣领，打开口腔，清除口鼻中的水、杂草、污泥及其他分泌物，有义齿者取出义齿，以保持呼吸道通畅。

3. 倒水救治。常用的倒水方法有3种，注意切忌倒水时间过长，以免影响心、肺、脑复苏。

（1）膝顶法　救护者一腿跪地，另一腿屈膝，将溺水者的腹部放在膝盖上，使其头下垂，然后再按压其腹部，将呼吸道和胃内的水倒出。

（2）肩顶法　救护者将淹溺者头胸下垂，其腹部放在救护者的肩部，头部下垂；救护者用肩部有节奏的顶压淹溺者腹部，使积水倒出。

（3）抱腹法　救护者从溺水者背后双手抱住其腰腹部施加压力。注意使患者头胸部下垂，以利于控水。

4. 心肺复苏。如心跳、呼吸停止，应迅速实施心肺复苏术。

5. 迅速转送到医院救治。

（三）中暑的社区救护

中暑是指高温或烈日暴晒下工作或活动后引起体温调节功能紊乱所致体热平衡失调、水电解质代谢紊乱，或脑组织细胞受损的一组急性临床综合征。夏季长期在通风不良的高温环境中工作、学习，或在强烈的日光下劳动、体育训练、暴晒过久，易引起中暑。中暑的主要表现为大量出汗、口渴、头昏、耳鸣、胸闷、心悸、恶心、全身疲乏、注意力不集中等症状，严重者发生热痉挛、热衰竭和热射病。其处理方法如下。

1. 迅速脱离高温环境　立即将患者转移至阴凉通风处或空调房间，去枕平卧，松解衣扣，迅速用冷水或冰水擦拭、湿敷头部和身体，用扇子或电扇扇风，饮用凉淡盐水。

2. 就地抢救　给予仁丹、十滴水、藿香正气丸等解暑药，或用风油精、薄荷油涂擦患者太阳穴、合谷、风池等穴位。

3. 及时建立有效的静脉通道　遵医嘱补充等渗葡萄糖盐水或生理盐水，以纠正水、电解质紊乱。注意输液速度不可过快，以防增加心脏负荷，发生急性肺水肿。

4. 转送　一般轻度中暑者经现场救护即可恢复正常。对重度中暑者，应立即转送到医院救治。

第三节 突发公共卫生事件的防护

一、突发公共卫生事件的概念与分类

（一）突发公共卫生事件的概念

突发公共卫生事件是指突然发生，造成或可能造成社会公众健康严重损害的重大传染病疫情、群体性不明原因的疾病、重大食物和职业中毒，以及其他严重影响公众健康的事件。突发公共卫生事件通常发生紧急、危险性大、伤亡人数多，直接关系到公众的健康、经济的发展、政治的稳定和社会的安定，已经日益成为社会普遍关注的热点问题。

为有效应对突发公共卫生事件，2003 年 5 月 7 日，国务院第 7 次常务会议通过并公布了我国第一部《突发公共卫生事件应急条例》，共 6 章 54 条。目的是有效预防、及时控制和消除突发公共卫生事件的危害，保障公众身体健康与生命安全，维护正常的社会秩序。2010 年 12 月 29 日，国务院第 138 次常务会议对《突发公共卫生事件应急条例》进行了修正，并于 2011 年 1 月 8 日公布并实施。

社区是应对突发公共卫生事件的第一道防线，为了使伤亡人员得到及时有效的救治，减少突发事件发生后第一时间伤亡人数，社区卫生服务中心（站）必须根据国务院《突发公共卫生事件应急条例》的要求，制定一套完整的突发公共卫生事件应急保障预案和流程，规定急救人员工作职责，制定防护、消毒制度。

（二）突发公共卫生事件的分类

突发公共卫生事件范围较广，产生原因也各不相同。根据其发生原因可分为：

1. 重大传染病疫情 是指传染病在集中的时间、地点发生，导致大量传染病患者出现，其发病率远远超过平常的发病水平。这些传染病包括《中华人民共和国传染病防治法》规定的 3 类 39 种法定传染病；卫生部根据需要决定并公布列入乙类、丙类传染病的其他传染病；省、自治区、直辖市人民政府决定并公布的按照乙类、丙类传染病管理的其他传染病，如 2008 年手足口病暴发流行、2009 年 H1N1 流感流行、2013 年人感染 H7N9 禽流感流行、2015 年暴发的中东呼吸综合征（MERS）等。

2. 群体性不明原因的疾病 是指在一定时间内，某个相对集中的区域内同时或相继出现多个共同临床表现患者，又暂时不能明确诊断的疾病。这种疾病可能是传染病，可能是群体性癔病，也可能是某种中毒。例如，SARS 疫情发生之初，对传播的病原体认识不清，随着科学研究的深入，才逐步认识到其病原体是由冠状病毒的变异所引起。

3. 重大中毒事件 是指由于食物和职业的原因而发生的人数众多或者伤亡较重的中毒事件。例如，2005 年"苏丹红"事件、2008 年"三聚氰胺"奶粉事件、2015 年深圳罗湖"亚硝酸盐"食物中毒事件，以及近年来时常发生的校园食物中毒事件等。职业中毒集中出现在加工制造业、电子轻工业、危险化学品相关工业等行业，种类也呈新发趋势。除典型的苯中毒和矽肺病外，还有 2012 年广东胶水中毒事件和甘肃硫化氢中毒事故，2014 年金华市职业病防治院新诊断的 2 例从事油漆和黏合剂相关工种的白血病及 2015 年广东首例发现的手臂振动病。

NOTE

4. 新发传染性疾病   狭义上是指全球首次发现的传染病；广义上是指一个国家或地区新发生的、新变异的或新传入的传染病。新出现的传染病对人类健康构成的潜在危险十分严重，处理难度及复杂程度也很大。例如，2014 年 2 月暴发于西非的大规模埃博拉病毒疫情，直至2015 年 11 月才得到有效控制，其造成的感染及死亡人数都达到历史最高。2015 年暴发的中东呼吸综合征（MERS），根据 WHO 公布的数字，截至 2015 年 5 月 31 日，全球共有 1150 例感染MERS 确诊病例，也波及中国，其中包括至少 427 例与 MERS 相关的死亡病例。

5. 群体性预防接种反应   是指合格的疫苗在实施规范接种过程中或者实施规范接种后造成受种者机体组织器官、功能损害，相关各方均无过错的药品不良反应。群体性一般反应多为发热，异常反应主要为过敏反应，严重者甚至出现过敏性休克，也可造成个体或者群体的心因性反应。如 2010 年曝光的山西疫苗事件及江苏疫苗事件，2015 年在湖南、广东、四川发生的乙肝疫苗注射造成婴儿死亡事件。

6. 重大环境污染事故   是指在化学品的生产、运输、储存、使用和废弃处置过程中，由于各种原因引起化学品从其包装容器、运送管道、生产和使用环节中泄漏，造成空气、水源和土壤等周围环境的污染，严重危害或影响公众健康的事件。如近年来恶劣的雾霾天气、2015年"8.12 天津港危险化学品爆炸事件"造成严重空气污染和水污染，极大地影响居民的生活和健康。

7. 核事故和放射事故   是指由于核辐射与放射性物质或其他放射源造成或可能造成公众健康严重影响或严重损害的突发事件。

8. 生物、化学、核辐射恐怖事件   是指恐怖组织或恐怖分子为了达到其政治、经济、宗教、民族等目的，通过实际使用或威胁使用放射性物质、化学毒剂或生物制剂，或通过袭击或威胁袭击化工（核）设施引起有毒、有害物质或致病性生物释放，导致人员伤亡，或造成公众心理恐慌，从而破坏国家和谐稳定，妨碍经济发展的事件。

9. 自然灾害   是指人类依赖生存的自然界发生的，且对人类社会造成严重危害的异常现象和事件，如设施破坏、财产损失、人员伤亡、社会失稳、人类健康状况及社会卫生服务条件恶化。自然灾害主要包括干旱、洪涝、台风、冰雹、暴雪、沙尘暴等气象灾害，火山、地震、山体崩塌、滑坡、泥石流等地质灾害，风暴潮、海啸等海洋灾害，森林草原火灾和重大生物灾害等。

10. 其他严重影响公众健康的事件   是指针对不特定的社会群体，造成或可能造成社会公众健康严重损害，影响正常社会秩序的重大事件。有些影响公众健康的事件，可能会因认识水平、时间和重视程度等不同，而未能将其列为突发公共卫生事件，使事件未能得到及时处置，从而使事件对公众健康的影响进一步扩大。因此，在重视重大急性传染病、重大中毒事件的同时，也应充分重视其他影响公众健康的相关事件。

二、突发公共卫生事件的特点

1. 成因的多样性   突发公共卫生事件产生的原因常呈现多样性，如各种传染病分别由不同病原体通过不同传播途径所致。许多公共卫生事件与灾害事故有关，如地震、水灾、火灾、环境污染、生态破坏、交通事故等。社会安全事件也是形成公共卫生事件的一个重要原因，如生物恐怖、动物疫情、致病微生物、药品危险、食物中毒、职业危害等。

2. 分布的差异性　不同季节，传染病的发病率不同，存在时间分布的差异，如 SARS、水痘、流感、流脑等呼吸道传染病疫情往往发生在冬春季节，食物中毒及霍乱、细菌性痢疾等肠道传染病则多发生在夏季。分布差异性还表现在空间分布的差异，传染病的流行区域分布不一样，如南方和北方易发传染病不同。此外，还有人群分布的差异等。

3. 传播的广泛性　当前正处在全球化时代，某一种疾病可以通过现代交通工具跨国流动造成传播，甚至引发全球性的传播。传染病一旦具备了 3 个基本流通环节，即传染源、传播途径及易感人群，就可在毫无国界的情况下广泛传播。

4. 危害的复杂性　大公共卫生事件不但危害公众健康，而且对生态环境、经济发展乃至政治稳定、社会秩序等都会造成很大的破坏性。

5. 治理的综合性　治理公共卫生事件是一项复杂艰巨的系统工作，需要国家政策支持，加大对人力、财力和物力的投入。同时，需要有关部门共同努力，甚至是全社会的共同参与。另外，还要注意解决一些深层次的问题，如社会体制、机制问题，工作效能问题及人群素质问题等。只有通过综合治理才能有效解决公共卫生事件。

6. 新发的事件不断产生　1985 年以来艾滋病的发病率不断增加，2003 年春夏一种全新的冠状病毒引起的 SARS 给人民的健康和生命安全造成了严重威胁，2005 年四川省发生大规模人感染猪链球菌病流行，2006 年 8 月毒蚊奇袭山西引发的乙脑疫情，2008 年 3 月发生在安徽阜阳的手足口病疫情，2014 年 2 月暴发于西非的大规模埃博拉病毒疫情和 2015 年暴发的中东呼吸综合征，都严重威胁人类的健康。

7. 连锁反应性　突发公共卫生事件虽然在一些地方发生，但影响往往超出其行政区域，波及范围较大，具有较大的偶然性、突发性，总是呈现出一果多因、一因多果、相互关联、牵一发而动全身的复杂态势。一旦发生，总会有一个持续过程，突出表现为蔓延性和传导性。

三、突发公共卫生事件的防护策略

（一）突发公共卫生事件的社区预防

1. 社区管理部门　要建立突发公共卫生事件领导小组和制定应急预案，并联合相关部门（如消防队和急救中心等）定期对社区居民进行水灾、火灾、地震和意外事故及冲突等事件的紧急应对和急救处理方法的演习，共同提高社区居民的救灾能力。

2. 社区卫生服务中心（站）　应联合工商、环卫、消防等部门定期查找社区安全隐患，排除可能发生的灾害及食品中毒等种种隐患。定期对社区居民进行常见突发公共卫生事件发生前相关应对知识和自我防护技能的宣传教育，提高防范意识和能力。

3. 社区护士要具备的能力　①社区护士要掌握灾害现场救护的知识与技能，熟练使用急救设备，面对突发事件要反应敏捷、判断准确、处置迅速，具有良好的心理素质和沟通协调能力。②社区护士要熟悉社区居民的基本情况、人口构成，老年人和儿童在社区中所占的比例，社区急性事件的高发人群及重点预防对象。③社区护士要熟悉社区的地理地形、交通、居民集中居住区域、商业区、学校、医院和其他机关及厂矿的分布情况等。④社区护士要正确评估社区现状和潜在的危险问题，并能有的放矢地进行家庭访视和健康教育，将各种意外事件尽可能消灭在萌芽状态，防患于未然。

（二）突发公共卫生事件发生时的救助和管理

社区护士要对社区居民的健康负责，听从政府指挥，积极配合相关部门救助患者。对突发公共卫生事件要迅速做出反应和判断，评估受灾程度，做到寻找并救出生存者，正确预检分诊，根据伤情或病情果断给予相应的处置，并及时转运和疏散患者，采取有效的控制措施，最大程度降低事故的危害性，保护人民群众的生命和财产安全。

1. 事件上报　一旦得知社区发生突发公共卫生事件，应立即启动预案，接诊的全科医生和社区护士应立即上报社区卫生服务中心（站）的相关负责人，并在第一时间（2 小时内）以电话方式上报辖区卫生主管部门和疾病预防控制中心，具有网络直报条件的机构应立即网络直报。

2. 检伤分类与现场救护　由社区卫生服务中心（站）的相关负责人立即启动救护小组，社区护士在灾区应帮助居民尽快脱离危险区域，迅速对患者进行检伤分类。同时积极配合医生迅速展开就地抢救，采取安全有效的急救措施，包括徒手心肺复苏、保证呼吸道通畅、维持循环功能、控制外出血、骨折固定和开放静脉通道等，使伤亡人数降至最低。

3. 途中转诊　社区卫生服务中心（站）的院前急救等医疗技术和医疗设备较二级和三级医院薄弱，在对患者进行初步伤情评估、紧急救护后，应将危重症患者迅速转诊。在转诊途中要科学搬运，医护人员必须密切观察患者的生命体征和病情变化，确保治疗持续进行，做到安全转运，避免发生意外。另外，院前急救流动性强，接触面广，中间环节多，为保证院前急救工作顺畅，社区护士必须掌握现场急救技术，熟知转诊过程，做好消毒隔离工作，把伤残降到最低。

（三）突发公共卫生事件发生时的检伤分类

1. 对检伤分类的认识　检伤分类，也称预检分诊，是指评估患者身体状况的紧急与严重程度，以及当必须同时处理多名患者时的优先顺序。检伤分类是突发公共卫生事件时实施患者救治的第一步，贯穿于现场救护与确定性治疗之间的每一个救治环节，其有效应用对于整个抢救的成败、质量起关键作用。在突发公共事件发生时，患者多为群体，医疗救援资源在当时、当地十分有限，后续支援也需要时间和相应条件保障。因此，检伤分类的目的就是要分清患者的轻重缓急，以有限的人力和医疗设备资源在最短的时间内抢救尽可能多的患者。

2. 检伤分原则与方法

（1）**检伤分类原则**　要求在 1 分钟内完成对一个患者的现场检伤分类，并最大限度地为患者实施急救处理，也包括对伤情较轻、能行走的患者进行检伤分类和救护。参与救护的社区护士应通过检伤分类，区分所有患者伤情的轻重缓急、先后救护顺序，做好记录并指挥人员运送患者进入临时指定的救护室或医院。

（2）**检伤分类方法**　采用 RPM 初步检伤分类：R（respiration）：呼吸；P（perfusion）：灌注量；M（mind）：精神状态。RPM 初步检伤分类的判断依据如下。

1）呼吸（R）：无呼吸，给予畅通呼吸道；仍然无呼吸，判断为黑色；呼吸恢复，判断为红色。呼吸存在：超过 30 次/分，判断为红色；低于 30 次/分，检查灌注情况。

2）灌注量（P）：桡动脉搏动消失或毛细血管充盈时间超过 2 秒，判断为红色；桡动脉搏动消失或毛细血管充盈时间小于 2 秒，检查精神状态。

3）精神状态（M）：不能听从简单的指令（无意识），判断为红色；能听从简单的指令，判断为黄色或绿色。

3. 检伤分类的标签　按照国际规范，制定的检伤分类标志应该是醒目的、共识的、统一的。我国采用国际通行的标志，有红、黄、绿、黑4种颜色的标签，分别表示不同的伤病情及获救的轻重缓急的先后顺序（表11-1）。

表11-1　国际规范检伤分类标签的意义及举例

标签	意义	举例
红色	伤病情十分严重，随时有生命危险，为急需抢救患者，也称"第一优先"	呼吸心跳骤停、气道阻塞、中毒窒息、活动性大出血、严重多发性创伤、大面积烧烫伤、重度休克
黄色	伤病情严重，应尽早得到抢救，也称"第二优先"	各种创伤、多处骨折、急性中毒、中度烧烫伤、昏迷
绿色	患者神志清醒，身体受到伤害但不很严重，疾病发作已有缓解。可容稍后处理，等待转送	上臂闭合性骨折、皮肤软组织挫伤
黑色	确认已经死亡，不需抢救	

进行检伤分类后，给患者配戴不同颜色的标签。标签一定要佩戴在患者身体的醒目部位，通常是患者的衣服、手腕等处，以清楚告知现场的救护人员，避免在现场忙乱、患者较多及抢救人员和医疗装备不足等情况下，遗漏了对危重患者的及时救治。同时，对神志清醒的患者，应交代清楚注意事项，使患者在必要时可以据此提醒救护人员及交班后的医疗机构人员。

4. 检伤分类组织及运行　突发公共卫生事件现场的检伤分类工作，应由救护经验最丰富的医务人员承担。当现场急救已顺利进行时，检伤分类组织者在急救小组长的领导下，对现场急救的运行进行全面巡视、协调，做好检伤分类现场登记和统计，保证检伤分类后的各项工作有条不紊、规范地进行，不遗漏危重患者，不疏忽一般患者。

（四）突发公共卫生事件发生时的转诊和运送

因现场急救和药品的条件有限，在患者得到初步处理及建立有效的呼吸与循环后，应分别转运到就近的医疗单位或专科医院，使患者获得进一步的治疗及护理。迅速安全地运送患者是成功院前急救的重要环节。运送时应注意以下事项。

1. 转运途中既要快速，又要平稳安全，避免颠簸。患者的头部一般应与车辆行驶的方向相反，以保持脑部血供。

2. 患者的身体和担架应固定牢固，以免紧急刹车时身体摇动，加重病情。

3. 根据病情需要，摆放好患者的体位。

4. 在运送过程中，注意观察患者的生命体征并做好详细记录，继续给予持续治疗和护理。

5. 到达医院后，和接诊医生进行详细交接班。

（五）突发公共卫生事件发生后的健康管理

1. 对患者提供医疗护理服务　在突发公共卫生事件后的重建期，社区护士仍要继续关注受灾人群存在的健康问题，走访受灾轻的患者，了解他们的需求。同时，为危重患者提供中长期护理，可在家中设置家庭病床，由社区医生和护士按时定期随访，尤其对有健康问题或遗留身体障碍，活动不便或生活不能自理的患者提供上门医疗护理服务、家庭访视、疾病管理与康复护理等。

NOTE

2. 公共卫生安全管理　迅速在社区建立防御机动队和救助有效的防疫体系。社区护士应协助卫生防疫工作人员，对经历突发公共卫生事件的场所，如暴雨、洪水、爆炸等地区，尤其是对食品、饮用水、下水道、卫生间和垃圾场所等害虫容易繁殖传播的地方进行严密消毒，为生活在受灾区的居民提供安全饮用水。同时，社区护士应提高早期识别与监控潜在的传染性和感染性疾病暴发事件的意识和能力，防患于未然。

3. 心理支持　在突发公共卫生事件后，许多人会经历亲人的死亡，或自身受到伤害，遗留不同程度的残疾，易出现恐惧、悲伤、无助、愤怒和失望等负性情绪。社区护士应了解患者的情绪反应，提供心理和社会支持，定期到患者家中随访，鼓励其表达情绪，帮助患者进行积极的康复治疗，最大限度地恢复其功能，为他们重返社会创造基本条件。同时应告知患者家属，要充分理解患者的心理感受，避免患者再次受到不良刺激，与医生积极配合，给予患者心理上的支持，促进其身心康复。

思考题

1. 请根据社区救护的原则，制定一氧化碳中毒患者的急救程序。
2. 如何对急性心肌梗死患者的病情做出迅速判断并进行社区救护？
3. 如何做好食物中毒的社区预防工作？
4. 请针对你熟悉的任一突发公共卫生事件提出相应对策。
5. 如何对地震现场进行检伤分类？

第十二章　社区中医护理

案例导入

　　刘女士，20岁，大学生，体型偏胖。今日到社区卫生服务中心就诊。自诉每个月月经期间出现痛经，伴手足发冷、腰酸、坠胀、恶心呕吐、拉稀便、出虚汗，严重时需要休息及服止痛药。月经史：初潮15岁，月经周期28~39天，经期3~5天，痛经明显，月经量多，色暗红，常可见大量血块。有时感乏力，心情时有郁闷。既往身体健康，无肝炎、结核等传染病史，否认高血压病、糖尿病、心脏病史，否认外伤史，无胃溃疡病史。无家族遗传病史。

　　作为一名社区护士，你能使用哪些中医护理技术减轻患者的痛苦？

　　中医学历史悠久，源远流长，在中国经历了几千年的发展，已形成其独特学科体系。中医护理伴随着中医学的发展而发展，以中医理论为基础，不断完善其理论体系和技术操作规范，是中医学的重要组成部分。中医护理具有内容丰富、方法简单、效果肯定等特点，易于被社区居民所接受。开展社区中医护理是我国卫生事业与中医药事业发展的需要，也是建立有中国特色的社区卫生服务的需要。

第一节　社区中医护理概述

一、社区中医护理的优势

　　社区护理是整合现代护理学、预防医学、管理学及相关人文社会科学于一体的新型学科。社区护理需要提供多层次、多功能、多方位的服务。这就要求将现代护理与中医的基本理论和特点有机结合起来，创建具有中国特色的社区护理。中医护理的整体观、辨证施护、注重情志护理和疾病预防等无疑与社区护理的跨学科特性相统一。2003年4月，国务院通过了《中华人民共和国中医药条例》，其中提到要在乡镇等基层卫生服务机构建立社区卫生服务站，以便能够为居民提供中医药服务。发展有中医特色的社区卫生服务，是适应卫生改革的需要，是适应社区卫生服务发展的需要，也是满足人民群众健康需求的重要举措。

　　1. 中医护理的哲学思想与社区卫生服务理念相吻合　整体观体现了中医护理的哲学思想。中医整体护理观认为，人与自然界是统一的整体，人与社会是统一的整体，人的精神和形体是统一的整体。人是一个复杂的矛盾统一体，人体任何一部分发生疾病，都与整体密切相关。因此，中医护理天人相应的整体观、自然观和以人为本的指导思想与现代护理学以患者为中心的整体护理理念不谋而合。中医护理用辨证施护的方法，在护理时充分考虑到患者的个体差异，进行个体化的护理。在护理时，既祛邪又扶正；同时注重预防、康复和养生保健。其"未病先防"的科学思想，与现代预防医学的主题十分接近；其简明有效的保健方法，更是在促进社区人群的健康水平、提高生活质量方面大显身手。这些重视调动机体调节和康复能力的思路和方法，尤为适合社区卫生服务的需要。

2. 中医护理的方法和技术适合在社区开展　中医护理进入社区，无须在设备和器械上过多投入，有利于解决过快增长的医药费用问题，为社区居民及国家减轻经济负担。同时，可充分弥补社区卫生条件的有限性，有的放矢地对各类人群进行医疗护理保健工作。中医护理技术具有简、便、验、廉等特点，毒副反应小、使用范围广，适于在社区运用。中医护理技术如针灸、拔罐、按摩、刮痧、中药贴敷、中药熏洗、中药静脉注射和穴位注射、耳穴埋籽、脐疗、中药离子透入等在社区慢性病居家护理中应用广泛，尤其是按摩法简便易行，备受社区居民的喜爱。中医养生方法及护理技术因其低廉性，对经济不发达的农村地区尤为重要，有助于提高社区卫生服务的覆盖率和农村社区卫生服务的发展力度，尽快缩小城乡差距。此外，中医护理操作取材容易、简单，在社区应用较为普遍。例如，香烟灸可临时代替艾灸（用于寒证痛经）；发夹用于穴位按压（止痛）；石头加热热熨代替药熨（局部肿痛）；泥疗代替蜡疗（关节痛）；酒杯或水杯代替火罐进行拔罐（急性腹泻）等。

3. 中医护理中独特的情志护理及养生保健理论适合在社区应用　中医护理重视调畅情志。中医学认为，情志过度是导致疾病的重要因素，不良的情志刺激和心理，可影响疾病演变和转归，甚至可加重病情。中医学在其生命观、健康观及医疗模式的指导下，经过数千年的实践和积累，形成了一套以"天人合一、形神结合"为主的养生保健理论，如《黄帝内经》中"顺四时""治未病""调饮食""和五味""适劳逸"等思想精华至今仍被借鉴。中医药根据"药食同源"理论，开发出了多种食疗药膳方法；中医还有独特的气功、太极拳、自我按摩等多种养生保健方法。中医养生保健护理理论和方法有助于人们追求健康长寿目标的实现，适合现代人类需求。尤其是情志护理、药膳护理更贴近生活，且简便易学、直观安全、效果显著，适合在社区普及推广。

4. 中医护理在社区有着深厚的群众基础　有研究显示，超过一半以上的社区居民关注中医药并接触过中医药，就医时愿意首选中医药或中西医结合治疗。充分表明广大人民群众对中医药感情深厚、高度信赖，为中医药事业发展奠定了坚实的社会基础。尤其社区中老年人更注重养生保健，追求身心健康，自然疗法和中药越来越受到人们的青睐，有着广阔的发展前景。因此，中医护理容易进入社区、进入家庭。

5. 医学模式的转变为社区中医护理发展提供了前提条件　当前，医学模式转向生物－心理－社会医学模式，医学目的也调整为"预防疾病与损伤，维持和提高健康水平"。中医学的整体观及注重个体化、人性化、"治未病"的特点和优势，与转变了的医学模式相吻合，与调整了的医学目的相一致，为中医护理的发展提供了良好契机。

6. 国家政策大力支持中医护理的发展　"十二五"期间，卫生部、国家中医药管理局制定了一系列促进中医药发展的政策和措施，积极推进其在基层医疗机构的运用。《中共中央关于制定国民经济和社会发展第十二个五年规划的建议》强调要坚持中西医并重，支持中医药事业发展。2015 年 10 月 29 日中国共产党第十八届中央委员会第五次全体会议通过的《中共中央关于制定国民经济和社会发展第十三个五年规划的建议》，明确指出"坚持中西医并重，促进中医药、民族医药发展"。

《中共中央国务院关于深化医药卫生体制改革的意见》（中发〔2009〕6 号）提出，要坚持中西医并重的方针，充分发挥中医药作用。《国务院关于扶持和促进中医药事业发展的若干意见》（国发〔2009〕22 号）提出大力加强综合医院、乡镇卫生院和社区卫生服务中心的中医科室建设，积极发展社区卫生服务站、村卫生室的中医药服务。在其他医疗卫生机构中积极推广使用中医药适宜技术。通过中央和地方共同努力，进一步加大公立中医医院的改造建设力度，有条件的县以上综合医院和乡镇卫生院、社区卫生服务中心都要设置中医科和中药房，配备中医药专业技术人员、基本中医诊疗设备和必备中药，基本实现每个社区卫生服务站、村卫生室都能够提供中医药服务。推动中医药进乡村、进社区、进家庭。

国家卫生计生委在 2015 年 3 月发布的《关于进一步深化优质护理、改善护理服务的通知》中指出，将继续扩大优质护理服务覆盖面，其中特别提到要广泛应用中医特色护理技术，惠及更多患者。2015 年，国务院办公厅印发了《中医药健康服务发展规划（2015—2020 年）》，力争到 2020 年，基本建立中医药健康服务体系，包括中医养生保健、医疗、康复、养老等 7 项重点任务。

因此，在开展社区卫生服务工作中，应将中医药有机地融入社区，并渗透到预防、医疗、保健、康复、健康教育等各项工作中，开展中医护理的综合服务，使中医护理在社区卫生服务中发挥应有的作用。

二、社区中医护理的发展

1999 年，十部委联合发布的《关于发展城市社区卫生服务的若干意见》中明确指出："社区卫生服务机构要积极采用中医药、中西医结合与民族医药的适宜技术，要充分利用现有中医药资源，发挥中医药的优势和特色作用，满足社区群众对中医药需求，将中医药知识与技术充分运用到社区卫生服务各个环节中，为社区群众提供方便、优质、价廉、可及的社区卫生基本服务。"国家中医药管理局在"十五"期间着力推动中医药融入社区卫生服务，使我国城市社区中医护理的发展取得了明显进展，主要体现在以下几个方面。

1. 各级政府对社区中医护理工作重视程度明显提高　各级政府采取多项措施促进社区中医护理发展，如成立由中医药管理部门或中医药专家组成的社区卫生服务工作协调小组；设立专项经费用于中医药社区卫生服务建设；将中医药社区卫生服务项目纳入城镇职工基本医疗保险支付范围；社区卫生服务中心设置中医科室；社区卫生服务站提供中医药服务等。

2. 社区中医护理网络逐步健全　各地卫生和中医药行政管理部门依托已有的社区卫生服务网络，不断加强中医药社区卫生服务的基础条件建设。通过多种形式开展中医药社区卫生服务，建立中医科或中医诊疗室，设立中药房，配置中医药设施设备，配备中医药人员；根据区域卫生规划，积极创办具有中医特色的社区卫生服务机构；承担辖区内社区卫生服务的中医药技术指导工作；部分区级中医院逐步转制为社区卫生服务中心。逐步健全的中医药社区卫生服务网络，为不断满足社区居民中医药服务需求创造了良好条件。

3. 将中医护理融入六位一体的综合社区卫生服务中   在国家各级卫生部门的重视下，社区中医护理得到大力发展。绝大多数社区卫生服务中心（站）能够提供中成药服务及针灸、推拿、拔罐等3种以上的中医适宜技术服务；对某些慢性病实施了中医药干预措施；在养生保健、康复和健康教育等方面，中医护理的参与率都达到一半以上。很多地区的中医药服务已成为社区卫生服务的特色，吸引居民选择到社区卫生服务中心就诊。

4. 创建中医药特色示范区   国家中医药管理局与相关部委联合开展了创建全国中医药社区卫生服务示范区活动，在北京、天津、浙江、济南、成都等地都建立中医药特色社区卫生服务示范区。

此外，中医在全世界都有非常广泛的影响。WHO 在 2003 年《全球传统医学发展战略》中明确指出针灸、中药等传统医学正在全球获得广泛重视。80% 的非洲人求助于中医。中医在朝鲜、韩国和越南已完全进入医疗健康体系。继 1996 年美国批准针灸作为治疗方法后，针灸在大多数国家的医疗体系中获得认可。在德国，77% 的医疗单位建议患者用针灸治疗疼痛。一些国家政府开始加强对中医药保险费支付，并制定了中医药管理法规。加拿大卑诗省、魁北克省等立法承认中医针灸的合法地位；2000 年，澳大利亚维多利亚省通过了《中医药法》；阿联酋、泰国、南非等国也对中医进行了立法。据不完全统计，目前全世界 130 多个国家有 5 万多家中医医疗机构，国际上中医药从业人员 30 万 ~ 50 万人，其中针灸师超过 10 万人，注册中医师超过 2 万人。目前国外已有多所正规大学设有中医系或中医专业，提供 4 ~ 5 年的本科教学。

中医护理进入社区有着广阔的市场，将发挥不可替代的作用。其服务方式贴近群众，符合社区卫生服务的要求，可满足社区居民日益增长的卫生服务需求。

第二节　社区常用中医护理技术

目前社区常用的中医护理技术有拔罐、艾灸、刮痧和推拿。

一、拔罐

拔罐是以罐为工具，排除罐内空气，形成负压，使之吸附于施治部位的体表或腧穴而产生刺激，使局部皮肤充血的一种治疗方法。

（一）适应证

外感风寒之头痛、腰背酸痛、中风、胃脘疼痛、消化不良、痛经、肌肉扭挫伤、风湿痹痛等。

（二）禁忌证

有自发性出血倾向、高热、孕妇、皮肤过敏、溃疡、水肿等患者禁用。

（三）操作步骤

1. 拔火罐步骤

（1）用物准备   玻璃罐（家庭可用玻璃杯、药瓶、口缘光滑的竹筒代替）、95% 酒精棉球、直血管钳或镊子、酒精灯、火柴或打火机、凡士林或石蜡油、棉签、弯盘等。

（2）部位选择   根据病情选好腧穴或部位，选择适当体位，暴露患者局部皮肤，注意保暖。

（3）拔罐　用镊子或止血钳夹住95%的酒精棉球点燃后，在罐内绕1~2圈后立即退出，并迅速将罐扣在相应部位。

（4）留罐或走罐　①留罐：拔罐后将罐留置10~15分钟，以局部皮肤充血，出现皮下淤血为度。②走罐：又称推罐，先在所拔部位的皮肤或罐口上涂少许凡士林或石蜡油，将罐扣住后手握罐上下或左右往返推移，以皮肤潮红为度。

（5）起罐　起罐时一手握罐，一手按压罐口周围皮肤，使空气进入罐内，即可将罐取下。

2. 拔气罐步骤　拔气罐是指利用机械抽气原理使罐体内形成负压，罐体吸附在选定的部位，使皮下及浅层肌肉充血，刺激人体皮部、经筋、经络腧穴的一种方法。

（1）用物准备　气罐、酒精、棉签。

（2）清洁消毒　用棉签蘸酒精清洁气罐内部。

（3）部位选择　根据病情选好腧穴或部位，选择适当体位，暴露患者局部皮肤，注意保暖。用酒精棉签消毒拔罐穴位及周围皮肤。

（4）拔罐　罐对应相应的穴位放好，将拔罐手柄置于罐上并拉动手柄产生负压，罐体吸附后即可取下拔罐手柄。

（5）起罐　10~15分钟后拔出出气阀门，使空气经缝隙进入罐内，罐体自然与皮肤脱离，即可取下气罐。

（四）注意事项

1. 拔罐要选择适当体位和肌肉较丰满的部位，骨骼隆起、凹陷处及毛发较多部位，均不可拔罐。

2. 用火罐应注意勿烫伤患者。若烫伤或留罐后出现水泡时，小泡无须处理，用无菌纱布覆盖，防止擦破。水泡较大时，用注射器将泡液抽出，再用无菌纱布外敷，以防感染。

二、艾灸

艾灸是通过艾条的温热刺激经络腧穴达到温经散寒、活血行气、消肿散结、回阳救逆及预防保健作用的一种方法。

（一）适应证

风湿疼痛、肢体麻木、呕吐、泄泻、脱肛、阳痿、月经不调、腹痛等。常灸足三里、气海、关元、大椎等穴位。

（二）禁忌证

热证与阴虚发热患者，大血管及黏膜附近，孕妇胸腹及腰骶部，禁用艾灸。

（三）操作步骤

1. 用物准备　艾条或艾炷、75%酒精棉球、无菌毫针、无菌镊子、火柴、凡士林、弯盘、纱布、生姜或食盐。

2. 部位选择　根据要求选择适当的体位，暴露患者局部皮肤。

3. 根据病情需要选择不同的艾灸方法

（1）艾炷灸　分为直接灸和间接灸。间接灸又可分为隔姜灸、隔盐灸、隔蒜灸或隔附子饼灸。操作方法：将鲜生姜或蒜、食盐、附子饼切成0.2~0.3cm厚之薄片，中间以针刺数孔，置于腧穴或患部以火点燃艾炷施灸，至皮肤红润为度。

（2）艾条灸   分为温和灸和雀啄灸。温和灸是将艾条燃着一端，与施灸部位皮肤相距1寸左右的距离，使患者只有温热而无灼痛，一般每穴灸5～15分钟，至皮肤红润为度。雀啄灸是将艾条点燃一端与皮肤保持距离不固定、上下移动。

（3）温针灸   先进行针刺，得气后将长度3～5cm的艾条插在针柄上，或用艾绒捏在针柄上点燃，直到燃尽为止。

4. 结束   除去艾炷燃尽后的灰烬和间隔物，或拿起燃烧的艾条，或起针。

（四）注意事项

1. 施灸的顺序为先上后下，先背后腹，先头身后四肢，先阳经后阴经。

2. 艾炷或艾条燃尽后应立即除去灰烬，防止烫伤皮肤，熄灭后的艾条应装入小口玻璃瓶或铁罐内，可加少量水以防复燃。

3. 施灸后局部皮肤出现微红、灼热属于正常现象，无须特殊处理。如灸后局部起泡，小者可自行吸收，较大水泡可用注射器抽出液体，再涂以龙胆紫，用消毒纱布覆盖，以防止感染。

三、刮痧

刮痧是用边缘钝滑的器具，如铜钱、硬币、小汤匙等蘸油或清水在人体体表反复刮动，使皮下出现细小的出血点，状如沙粒，促使全身气血流畅，邪气外透于表，达到治疗目的的一种方法。

（一）适应证

中暑、腹痛、腹泻、痧证等，以及外感病邪所致的发热、头痛、恶心、呕吐、肩周炎等。

（二）禁忌证

局部皮肤有溃烂、损伤、炎症等；有出血倾向者，如白血病、再障等；严重心脑血管病、肝肾功能障碍、孕妇、消瘦及精神疾病者；急性扭伤及骨折部位，禁止刮痧。

（三）操作步骤

1. 用物准备   刮痧板、小药杯、植物油、纱布、弯盘。

2. 部位选择   选择好刮痧部位，主要在背部，亦可在头部、颈部、前胸、四肢。根据治疗需要采用适当体位，暴露刮痧部位。

3. 刮痧方法   操作者用右手持刮痧板蘸取植物油，在选定的体表部位从上至下、由内向外，单方向反复刮动10～20次，逐渐加重用力，直至皮下呈现紫红色斑点。一般要求先刮颈项部，再刮脊椎两侧部，然后再刮胸部及四肢部位。

（四）注意事项

1. 掌握好刮痧手法轻重，用力应均匀，力度适中，及时调整，不可强求出痧，禁用暴力。由上而下顺刮，并时常蘸取植物油或清水保持肌肤润滑，不能干刮，以免刮伤皮肤。

2. 刮痧过程中应注意观察患者面色、局部皮肤颜色的变化。

3. 嘱患者刮痧后保持情绪稳定。禁食生冷、油腻之物。

4. 使用过的刮具应清洁消毒后备用。

四、推拿

推拿是在患者穴位或体表，采用擦法、推法、摩法等手法治疗疾病的一种传统方法。

(一)常用推拿手法及适应证

1. 擦法 用手背近小指侧部分或小指、无名指、中指的掌指关节部分，附着于一定部位，以肘部为支点，前臂做主动摆动，带动腕部做屈伸和前臂旋转运动。频率为每分钟 120 ~ 160 次。

适应证：风湿酸痛、麻木不仁、肢体瘫痪、运动功能障碍等。

2. 一指禅推法 用拇指指端罗纹面或偏峰着力于一定的部位或穴位，腕部放松，沉肩、垂肘、悬腕，肘关节略低于腕，以肘部为交点，前臂做主动摆动，带动腕部摆动和拇指关节做屈伸运动。频率为每分钟 120 ~ 160 次。

适应证：头痛、胃痛、腹痛及关节筋骨酸痛等。

3. 摩法 以手掌掌面或食指、中指、无名指指面附着于施术部位，以腕关节为中心，连同前臂做节律性的环转运动。摩法分为掌摩法、指摩法，频率为每分钟 120 次左右。

适应证：脘腹胀痛、食积胀满、胸胁胀痛等。

4. 擦法 大鱼际部、掌根或小鱼际部附着于一定部位，手指自然伸开，整个指掌贴在患者体表的治疗部位，以肩关节为支点，上臂主动带动手掌做前后或上下往返直线摩擦运动。频率为每分钟 100 ~ 120 次。

适应证：风湿酸痛、消化不良、肢体麻木及脾胃虚寒引起的脘腹疼痛、神经衰弱等。

5. 推法 用指、掌或肘部着力于一定的部位进行单方向的直线运动。推法可分为指推、掌推和肘推法。

适应证：肢体肌肉酸痛、麻木等。

6. 按法 用拇指端或指腹按压体表称为指按法；用单掌或双掌，或两掌重叠按压体表称为掌按法。

适应证：胃脘痛、头痛、肢体酸痛、麻木等。

7. 揉法 用手掌大鱼际、掌根部分或手指罗纹面，固定于一定的部位或穴位，以肘部为支点，前臂做主动摆动，带动腕部及掌指做轻缓柔和的环形运动。揉法可分为掌揉法和指揉法，频率为每分钟 120 ~ 160 次。

适应证：脘腹胀痛、胸闷胁痛、便秘、泄泻等肠胃道疾患及外伤引起的红肿疼痛等。

8. 拿法 用拇指和食指、中指或用拇指与其余的四指对称用力，在相应的部位或穴位做节律性一紧一松的拿捏（提捏）。

适应证：腰腿痛、肌肉酸痛、胃肠功能紊乱等。

9. 拍法 手指自然并拢，掌指关节微屈，用虚掌平稳而有节奏地拍打患部。

适应证：风湿酸痛、局部感觉迟钝或肌肉痉挛等。

10. 击法 用拳背、掌根、掌侧小鱼际、指尖叩击体表。

适应证：风湿痹痛、局部感觉迟钝、肌肉痉挛或头痛等。

11. 摇法 用一手握住或扶住关节近端的肢体，另一手握住关节远端的肢体，做被动的环转运动。

适应证：运动功能障碍、关节强硬、屈伸不利等。

（二）注意事项

1. 根据病情选择推拿的经络与穴位。操作者双手保持清洁和温暖，勿戴戒指，指甲要经常修剪。

2. 在选定的部位选择数种推拿手法，要求手法持久、有力、均匀、柔和，从而达到"深透"。禁用暴力，根据具体情况随时调整手法与力度。

3. 伤科患者推拿 15 分钟，内、外、妇、儿科患者推拿 20～30 分钟。

4. 禁忌证

（1）各种血液病、皮肤病、恶性肿瘤、传染病、感染性疾病及严重心、脑、肺疾病和精神病患者。

（2）正在出血的部位或内脏器质性病变，骨折、脱位或有严重骨质疏松症者。

（3）过饱或过饥、极度疲劳或醉酒患者。

（4）妇女经期或妊娠期，其腹部和腰骶部不宜推拿。

第三节　中医护理在社区人群保健中的应用

一、中医护理在社区围绝经期妇女保健中的应用

妇女中医保健源远流长，对保障妇女的身体健康起到了很大的作用。《素问·上古天真论》云：（女子）"七七任脉虚，太冲脉衰少，天癸竭，地道不通，故形坏而无子。"妇女到了45～55 岁，因肾气逐渐衰退，月经逐渐停止，绝经前期及绝经后期数年内称为围绝经期。妇女更年期因肾气渐衰，冲任脉虚，阴阳每每不相协调，在此期间常可出现头晕耳鸣、心悸失眠、烦躁易怒、烘热汗出等症。其症状轻重可因人而异，与生活环境、精神因素密切相关。做好围绝经期保健，可以减轻症状发生，或缩短反应时间，消除思想顾虑，保持精神舒畅。

1. **情志调护**　妇女诸病与情志密切相关，尤其是过度的忧、怒、悲、恐，可导致阴阳失调，脏腑功能紊乱，百病丛生。忧思伤脾，脾气耗损则气血生化和统摄等功能受累，可致月经失调、闭经等。此外，情志不畅还可加重原有病症。因此，妇女保健应特别重视情志调护，经常观察情志变化，指导围绝经期妇女了解这一过程，积极对待，并采取说理疏导、移情相制、顺情从欲、气功调神等方法进行调节，顺利度过围绝经期。部分女性在此期出现心烦易怒、头晕、乏力、面红汗出、腰膝酸软、畏寒、浮肿等，易导致恐惧、忧伤或恼怒，使气血逆乱，症状加剧。应指导其保持乐观情绪，树立信心，并告知患者经过调治症状完全可以消失，以消除疑虑。

2. **饮食调护**　饮食是精气津液气血的重要来源，是人体五脏六腑、四肢百骸濡养的源泉。历代医家十分重视饮食调养对妇女保健的作用。围绝经期多见于肝肾阴虚甚或阴虚火旺，故此期适宜吃具有滋补肝肾、养血补血、滋阴降火作用的食物；忌食辛辣香燥、肥甘厚味及炸、烤、炒、爆等温热助火食品。肝肾阴虚者，宜食木耳、桑椹、山药、黑芝麻、甲鱼、淡菜等。阴虚阳亢者，宜食鸭肉、牡蛎、海参等。心肾不交者，宜食莲子肉、酸枣仁、百合等。脾肾阳

虚者,宜食羊肉、狗肉、栗子等。日常应多食新鲜蔬菜、水果、瘦肉、豆类食品,如芹菜、油菜、西红柿、胡萝卜、蘑菇、海带、红枣等,少食盐和糖,还可配合食用一些具有抗衰老作用的保健食品,如蜂王浆、花粉等。

3. 起居调护 围绝经期妇女肾气渐衰,易疲乏,故应劳逸结合,不宜过度操劳,预防脏腑气血功能紊乱所致的月经失调和肿瘤的发生。提倡适当的体育活动,锻炼身体,增强体质,调节生活规律,保证充足睡眠和休息。指导围绝经期妇女坚持工作,增加社会交往,减少紧张忧虑。从事家务劳动既可忘却不适,又可享受天伦之乐。

4. 妇科普查 应定期组织妇科普查,排除妇科肿瘤或早期发现肿瘤。对某些不明原因的症状不可忽视,须进一步检查。如阴道异常出血、外阴瘙痒、白带异常等。

5. 适当治疗 围绝经期妇女卵巢功能渐渐衰退,雌激素水平偏低,有缺钙倾向,应在医生指导下补充适量的雌激素和钙片,防止骨质疏松和心血管疾病。

可适当服用活血化瘀类中药和补肾健身壮骨类中药,如心烦胸闷、乳胀明显者,可服逍遥丸;心悸不宁、失眠健忘者,可服柏子养心丸;少腹痛、经血过多者,可服云南白药;体弱无力、食欲不振者,可服更年安。

二、中医护理在社区老年人保健中的应用

随着年龄的增长,老年人体质下降,对疾病的抵抗力降低,是社区保健的重点人群。全社会,尤其是社区医务工作者,都应尊重和关心老年人,为他们创造良好的生活环境和社会环境,使他们能够健康地安度晚年。

1. 饮食调护

(1) 通过发放中医食疗健康处方、宣传单,开设社区主题讲座等方式,使社区老年人确立科学合理的饮食观念,如三低饮食(低盐、低糖、低脂),纠正老年人"能吃就是福"等错误观念,加强对饮食科学性和重要性的认识。

(2) 普及科学饮食、中医饮食保健知识、食疗药膳等,有利于提高老年人免疫力和自我保健能力,预防疾病发生。

(3) 积极开展义务咨询活动,加强老年人对日常饮食的重视,加入自我保健队伍。

(4) 通过对老年人进行调研,分析饮食偏差及引起的不良后果,并根据目前健康情况调整饮食方案,以有效促进老年人健康。牛奶、蜂蜜、黑芝麻、山药、莲子、豆制品等宜多食,老年人可根据自身情况选择。

(5) 四时饮食调养 ①春宜多食蔬菜,如菠菜、芹菜、春笋、荠菜等。②夏宜多食新鲜水果,如西瓜、番茄、菠萝等,其他清凉生津食品,如金银花、菊花、鲜芦根、绿豆、冬瓜、苦瓜、黄瓜、生菜、豆芽等均可酌情食用,以清热祛暑。③长夏宜选用茯苓、藿香、山药、莲子、薏苡仁、扁豆、丝瓜等利湿健脾之品,不宜进食滋腻碍胃的食物。④秋宜选用寒温偏性不明显的平性药食。同时,宜食用濡润滋阴之品以保护阴津,如沙参、麦冬、阿胶、甘草等。⑤冬宜选用温补之品,如生姜、肉桂、羊肉等温补之品。

2. 情志调护

(1) 在社区宣传情绪对健康的影响等知识,强化老年人精神调适的意识,如适当锻炼、张弛有度等。

（2）开展谈心、心理疏导、心理咨询等活动，预防老年人孤独心理，达到心理平衡。

（3）做好老年人精神保健工作，指导保持稳定情绪，怡情养性，面对现实，正确处理好家庭、社会和疾病等方面的关系，保持心身平衡，达到健康长寿的目的。

3. 起居调护

（1）大力宣传"预防从日常生活做起"的观念。做到科学健身，克服不良生活习惯，建立健康生活方式，合理安排时间，劳逸结合。

（2）宣传并提倡进行有计划、有针对性的身体锻炼。通过科学合理的锻炼，使精神、情绪、阴阳气血保持相对平衡状态。指导老年人参加体育锻炼，但要遵循因人而异、适时适量、循序渐进和持之以恒的原则。

（3）根据老年人个体情况，介绍并指导中国传统养生、健身法，如太极拳、太极剑、五禽戏、八段锦等，使老年人采取适合于自己体质的保健养生运动，提高体质。

（4）老年人养生十二宜：发宜常梳，目宜常运，耳宜常搓，津宜常咽，肩宜常耸，臂宜常伸，腹宜常摩，腰宜常捂，肛宜常收，腿宜常曲，足宜常按。

第四节　社区中医护理存在问题与发展对策

传承了几千年的中医护理，其疗效经过了实践的反复检验与证实，为中华民族的繁衍与发展做出了巨大的贡献。随着国家对社区中医护理工作的日益重视，中医药发展迎来了前所未有的机遇，中医药服务水平将是评价社区工作开展与居民健康情况的重要标志之一。如何继承与发展中医药事业，已成为政府与中医药从业人员迫切需要解决的问题。

一、社区中医护理存在的问题

1. 社区中医护理的支持力度不够　社区卫生服务的发展离不开国家和政府的支持，中医护理作为中国的传统医疗护理手段，更需要国家和政府给予政策上的重视、工作上的支持。党中央高度重视社区卫生服务工作，各级政府也加大了对公共卫生事业的资金投入和政策扶持，但支持的力度和幅度仍有限。已经明确的扶持促进政策还没有得到全面落实，虽然有的社区卫生机构已纳入医保，但有些中医药服务项目并不在报销范围之内，一定程度上影响了人们的需求和利用。

2. 社区中医护理人才缺乏　社区卫生服务机构的专业人员总体学历偏低。目前，中医药院校毕业生的就业形势严峻，但有的宁可改行也不愿在社区工作。优秀的社区中医护理人才在外出进修学有所成后又以此为跳板另谋高就。社区中医护理人才的引进困难和大量流失是制约中医药在社区卫生发展的重要因素，中医药卫生服务人员的能力和素质成为阻碍中医药服务开展的重要原因。

3. 中医护理特色优势未得到充分发挥　与现代医学技术相比，多数中医服务项目经济效益低下，受经济利益驱动，社区卫生机构倾向于开展经济效益较好的服务项目，中医护理在工作中处于从属地位，影响了中医医务人员的积极性和主动性。另外，具有中医药特色优势的预防、养生、保健、康复等服务滞后，不能适应人民群众的健康新需求。

4. 各地区发展不均衡　目前全国中医社区卫生的发展并不平衡，在经济发达地区和中医药有着牢固群众基础的地区发展迅速，如北京西城区、上海闸北区、广州荔湾区就是全国中医药城市社区卫生工作发展较好的地区，而其他城市社区的中医药服务有待进一步发展和完善。

二、社区中医护理的发展对策

1. 政府应加强对社区中医护理的扶持力度　政府与各医疗机构应充分认识到促进社区中医护理的重要性，高度重视社区中医护理工作，将其纳入社区卫生服务发展规划并组织实施，对社区中医药工作给予政策与财政上的支持；对中医药参与预防、医疗、保健、康复、健康教育等有关信息，定期收集、整理、统计、分析、上报，纳入社区卫生服务信息管理；在社区卫生服务中心设置中医科，建好规范化的中药房，中成药品种不少于80种，中药饮片不少于250种；社区卫生服务站中成药品种不少于50种或中药饮片不少于200种；加强政府领导，将社区卫生服务纳入经济社会发展规划、社区建设规划及政府年度工作目标；贯彻落实社区卫生服务财政补助政策，调整卫生经费支出结构，统筹考虑社区中医药服务，尤其是对中医药社区卫生服务机构按照国家有关规定给予必要的投入；将中医药社区卫生服务纳入城镇职工基本医疗保险；政策引导和资金支持相结合，设立中医药社区卫生服务专项基金，落实市、区二级政府对中医药社区卫生服务的财政投入。

2. 加强社区中医护理人才培养　政府应进一步加大对社区中医药队伍建设的投入，加快落实培养与培训的专项经费，并形成制度；卫生行政部门应把培养合格的中医背景全科护士作为中医社区卫生服务的一项重要工作；根据社区中医服务特点分层次和分阶段对现有社区卫生服务西医全科护士的中医药知识与技能进行在职培训，中医类别执业护士接受省级中医药管理部门中医类别全科护士岗位培训或规范化培训；从政策上引导中医药院校本科护理毕业生到基层社区工作；省、市、县各级中医院每年免费为社区卫生服务中心培训中医护理人才；要加强对中医护士的人力资源培训，可以采取"请进来，走出去"的战略，一方面，聘请大型综合医院的高资质护士对其进行培训；另一方面，中医药护理人员可以到各大医院进修，开展学术交流和研讨。

3. 发挥中医卫生服务特色和优势　推广具有"简、便、验、廉"的中医护理适宜技术；开展以食疗为特色的社区卫生服务，"药借食力，食借药力"，将中医药的传统文化渗入到社区卫生服务中去，以配合治疗；应用中医药方法与适宜技术开展对诊断明确的一般常见病、多发病的治疗工作；运用中医药养生保健理论方法指导社区居民特别是老年人、妇女、亚健康等重点人群开展养生保健。

4. 支持和发展社区中医护理科研　开展中医药社区卫生服务贡献率研究工作，并在研究基础上建立中医药社区卫生服务评价指标体系；加快中医药社区卫生服务管理评价的研究速度，规范中医药社区卫生服务行为；中医药部门的科研指标项目应增大中医药社区卫生工作研究的课题比例，中医药主管部门每年应有中医药社区卫生服务政策研究项目。

5. 重视中医药社区科普宣传　中医药社区卫生服务振兴的关键在群众。各级政府要切实加强对中医药健康教育的投入，为中医药服务发展创造良好的社区外部环境；重视中医药文化建设，营造社区中医药文化氛围；引导中医药护理专家进行科普写作，逐渐形成并扩大居民对中医护理认识度和美誉度；利用多种途径、媒体和各种载体播放科普性宣传片，或采用印制小

NOTE

册子、图片、宣传画、录音、光盘，以及中医药知识简报、中医健康教育处方在社区发放等手段，向广大居民普及中医药知识，宣传其优越性，鼓励广大居民看中医、用中药。

6. 健全社区中医药卫生服务网络   发展不同的中医药社区卫生服务模式，允许中医医院开展社区卫生服务工作，同时鼓励社会力量创办中医药社区卫生服务机构。社区卫生服务机构可以通过区域性卫生服务的网络形式与大中型中医医院建立双向转诊协议，规范转诊程序。鼓励社区卫生服务机构之间通过连锁经营等形式开展广泛合作，实现资源共享和优势互补。

中医护理进入社区有着广阔的市场，将发挥不可替代的作用。其服务方式贴近群众，符合社区卫生服务的要求，可满足社区居民日益增长的卫生服务需求。

思考题

1. 请描述中医护理在社区中的应用及优势。
2. 你认为中医护理在社区发展中存在哪些障碍？
3. 请为一位社区轻度高血压患者设计一套适用可行的社区中医护理方案。
4. 你对在社区发展中医护理有哪些意见或建议？
5. 如何对社区糖尿病患者进行中西医结合饮食指导？

NOTE

附 录

附录 I 健康教育服务规范

《国家基本公共卫生服务规范（2011年版）》

一、服务对象

辖区内居民。

二、服务内容

（一）健康教育内容

1. 宣传普及《中国公民健康素养——基本知识与技能（试行）》，配合有关部门开展公民健康素养促进行动。

2. 对青少年、妇女、老年人、残疾人、0~6岁儿童家长、农民工等人群进行健康教育。

3. 开展合理膳食、控制体重、适当运动、心理平衡、改善睡眠、限盐、控烟、限酒、控制药物依赖、戒毒等健康生活方式和可干预危险因素的健康教育。

4. 开展高血压、糖尿病、冠心病、哮喘、乳腺癌和宫颈癌、结核病、肝炎、艾滋病、流感、手足口病和狂犬病、布鲁氏菌病等重点疾病健康教育。

5. 开展食品安全、职业卫生、放射卫生、环境卫生、饮水卫生、计划生育、学校卫生等公共卫生问题健康教育。

6. 开展应对突发公共卫生事件应急处置、防灾减灾、家庭急救等健康教育。

7. 宣传普及医疗卫生法律法规及相关政策。

（二）服务形式及要求

1. 提供健康教育资料

（1）发放印刷资料　印刷资料包括健康教育折页、健康教育处方和健康手册等。放置在乡镇卫生院、村卫生室、社区卫生服务中心（站）的候诊区、诊室、咨询台等处。每个机构每年提供不少于12种内容的印刷资料，并及时更新补充，保障使用。

（2）播放音像资料　音像资料包括录像带、VCD、DVD等视听传播资料，机构正常应诊的时间内，在乡镇卫生院、社区卫生服务中心门诊候诊区、观察室、健康教育教室等场所或宣传活动现场播放。每个机构每年播放音像资料不少于6种。

2. 设置健康教育宣传栏　乡镇卫生院和社区卫生服务中心宣传栏不少于2个，村卫生室和社区卫生服务站宣传栏不少于1个，每个宣传栏的面积不少于2平方米。宣传栏一般设置在机

构的户外、健康教育室、候诊室、输液室或收费大厅的明显位置，宣传栏中心位置距地面
1.5~1.6 米高。每个机构每 2 个月最少更换 1 次健康教育宣传栏内容。

3. 开展公众健康咨询活动　利用各种健康主题日或针对辖区重点健康问题，开展健康咨询活动并发放宣传资料。每个乡镇卫生院、社区卫生服务中心每年至少开展 9 次公众健康咨询活动。

4. 举办健康知识讲座　定期举办健康知识讲座，引导居民学习、掌握健康知识及必要的健康技能，促进辖区内居民的身心健康。每个乡镇卫生院和社区卫生服务中心每月至少举办 1 次健康知识讲座，村卫生室和社区卫生服务站每两个月至少举办 1 次健康知识讲座。

5. 开展个体化健康教育

乡镇卫生院、村卫生室和社区卫生服务中心（站）的医务人员在提供门诊医疗、上门访视等医疗卫生服务时，要开展有针对性的个体化健康知识和健康技能的教育。

三、服务流程

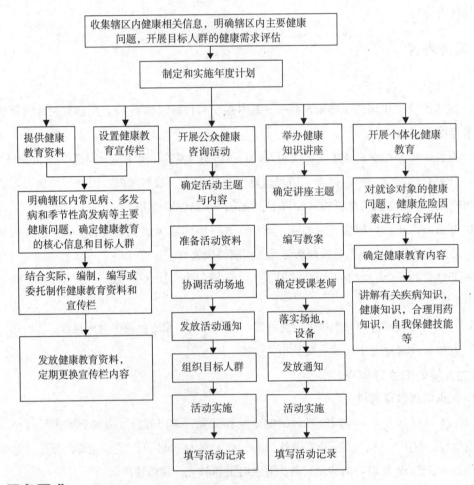

四、服务要求

1. 乡镇卫生院和社区卫生服务中心应配备专（兼）职人员开展健康教育工作，每年接受健康教育专业知识和技能培训不少于 8 学时。树立全员提供健康教育服务的观念，将健康教育与日常提供的医疗卫生服务结合起来。

2. 具备开展健康教育的场地、设施、设备，并保证设施设备完好，正常使用。

3. 制定健康教育年度工作计划，保证其可操作性和可实施性。健康教育内容要通俗易懂，并确保其科学性、时效性。健康教育材料可委托专业机构统一设计、制作，有条件的地区，可利用互联网、手机短信等新媒体开展健康教育。

4. 有完整的健康教育活动记录和资料，包括文字、图片、影音文件等，并存档保存。每年做好年度健康教育工作的总结评价。

5. 加强与乡镇政府、街道办事处、村（居）委会、社会团体等辖区其他单位的沟通和协作，共同做好健康教育工作。

6. 充分发挥健康教育专业机构的作用，接受健康教育专业机构的技术指导和考核评估。

7. 运用中医理论知识，在饮食起居、情志调摄、食疗药膳、运动锻炼等方面，对城乡居民开展养生保健知识宣教等中医健康教育，在健康教育印刷资料、音像资料的种类、数量、宣传栏更新次数以及讲座、咨询活动次数等方面，应有一定比例的中医药内容。

五、考核指标

1. 发放健康教育印刷资料的种类和数量。

2. 播放健康教育音像资料的种类、次数和时间。

3. 健康教育宣传栏设置和内容更新情况。

4. 举办健康教育讲座和健康教育咨询活动的次数和参加人数。

六、附件

健康教育活动记录表

活动时间：	活动地点：
活动形式：	
活动主题：	
组织者：	
接受健康教育人员类别：	接受健康教育人数：
健康教育资料发放种类及数量：	
活动内容：	
活动总结评价：	
存档材料请附后 □书面材料□图片材料□印刷材料□影音材料□签到表 □其他材料	

填表人（签字）：　　　　负责人（签字）：

填表时间：　　年　月　日

附录Ⅱ 城乡居民健康档案管理服务规范

《国家基本公共卫生服务规范（2011年版)》

一、服务对象

辖区内常住居民，包括居住半年以上的户籍及非户籍居民。以 0~6 岁儿童、孕产妇、老年人、慢性病患者和重性精神疾病患者等人群为重点。

二、服务内容

（一）居民健康档案的内容

居民健康档案内容包括个人基本信息、健康体检、重点人群健康管理记录和其他医疗卫生服务记录。

1. 个人基本情况包括姓名、性别等基础信息和既往史、家族史等基本健康信息。

2. 健康体检包括一般健康检查、生活方式、健康状况及其疾病用药情况、健康评价等。

3. 重点人群健康管理记录包括国家基本公共卫生服务项目要求的 0~6 岁儿童、孕产妇、老年人、慢性病和重性精神疾病患者等各类重点人群的健康管理记录。

4. 其他医疗卫生服务记录包括上述记录之外的其他接诊、转诊、会诊记录等。

（二）居民健康档案的建立

1. 辖区居民到乡镇卫生院、村卫生室、社区卫生服务中心（站）接受服务时，由医务人员负责为其建立居民健康档案，并根据其主要健康问题和服务提供情况填写相应记录。同时为服务对象填写并发放居民健康档案信息卡。

2. 通过入户服务（调查）、疾病筛查、健康体检等多种方式，由乡镇卫生院、村卫生室、社区卫生服务中心（站）组织医务人员为居民建立健康档案，并根据其主要健康问题和服务提供情况填写相应记录。

3. 已建立居民电子健康档案信息系统的地区应由乡镇卫生院、村卫生室、社区卫生服务中心（站）通过上述方式为个人建立居民电子健康档案，并发放国家统一标准的医疗保健卡。

4. 将医疗卫生服务过程中填写的健康档案相关记录表单，装入居民健康档案袋统一存放。农村地区可以家庭为单位集中存放保管。居民电子健康档案的数据存放在电子健康档案数据中心。

（三）居民健康档案的使用

1. 已建档居民到乡镇卫生院、村卫生室、社区卫生服务中心（站）复诊时，应持居民健康档案信息卡（或医疗保健卡），在调取其健康档案后，由接诊医生根据复诊情况，及时更新、补充相应记录内容。

2. 入户开展医疗卫生服务时，应事先查阅服务对象的健康档案并携带相应表单，在服务过程中记录、补充相应内容。已建立电子健康档案信息系统的机构应同时更新电子健康档案。

3. 对于需要转诊、会诊的服务对象，由接诊医生填写转诊、会诊记录。

4. 所有的服务记录由责任医务人员或档案管理人员统一汇总、及时归档。

三、服务流程

（一）确定建档对象流程图

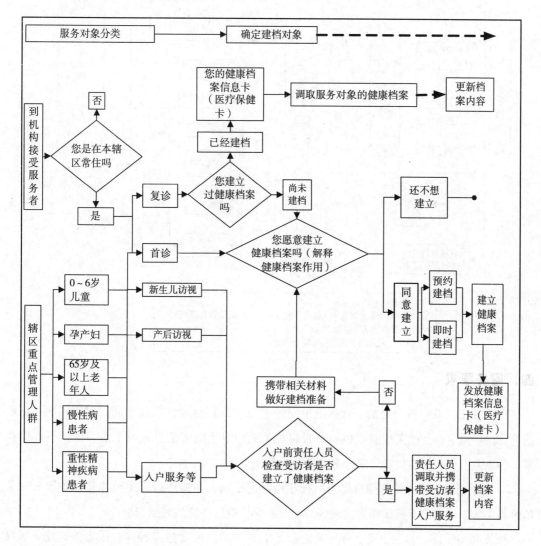

（二）居民健康档案管理流程图

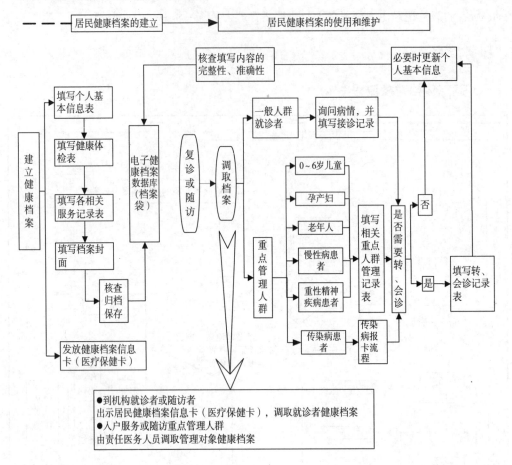

四、服务要求

1. 乡镇卫生院、村卫生室、社区卫生服务中心（站）负责首次建立居民健康档案、更新信息、保存档案；其他医疗卫生机构负责将相关医疗卫生服务信息及时汇总、更新至健康档案；各级卫生行政部门负责健康档案的监督与管理。

2. 健康档案的建立要遵循自愿与引导相结合的原则，在使用过程中要注意保护服务对象的个人隐私，建立电子健康档案的地区，要注意保护信息系统的数据安全。

3. 乡镇卫生院、村卫生室、社区卫生服务中心（站）应通过多种信息采集方式建立居民健康档案，及时更新健康档案信息。已建立电子健康档案的地区应保证居民接受医疗卫生服务的信息能自动汇总到电子健康档案中，保持资料的连续性。

4. 统一为居民健康档案进行编码，采用17位编码制，以国家统一的行政区划编码为基础，以村（居）委会为单位，编制居民健康档案唯一编码。同时将建档居民的身份证号作为身份识别码，为在信息平台上实现资源共享奠定基础。

5. 按照国家有关专项服务规范要求记录相关内容，记录内容应齐全完整、真实准确、书写规范、基础内容无缺失。各类检查报告单据和转、会诊的相关记录应粘贴留存归档。

6. 健康档案管理要具有必需的档案保管设施设备，按照防盗、防晒、防高温、防火、防潮、防尘、防鼠、防虫等要求妥善保管健康档案，指定专（兼）职人员负责健康档案管理工作，保证健康档案完整、安全。电子健康档案应有专（兼）职人员维护。

7. 积极应用中医药方法为城乡居民提供中医健康服务，记录相关信息纳入健康档案管理。健康体检表的中医体质辨识内容由基层医疗卫生机构的中医医务人员或经过培训的其他医务人员填写。

8. 电子健康档案在建立完善、信息系统开发、信息传输全过程中应遵循国家统一的相关数据标准与规范。电子健康档案信息系统应与新农合、城镇基本医疗保险等医疗保障系统相衔接，逐步实现各医疗卫生机构间数据互联互通，实现居民跨机构、跨地域就医行为的信息共享。

五、考核指标

1. 健康档案建档率 = 建档人数/辖区内常住居民数 ×100% 。
2. 电子健康档案建档率 = 建立电子健康档案人数/辖区内常住居民数 ×100% 。
3. 健康档案合格率 = 抽查填写合格的档案份数/抽查档案总份数 ×100% 。
4. 健康档案使用率 = 抽查档案中有动态记录的档案份数/抽查档案总份数 ×100% 。

注：有动态记录的档案是指 1 年内有符合各项服务规范要求的相关服务记录的健康档案。

六、附件

1. 居民健康档案表单目录
2. 居民健康档案封面
3. 个人基本信息表
4. 健康体检表
5. 接诊记录表
6. 会诊记录表
7. 双向转诊单
8. 居民健康档案信息卡
9. 填表基本要求

附件 1

居民健康档案表单目录

1. 居民健康档案封面
2. 个人基本信息表
3. 健康体检表
4. 重点人群健康管理记录表（卡）（见各专项服务规范相关表单）
4.1　0~6 岁儿童健康管理记录表
4.1.1　新生儿家庭访视记录表
4.1.2　1 岁以内儿童健康检查记录表
4.1.3　1~2 岁儿童健康检查记录表
4.1.4　3~6 岁儿童健康检查记录表
4.2　孕产妇健康管理记录表

4.2.1 第 1 次产前随访服务记录表

4.2.2 第 2~5 次产前随访服务记录表

4.2.3 产后访视记录表

4.2.4 产后 42 天健康检查记录表

4.3 预防接种卡

4.4 高血压患者随访服务记录表

4.5 2 型糖尿病患者随访服务记录表

4.6 重性精神疾病患者管理记录表

4.6.1 重性精神疾病患者个人信息补充表

4.6.2 重性精神疾病患者随访服务记录表

5. 其他医疗卫生服务记录表

5.1 接诊记录表

5.2 会诊记录表

6. 居民健康档案信息卡

附件 2

居民健康档案封面

编号□□□□□□ – □□□ – □□□ – □□□□□

居民健康档案

姓名：

现住址：

户籍地址：

联系电话：

乡镇（街道）名称：

村（居）委会名称：

建档单位：

建档人：

责任医生：

建档日期：年月日

附件3

个人基本信息表

姓名：　　　　　　　　　　　　　　　　　　　　　　　　　编号□□□－□□□□□

性别	0 未知的性别　1 男　2 女　3 未说明的性别　□	出生日期	□□□□□□□□
身份证号		工作单位	
本人电话		联系人姓名		联系人电话	
常住类型	1 户籍　2 非户籍　　　□	民　族	1 汉族　2 少数民族_____　□

血　型	1A 型　2B 型　3O 型　4AB 型　5 不详/RH 阴性：1 否　2 是　3 不详　□/□
文化程度	1 文盲及半文盲　2 小学　3 初中　4 高中/技校/中专　5 大学专科及以上　6 不详　□
职　业	1 国家机关、党群组织、企业、事业单位负责人　　2 专业技术人员　　3 办事人员和有关人员 4 商业、服务业人员　　5 农、林、牧、渔、水利业生产人员　　6 生产、运输设备操作人员及有关 人员　7 军人　　8 不便分类的其他从业人员　　　□
婚姻状况	1 未婚　　2 已婚　　3 丧偶　　4 离婚　　5 未说明的婚姻状况　　　□
医疗费用 支付方式	1 城镇职工基本医疗保险　2 城镇居民基本医疗保险　3 新型农村合作医疗 4 贫困救助　5 商业医疗保险　6 全公费　7 全自费　8 其他　　　□/□/□
药物过敏史	1 无　　有：2 青霉素　3 磺胺　4 链霉素　5 其他　　　□/□/□
暴露史	1 无　　有：2 化学品　3 毒物　4 射线　　　□/□/□

既往史	疾病	1 无　2 高血压　3 糖尿病　4 冠心病　5 慢性阻塞性肺疾病　6 恶性肿瘤　7 脑卒中 8 重性精神疾病　9 结核病　10 肝炎　11 其他法定传染病　12 职业病　13 其他 □ 确诊时间　　年　　月/□ 确诊时间　　年　　月/□ 确诊时间　　年　　月 □ 确诊时间　　年　　月/□ 确诊时间　　年　　月/□ 确诊时间　　年　　月
	手术	1 无　　2 有：名称1 _____时间___/名称2 _____时间　□
	外伤	1 无　　2 有：名称1 _____时间___/名称2 _____时间　□
	输血	1 无　　2 有：原因1 _____时间___/原因2 _____时间　□

家族史	父亲	□/□/□/□/□/□	母亲	□/□/□/□/□/□
	兄弟姐妹	□/□/□/□/□/□	子女	□/□/□/□/□/□
	1 无　2 高血压　3 糖尿病　4 冠心病　5 慢性阻塞性肺疾病　6 恶性肿瘤　7 脑卒中 8 重性精神疾病　9 结核病　10 肝炎　11 先天畸形　12 其他			

遗传病史	1 无　　2 有：疾病名称□
残疾情况	1 无残疾　2 视力残疾　3 听力残疾　4 言语残疾　5 肢体残疾 6 智力残疾　7 精神残疾　8 其他残疾　　　□/□/□/□/□/□

生活环境*	厨房排风设施	1 无　2 油烟机　3 换气扇　4 烟囱　　　□
	燃料类型	1 液化气　2 煤　3 天然气　4 沼气　5 柴火　6 其他　　　□
	饮水	1 自来水　2 经净化过滤的水　3 井水　4 河湖水　5 塘水　6 其他　　　□
	厕所	1 卫生厕所　2 一格或二格粪池式　3 马桶　4 露天粪坑　5 简易棚厕　　　□
	禽畜栏	1 单设　2 室内　3 室外　　　□

NOTE

附件4

健康体检表

姓名：编号□□□-□□□□□

体检日期		年月日		责任医生		
内容		检查项目				
症状	1 无症状　2 头痛　3 头晕　4 心悸　5 胸闷　6 胸痛　7 慢性咳嗽　8 咳痰　9 呼吸困难　10 多饮 11 多尿　12 体重下降　13 乏力　14 关节肿痛　15 视力模糊　16 手脚麻木　17 尿急　18 尿痛 19 便秘　20 腹泻　21 恶心呕吐　22 眼花　23 耳鸣　24 乳房胀痛　25 其他 <div align="right">□/□/□/□/□/□/□/□/□/□</div>					

一般状况	体温		℃	脉率			次/分钟
	呼吸频率		次/分钟	血压	左侧	/	mmHg
					右侧	/	mmHg
	身高		cm	体重			kg
	腰围		cm	体质指数（BMI）			kg/m²
	老年人健康状态自我评估*	1 满意　2 基本满意　3 说不清楚　4 不太满意　5 不满意					□
	老年人生活自理能力自我评估*	1 可自理（0~3分）　　　2 轻度依赖（4~8分） 3 中度依赖（9~18分）　　4 不能自理（≥19分）					□
	老年人认知功能*	1 粗筛阴性 2 粗筛阳性，简易智力状态检查，总分＿＿＿＿					□
	老年人情感状态*	1 粗筛阴性 2 粗筛阳性，老年人抑郁评分检查，总分＿＿＿＿					□

生活方式	体育锻炼	锻炼频率	1 每天　　2 每周一次以上　　3 偶尔　　4 不锻炼			□
		每次锻炼时间		分钟	坚持锻炼时间	年
		锻炼方式				
	饮食习惯	1 荤素均衡　2 荤食为主　3 素食为主　4 嗜盐　5 嗜油　6 嗜糖				□/□/□
	吸烟情况	吸烟状况	1 从不吸烟　2 已戒烟　3 吸烟			□
		日吸烟量	平均　　支			
		开始吸烟年龄		岁	戒烟年龄	岁
	饮酒情况	饮酒频率	1 从不　　2 偶尔　　3 经常　　4 每天			□
		日饮酒量	平均　　两			
		是否戒酒	1 未戒酒　2 已戒酒，戒酒年龄：　　岁			□
		开始饮酒年龄	岁	近1年内是否曾醉酒	1 是　　2 否	□
		饮酒种类	1 白酒　2 啤酒　3 红酒　4 黄酒　5 其他			□/□/□/□
	职业病危害因素接触史	1 无　　2 有（工种＿＿＿＿　从业时间＿＿＿＿年） 毒物种类　粉尘＿＿＿＿　　　防护措施　1 无　2 有 　　　　　　放射物质＿＿＿＿　防护措施　1 无　2 有 　　　　　　物理因素＿＿＿＿　防护措施　1 无　2 有 　　　　　　化学物质＿＿＿＿　防护措施　1 无　2 有 　　　　　　其他＿＿＿＿　　　防护措施　1 无　2 有				□ □ □ □ □

脏器功能	口腔	口唇　1 红润　2 苍白　3 发绀　4 皲裂　5 疱疹	□
		齿列　1 正常　2 缺齿 ┼ 　3 龋齿 ┼ 　4 义齿（假牙）┼	□
		咽部　1 无充血　2 充血　3 淋巴滤泡增生	□
	视力	左眼＿＿＿＿　右眼＿＿＿＿　（矫正视力：左眼＿＿＿＿　右眼＿＿＿＿）	
	听力	1 听见　2 听不清或无法听见	□
	运动功能	1 可顺利完成　2 无法独立完成其中任何一个动作	□
查体	眼底*	1 正常　2 异常＿＿＿＿	□
	皮肤	1 正常　2 潮红　3 苍白　4 发绀　5 黄染　6 色素沉着　7 其他	□
	巩膜	1 正常　2 黄染　3 充血　4 其他	□
	淋巴结	1 未触及　2 锁骨上　3 腋窝　4 其他	□
	肺	桶状胸：1 否　2 是	□
		呼吸音：1 正常　2 异常＿＿＿＿	□
		啰音：1 无　2 干啰音　3 湿啰音　4 其他＿＿＿＿	□
	心脏	心率次＿＿＿＿/分钟　心律：1 齐　2 不齐　3 绝对不齐	□
		杂音：1 无　2 有＿＿＿＿	□
	腹部	压痛：1 无　2 有＿＿＿＿	□
		包块：1 无　2 有＿＿＿＿	□
		肝大：1 无　2 有＿＿＿＿	□
		脾大：1 无　2 有＿＿＿＿	□
		移动性浊音：1 无　2 有＿＿＿＿	□
	下肢水肿	1 无　2 单侧　3 双侧不对称　4 双侧对称	□
	足背动脉搏动	1 未触及　2 触及双侧对称　3 触及左侧弱或消失　4 触及右侧弱或消失	□
	肛门指诊*	1 未及异常　2 触痛　3 包块　4 前列腺异常　5 其他	□
	乳腺*	1 未见异常　2 乳房切除　3 异常泌乳　4 乳腺包块　5 其他	□/□/□/□
	妇科*	外阴　1 未见异常　2 异常＿＿＿＿	□
		阴道　1 未见异常　2 异常＿＿＿＿	□
		宫颈　1 未见异常　2 异常＿＿＿＿	□
		宫体　1 未见异常　2 异常＿＿＿＿	□
		附件　1 未见异常　2 异常＿＿＿＿	□
	其他*		
辅助检查	血常规*	血红蛋白＿＿＿＿g/L　白细胞＿＿＿＿×10⁹/L　血小板＿＿＿＿×10⁹/L 其他＿＿＿＿	
	尿常规*	尿蛋白＿＿＿＿　尿糖＿＿＿＿　尿酮体＿＿＿＿　尿潜血＿＿＿＿ 其他＿＿＿＿	
	空腹血糖*	＿＿＿＿mmol/L 或＿＿＿＿mg/dL	
	心电图*	1 正常　2 异常	□
	尿微量白蛋白*	＿＿＿＿mg/dL	
	大便潜血*	1 阴性　2 阳性	□
	糖化血红蛋白*	＿＿＿＿%	
	乙型肝炎表面抗原*	1 阴性　2 阳性	□
	肝功能*	血清谷丙转氨酶＿＿＿＿U/L　　　血清谷草转氨酶＿＿＿＿U/L 白蛋白＿＿＿＿g/L　　　　　　总胆红素＿＿＿＿μmol/L 结合胆红素＿＿＿＿μmol/L	
	肾功能*	血清肌酐＿＿＿＿μmol/L　血尿素氮＿＿＿＿mmol/L 血钾浓度＿＿＿＿mmol/L　血钠浓度＿＿＿＿mmol/L	

辅助检查	血脂*	总胆固醇_____ mmol/L　　甘油三酯_____ mmol/L 血清低密度脂蛋白胆固醇_____ mmol/L 血清高密度脂蛋白胆固醇_____ mmol/L	
	胸部 X 线片*	1 正常　2 异常	□
	B 超*	1 正常　2 异常	□
	宫颈涂片*	1 正常　2 异常	□
	其他*		
中医体质辨识*	平和质	1 是　2 基本是	□
	气虚质	1 是　2 倾向是	□
	阳虚质	1 是　2 倾向是	□
	阴虚质	1 是　2 倾向是	□
	痰湿质	1 是　2 倾向是	□
	湿热质	1 是　2 倾向是	□
	血瘀质	1 是　2 倾向是	□
	气郁质	1 是　2 倾向是	□
	特秉质	1 是　2 倾向是	□
现存主要健康问题	脑血管疾病	1 未发现　2 缺血性卒中　3 脑出血　4 蛛网膜下腔出血　5 短暂性脑缺血发作 6 其他_____	□/□/□/□/□
	肾脏疾病	1 未发现　2 糖尿病肾病　3 肾功能衰竭　4 急性肾炎　5 慢性肾炎 6 其他_____	□/□/□/□/□
	心脏疾病	1 未发现　2 心肌梗死　3 心绞痛　4 冠状动脉血运重建　5 慢性心力衰竭 6 心前区疼痛　7 其他_____	□/□/□/□/□
	血管疾病	1 未发现　2 夹层动脉瘤　3 动脉闭塞性疾病　4 其他_____	□/□/□
	眼部疾病	1 未发现　2 视网膜出血或渗出　3 视乳头水肿　4 白内障 5 其他_____	□/□/□/□/□
	神经系统疾病	1 未发现　2 有_____	□
	其他系统疾病	1 未发现　2 有_____	□

		入/出院日期	原因	医疗机构名称	病案号
住院治疗情况	住院史	/			
		/			
		建/撤床日期	原因	医疗机构名称	病案号
	家庭病床史	/			
		/			

	药物名称	用法	用量	用药时间	服药依从性 1 规律　2 间断　3 不服药
主要用药情况	1				
	2				
	3				
	4				
	5				
	6				

非免疫规划预防接种史	名称	接种日期	接种机构
	1		
	2		
	3		

健康评价	1 体检无异常 2 有异常 异常1 _____ 异常2 _____ 异常3 _____ 异常4 _____	□

健康指导	1 纳入慢性病患者健康管理 2 建议复查 3 建议转诊 □/□/□	危险因素控制： □/□/□/□/□/□ 1 戒烟 2 健康饮酒 3 饮食 4 锻炼 5 减体重（目标_____） 6 建议接种疫苗_____ 7 其他_____

附件5

居民健康档案信息卡

姓名		性别		出生日期	年 月 日
健康档案编号				□□-□□□□□	
ABO 血型	□A □B □O □AB		RH 血型	□Rh 阴性 □Rh 阳性 □不详	

慢性病患病情况：
□无 □高血压 □糖尿病 □脑卒中 □冠心病 □哮喘
□职业病 □其他疾病_____

过敏史：

（正面）

（反面）

家庭住址		家庭电话	
紧急情况联系人		联系人电话	
建档机构名称		联系电话	
责任医生或护士		联系电话	
其他说明：			

NOTE

附录Ⅲ　0~6岁儿童健康管理服务规范

一、服务对象

辖区内居住的0~6岁儿童。

二、服务内容

（一）新生儿家庭访视

新生儿出院后1周内，医务人员到新生儿家中进行，同时进行产后访视。了解出生时情况、预防接种情况，在开展新生儿疾病筛查的地区了解新生儿疾病筛查情况等。观察家居环境，重点询问和观察喂养、睡眠、大小便、黄疸、脐部情况、口腔发育等。为新生儿测量体温、记录出生时体重、身长，进行体格检查，同时建立《0~6岁儿童保健手册》。根据新生儿的具体情况，有针对性地对家长进行母乳喂养、护理和常见疾病预防指导。如果发现新生儿未接种卡介苗和第1剂乙肝疫苗，提醒家长尽快补种。如果发现新生儿未接受新生儿疾病筛查，告知家长到具备筛查条件的医疗保健机构补筛。对于低出生体重、早产、双多胎或有出生缺陷的新生儿根据实际情况增加访视次数。

（二）新生儿满月健康管理

新生儿满28天后，结合接种乙肝疫苗第二针，在乡镇卫生院、社区卫生服务中心进行随访。重点询问和观察新生儿的喂养、睡眠、大小便、黄疸等情况，对其进行体重、身长测量、体格检查和发育评估。

（三）婴幼儿健康管理

满月后的随访服务均应在乡镇卫生院、社区卫生服务中心进行，偏远地区可在村卫生室、社区卫生服务站进行，时间分别在3、6、8、12、18、24、30、36月龄时，共8次。有条件的地区，建议结合儿童预防接种时间增加随访次数。服务内容包括询问上次随访到本次随访之间的婴幼儿喂养、患病等情况，进行体格检查，做生长发育和心理行为发育评估，进行母乳喂养、辅食添加、心理行为发育、意外伤害预防、口腔保健、中医保健、常见疾病防治等健康指导。在婴幼儿6~8、18、30月龄时分别进行1次血常规检测。在6、12、24、36月龄时使用听性行为观察法分别进行1次听力筛查。在每次预防接种前均要检查有无禁忌证，若无，体检结束后接受疫苗接种。

（四）学龄前儿童健康管理

为4~6岁儿童每年提供一次健康管理服务。散居儿童的健康管理服务应在乡镇卫生院、社区卫生服务中心进行，集体儿童可在托幼机构进行。服务内容包括询问上次随访到本次随访之间的膳食、患病等情况，进行体格检查，生长发育和心理行为发育评估，血常规检测和视力筛查，进行合理膳食、心理行为发育、意外伤害预防、口腔保健、中医保健、常见疾病防治等健康指导。在每次进行预防接种前均要检查有无禁忌证，若无，体检结束后接受疫苗接种。

（五）健康问题处理

对健康管理中发现的有营养不良、贫血、单纯性肥胖等情况的儿童应当分析其原因，给出指导或转诊的建议。对口腔发育异常（唇腭裂、高颚弓、诞生牙）、龋齿、视力或听力异常儿童应及时转诊。

三、服务要求

（一）开展儿童健康管理的乡镇卫生院、村卫生室和社区卫生服务中心（站）应当具备所需的基本设备和条件。

（二）从事儿童健康管理工作的人员（含乡村医生）应取得相应的执业资格，并接受过儿童保健专业技术培训，按照国家儿童保健有关规范的要求进行儿童健康管理。

（三）乡镇卫生院、村卫生室和社区卫生服务中心（站）应通过妇幼卫生网络、预防接种系统以及日常医疗卫生服务等多种途径掌握辖区中的适龄儿童数，并加强与托幼机构的联系，取得配合，做好儿童的健康管理。

（四）加强宣传，向儿童监护人告知服务内容，使更多的儿童家长愿意接受服务。

（五）儿童健康管理服务在时间上应与预防接种时间相结合。鼓励在儿童每次接受免疫规划范围内的预防接种时，对其进行体重、身长（高）测量，并提供健康指导服务。

（六）每次服务后及时记录相关信息，纳入儿童健康档案。

（七）积极应用中医药方法，为儿童提供生长发育与疾病预防等健康指导。

四、考核指标

（一）新生儿访视率＝年度辖区内接受 1 次及以上访视的新生儿人数／年度辖区内活产数×100%。

（二）儿童健康管理率＝年度辖区内接受 1 次及以上随访的 0~6 岁儿童数／年度辖区内应管理的 0~6 岁儿童数×100%。

（三）儿童系统管理率＝年度辖区中按相应频次要求管理的 0~6 岁儿童数／年度辖区内应管理的 0~6 岁儿童数×100%。

五、附件

新生儿家庭访视记录表

附件

新生儿家庭访视记录表

姓名：编号□□□－□□□□□

性别	0 未知的性别　　1 男　　2 女 3 未说明的性别		□	出生日期	□□□□□□□□
身份证号				家庭住址	
父亲	姓名	职业		联系电话	出生日期
母亲	姓名	职业		联系电话	出生日期

NOTE

出生孕周　　周	母亲妊娠期患病情况　1 糖尿病　2 妊娠期高血压　3 其他		□
助产机构名称	出生情况：1 顺产　2 胎头吸引　3 产钳　4 剖宫　5 双多胎　6 臀位　7 其他		□/□
新生儿窒息　1 无　2 有 （Apgar 评分：1 分钟　　5 分钟　　不详）	□	是否有畸形　1 无　2 有	□
新生儿听力筛查：1 通过　2 未通过　3 未筛查　4 不详			□
新生儿疾病筛查：1 甲低　2 苯丙酮尿症　3 其他遗传代谢病			□
新生儿出生体重　　kg	目前体重　　kg	出生身长　　cm	
喂养方式 1 纯母乳　2 混合　3 人工	□	*吃奶量　　mL/次	*吃奶次数　　次/日
*呕吐 1 无 2 有	□	*大便　1 糊状　2 稀　□	*大便次数　　次/日
体温　　℃	脉率　　次/分钟	呼吸频率　　次/分钟	
面色　1 红润　2 黄染　3 其他	□	黄疸部位　1 面部　2 躯干　3 四肢　4 手足	□
前囟　　cm×cm　　1 正常　2 膨隆　3 凹陷　4 其他			□
眼外观　　1 未见异常　2 异常	□	四肢活动度　　1 未见异常　2 异常	□
耳外观　　1 未见异常　2 异常	□	颈部包块　　1 无　2 有	□
鼻　1 未见异常　2 异常	□	皮肤　　1 未见异常　2 湿疹　3 糜烂　4 其他	□
口腔　1 未见异常　2 异常	□	肛门　　1 未见异常　2 异常	□
心肺听诊　　1 未见异常　2 异常	□	外生殖器　　1 未见异常　2 异常	□
腹部触诊　　1 未见异常　2 异常	□	脊柱　　1 未见异常　2 异常	□
脐带　1 未脱　2 脱落　3 脐部有渗出　4 其他			□
转诊建议　1 无　2 有 原因： 机构及科室：			□
指导　1 喂养指导　2 发育指导　3 防病指导　4 预防伤害指导　5 口腔保健指导			□/□/□/□/□
本次访视日期　　年　月　日	下次随访地点		
下次随访日期　　年　月　日	随访医生签名		

填表说明

1. 姓名：填写新生儿的姓名。如没有取名则填写母亲姓名 + 之男或之女。

2. 出生日期：按照年（4 位）、月（2 位）、日（2 位）顺序填写，如 19490101。

3. 身份证号：填写新生儿身份证号，若无，可暂时空缺，待户口登记后再补填。

4. 父亲、母亲情况：分别填写新生儿父母的姓名、职业、联系电话、出生日期。

5. 出生孕周：指新生儿出生时母亲怀孕周数。

6. 新生儿听力筛查：询问是否做过新生儿听力筛查，将询问结果相应在"通过""未通过""未筛查"上划"√"。若不清楚在"不详"上划"√"。

7. 新生儿疾病筛查：询问是否做过新生儿甲低、新生儿苯丙酮尿症及其他遗传代谢病的筛查，筛查过的在相应疾病上面划"√"；若是其他遗传代谢病，将筛查的疾病名称填入。

8. 喂养方式：

母乳喂养指婴儿只吃母乳，不加任何其他食品，但允许在有医学指征的情况下，加喂药物、维生素和矿物质。

混合喂养指婴儿在喂母乳同时，喂其他乳类及乳制品。

人工喂养指无母乳，完全喂其他乳类和代乳品。将询问结果在相应方式上划"√"。

9. "＊"为低出生体重、双胎或早产儿需询问项目。

10. 查体

眼外观：婴儿有目光接触，眼球能随移动的物体移动，结膜无充血、溢泪、溢脓时，判断为未见异常，否则为异常。

耳外观：当外耳无畸形、外耳道无异常分泌物，无外耳湿疹，判断为未见异常，否则为异常。

鼻：当外观正常且双鼻孔通气良好时，判断为未见异常，否则为异常。

口腔：当无唇腭裂、高腭弓、诞生牙、口腔炎症（口炎或鹅口疮）及其他口腔异常时，判断为未见异常，否则为异常。

心肺：当未闻及心脏杂音，心率和肺部呼吸音无异常时，判断为未见异常，否则为异常。

腹部：肝脾触诊无异常时，判断为未见异常，否则为异常。

四肢活动度：上下肢活动良好且对称，判断为未见异常，否则为异常。

颈部包块：触摸颈部是否有包块，根据触摸结果，在"有"或"无"上划"√"。

皮肤：当无色素异常，无黄疸、发绀、苍白、皮疹、包块、硬肿、红肿等，腋下、颈部、腹股沟部、臀部等皮肤皱褶处无潮红或糜烂时，判断为未见异常，否则为其他相应异常。

肛门：当肛门完整无畸形时，判断为未见异常，否则为异常。

外生殖器：当男孩无阴囊水肿、鞘膜积液、隐睾，女孩无阴唇粘连，外阴颜色正常时，判断为未见异常，否则为异常。

11. 指导：做了哪些指导请在对应的选项上划"√"，可以多选，未列出的其他指导请具体填写。

12. 下次随访日期：根据儿童情况确定下次随访的日期，并告知家长。

附录Ⅳ　孕产妇健康管理服务规范

一、服务对象

辖区内居住的孕产妇。

二、服务内容

（一）孕早期健康管理

孕 12 周前为孕妇建立《孕产妇保健手册》，并进行第 1 次产前随访。

1. 孕 12 周前由孕妇居住地的乡镇卫生院、社区卫生服务中心建立《孕产妇保健手册》。

2. 孕妇健康状况评估：询问既往史、家族史、个人史等，观察体态、精神等，并进行一般体检、妇科检查和血常规、尿常规；血型、肝功能、肾功能、乙型肝炎检查，有条件的地区建议进行血糖、阴道分泌物、梅毒血清学试验、HIV 抗体检测等实验室检查。

3. 开展孕早期个人卫生、心理和营养保健指导，特别要强调避免致畸因素和疾病对胚胎的不良影响，同时进行产前筛查和产前诊断的宣传告知。

4. 根据检查结果填写第 1 次产前随访服务记录表，对具有妊娠危险因素和可能有妊娠禁忌证或严重并发症的孕妇，及时转诊到上级医疗卫生机构，并在 2 周内随访转诊结果。

（二）孕中期健康管理

孕 16～20 周、21～24 周各进行 1 次随访，对孕妇的健康状况和胎儿的生长发育情况进行评估和指导。

1. 孕妇健康状况评估：通过询问、观察、一般体格检查、产科检查、实验室检查对孕妇健康和胎儿的生长发育状况进行评估，识别需要做产前诊断和需要转诊的高危重点孕妇。

2. 对未发现异常的孕妇，除了进行孕期的个人卫生、心理、运动和营养指导外，还应进行预防出生缺陷的产前筛查和产前诊断的宣传告知。

3. 对发现有异常的孕妇，要及时转至上级医疗卫生机构。出现危急征象的孕妇，要立即转上级医疗卫生机构。

（三）孕晚期健康管理

1. 督促孕产妇在孕 28～36 周、37～40 周去有助产资质的医疗卫生机构各进行 1 次随访。

2. 开展孕产妇自我监护方法、促进自然分娩、母乳喂养以及孕期并发症、合并症防治指导。

3. 对随访中发现的高危孕妇应根据就诊医疗卫生机构的建议督促其酌情增加随访次数。随访中若发现有意外情况，建议其及时转诊。

（四）产后访视

乡镇卫生院、村卫生室和社区卫生服务中心（站）在收到分娩医院转来的产妇分娩信息后，应于 3～7 天内到产妇家中进行产后访视，进行产褥期健康管理，加强母乳喂养和新生儿护理指导，同时进行新生儿访视。

1. 通过观察、询问和检查，了解产妇一般情况、乳房、子宫、恶露、会阴或腹部伤口恢复等情况。

2. 对产妇进行产褥期保健指导，对母乳喂养困难、产后便秘、痔疮、会阴或腹部伤口等问题进行处理。

3. 发现有产褥感染、产后出血、子宫复旧不佳、妊娠合并症未恢复者以及产后抑郁等问题的产妇，应及时转至上级医疗卫生机构进一步检查、诊断和治疗。

4. 通过观察、询问和检查了解新生儿的基本情况。

（五）产后 42 天健康检查

1. 乡镇卫生院、社区卫生服务中心为正常产妇做产后健康检查，异常产妇到原分娩医疗卫生机构检查。

2. 通过询问、观察、一般体检和妇科检查，必要时进行辅助检查对产妇恢复情况进行评估。

3. 对产妇应进行性保健、避孕、预防生殖道感染、纯母乳喂养 6 个月、婴幼儿营养等方面的指导。

三、服务要求

（一）开展孕产妇健康管理的乡镇卫生院和社区卫生服务中心应当具备服务所需的基本设

备和条件。

（二）从事孕产妇健康管理服务工作的人员应取得相应的执业资格，并接受过孕产妇保健专业技术培训，按照国家孕产妇保健有关规范要求，进行孕产妇全程追踪与管理工作。

（三）加强与村（居）委会、妇联、计生等相关部门的联系，掌握辖区内孕产妇人口信息。

（四）加强宣传，在基层医疗卫生机构公示免费服务内容，使更多的育龄妇女愿意接受服务，提高早孕建册率。

（五）将每次保健服务的信息及检查结果准确、完整地记录在《孕产妇保健手册》和检查或随访记录上，并纳入健康档案管理。

（六）积极运用中医药方法（如饮食起居、情志调摄、食疗药膳、产后康复等），开展孕期、产褥期、哺乳期保健服务。

四、考核指标

（一）早孕建册率＝辖区内孕 12 周之前建册的人数／该地该时间段内活产数×100%。

（二）孕妇健康管理率＝辖区内按照规范要求在孕期接受 5 次及以上产前随访服务的人数／该地该时间内活产数×100%。

（三）产后访视率＝辖区内产后 28 天内的接受过产后访视的产妇人数／该地该时间内活产数×100%。

五、附件

第 1 次产前随访服务记录表

附件

第 1 次产前随访服务记录表

姓名：编号□□□－□□□□□

填表日期	年 月 日		填表孕周		周	
孕妇年龄						
丈夫姓名		丈夫年龄		丈夫电话		
孕次		产次	阴道分娩次剖宫产次			
末次月经	年 月 日或不详	预产期	年 月 日			
既往史	1 无 2 心脏病 3 肾脏疾病 4 肝脏疾病 5 高血压 6 贫血 7 糖尿病 8 其他□/□/□/□/□/□/□/□					
家族史	1 遗传性疾病史 2 精神疾病史 3 其他					□/□/□
个人史	1 吸烟 2 饮酒 3 服用药物 4 接触有毒有害物质 5 接触放射线 6 其他					□/□/□/□/□/□
妇科手术史	1 无 2 有					□/□
孕产史	1 流产 2 死胎 3 死产 4 新生儿死亡 5 出生缺陷儿					
身高	cm		体重		kg	
体质指数	kg/m²		血压	/ mmHg		
听诊	心脏：1 未见异常 2 异常□/□		肺部：1 未见异常 2 异常			□/□

妇科检查	外阴：1 未见异常　2 异常		□/□	阴道：1 未见异常　2 异常	□/□
	宫颈：1 未见异常　2 异常		□/□	子宫：1 未见异常　2 异常	□/□
	附件：1 未见异常　2 异常				□/□

辅助检查	血常规		血红蛋白值　　　g/L 白细胞计数值　　　/L 血小板计数值　　　/L 其他	
	尿常规		尿蛋白　尿糖　尿酮体　尿潜血　其他	
	血型	ABO		
		Rh*		
	血糖*		mmol/L	
	肝功能		血清谷丙转氨酶　　　U/L 血清谷草转氨酶　　　U/L 白蛋白　　　g/L 总胆红素　　　μmol/L 结合胆红素　　　μmol/L	
	肾功能		血清肌酐　　　μmol/L 血尿素氮　　　mmol/L	
	阴道分泌物*		1 未见异常　2 滴虫　3 假丝酵母菌　4 其他	□/□/□/□
			阴道清洁度：1 Ⅰ度　2 Ⅱ度　3 Ⅲ度　4 Ⅳ度	□/□/□/□
	乙型肝炎五项		乙型肝炎表面抗原　乙型肝炎表面抗体 乙型肝炎 e 抗原　乙型肝炎 e 抗体 乙型肝炎核心抗体	
	梅毒血清学试验*		1 阴性　2 阳性	□/□
	HIV 抗体检测*		1 阴性　2 阳性	□/□
	B 超*			

总体评估	1 未见异常　2 异常	□/□
保健指导	1 个人卫生　2 心理　3 营养　4 避免致畸因素和疾病对胚胎的不良影响 5 产前筛查宣传告知　6 其他	□/□/□/□/□/□

转诊：1 无　　2 有		□/□
原因：		机构及科室：
下次随访日期	年　月　日　　随访医生签名	

填表说明

1. 本表由医生在第一次接诊孕妇（尽量在孕 12 周前）时填写。若未建立居民健康档案，需同时建立。随访时填写各项目对应情况的数字。

2. 填表孕周：为填写此表时孕妇的怀孕周数。

3. 孕次：怀孕的次数，包括本次妊娠。

4. 产次：指此次怀孕前，孕期超过 28 周的分娩次数。

5. 末次月经：此怀孕前最后一次月经的第一天。

6. 预产期：可按照末次月经推算，为末次月经日期的月份加 9 或减 3，为预产期月份数；天数加 7，为预产期日。

7. 既往史：孕妇曾经患过的疾病，可以多选。

8. 家族史：填写孕妇父亲、母亲、丈夫、兄弟姐妹或其他子女中是否曾患遗传性疾病或精神疾病，若有，请具体说明。

9. 个人史：可以多选。

10. 孕产史：根据具体情况填写，若有，填写次数，若无，填写"0"。

11. 体质指数 = 体重（kg）/身高的平方（m²）。

12. 体格检查、妇科检查及辅助检查：进行相应检查，并填写检查结果。

13. 总体评估：根据孕妇总体情况进行评估，若发现异常，具体描述异常情况。

14. 保健指导：填写相应的保健指导内容，可以多选。

15. 转诊：若有需转诊的情况，具体填写。

16. 下次随访日期：根据孕妇情况确定下次随访查日期，并告知孕妇。

17. 随访医生签名：随访完毕，核查无误后随访医生签署其姓名。

附录 V　高血压病人健康管理服务规范（2010 年）

一、服务对象

辖区内 35 岁及以上原发性高血压病人。

二、服务内容与流程

筛查，对原发性高血压病人，每年要提供至少 4 次面对面的随访，并分类干预；对原发性高血压病人，每年进行 1 次较全面的健康检查，内容包括体温、脉搏、呼吸、血压、身高、体重、腰围、皮肤、浅表淋巴结、心脏、肺部、腹部等常规体格检查，并对口腔、视力、听力和运动功能等进行粗测判断。具体内容参照《城乡居民健康档案管理服务规范》健康体检表。

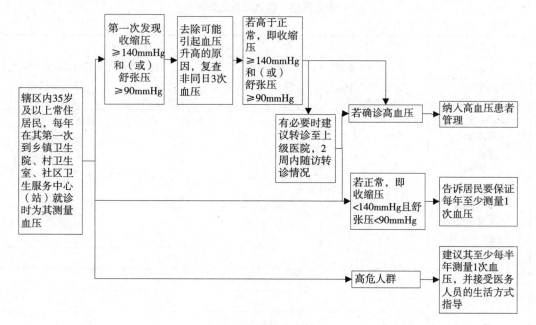

高血压筛查流程图

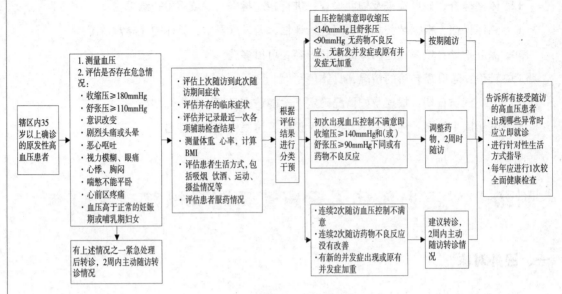

高血压病人随访流程图

三、考核指标

高血压病人健康管理率；高血压病人规范管理率；管理人群血压控制率。

附件

高血压病人随访服务记录表

姓名：编号□□□－□□□□□

	随访日期	年 月 日	年 月 日	年 月 日	年 月 日
	随访方式	1 门诊 2 家庭 3 电话□	1 门诊 2 家庭 3 电话□	1 门诊 2 家庭 3 电话□	1 门诊 2 家庭 3 电话□
症状	1 无症状 2 头痛头晕	□/□/□/□ □/□/□/□	/□/□/□/□ /□/□/□/□	/□/□/□/□ /□/□/□/□	□/□/□/□ □/□/□/□
	3 恶心呕吐 4 眼花耳鸣 5 呼吸困难 6 心悸胸闷 7 鼻衄出血不止 8 四肢发麻 9 下肢水肿	其他：	其他：	其他：	其他：
体征	血压（mmHg）				
	体重（kg）	/	/	/	/
	体质指数	/	/	/	/
	心率				
	其他				

NOTE

生活方式指导	日吸烟量（支）	/	/	/	/
	日饮酒量（两）	/	/	/	/
	运动	次/周 分钟/次	次/周 分钟/次	次/周 分钟/次	次/周 分钟/次
	摄盐情况（咸淡）	轻/中/重/轻/中/重	轻/中/重/轻/中/重	轻/中/重/轻/中/重	轻/中/重/轻/中/重
	心理调整	1 良好 2 一般 3 差 □	1 良好 2 一般 3 差 □	1 良好 2 一般 3 差 □	1 良好 2 一般 3 差 □
	遵医行为	1 良好 2 一般 3 差 □	1 良好 2 一般 3 差 □	1 良好 2 一般 3 差 □	1 良好 2 一般 3 差 □
辅助检查*					
服药依从性		1 规律 2 间断 3 不服药□	1 规律 2 间断 3 不服药□	1 规律 2 间断 3 不服药□	1 规律 2 间断 3 不服药□
药物不良反应		1 无 2 有 □	1 无 2 有 □	1 无 2 有 □	1 无 2 有 □
此次随访分类		1 控制满意 2 控制不满意 3 不良反应 4 并发症 □	1 控制满意 2 控制不满意 3 不良反应 4 并发症 □	1 控制满意 2 控制不满意 3 不良反应 4 并发症 □	1 控制满意 2 控制不满意 3 不良反应 4 并发症 □
用药情况	药物名称 1				
	用法用量	每日 次 每次 mg	每日 次 每次 mg	每日 次 每次 mg	每日 次 每次 mg
	药物名称 2				
	用法用量	每日 次 每次 mg	每日 次 每次 mg	每日 次 每次 mg	每日 次 每次 mg
	药物名称 3				
	用法用量	每日 次 每次 mg	每日 次 每次 mg	每日 次 每次 mg	每日 次 每次 mg
	其他药物				
	用法用量	每日 次 每次 mg	每日 次 每次 mg	每日 次 每次 mg	每日 次 每次 mg
转诊	原因				
	机构及科别				
下次随访日期					
随访医生签名					

附录Ⅵ 2 型糖尿病病人健康管理服务规范（2010 年）

一、服务对象

辖区内 35 岁及以上 2 型糖尿病病人。

二、服务内容

筛查，对确诊的 2 型糖尿病病人，每年提供 4 次免费空腹血糖检测，至少进行 4 次面对面随访，并分类干预。对确诊的 2 型糖尿病病人，每年进行 1 次较全面的健康体检，体检可与随访相结合。内容包括体温、脉搏、呼吸、血压、身高、体重、腰围、皮肤、浅表淋巴结、心脏、肺部、腹部等常规体格检查，并对口腔、视力、听力和运动功能等进行粗测判断。具体内容参照《城乡居民健康档案管理服务规范》健康体检表。

NOTE

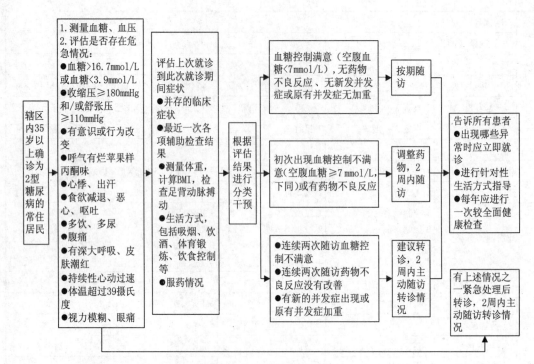

糖尿病病人随访服务流程图

三、考核指标

糖尿病病人健康管理率；糖尿病病人规范健康管理率；管理人群血糖控制率。

附件

2 型糖尿病患者随访服务记录表

姓名：编号□□□－□□□□□

	随访日期				
	随访方式	1 门诊 2 家庭 3 电话□	1 门诊 2 家庭 3 电话□	1 门诊 2 家庭 3 电话□	1 门诊 2 家庭 3 电话□
症状	1 无症状 2 多饮 3 多食 4 多尿 5 视力模糊 6 感染 7 手脚麻木 8 下肢浮肿 9 体重明显下降	□/□/□/□/□/ □/□ 其他	□/□/□/□/□/ □/□ 其他	□/□/□/□/□/ □/□ 其他	□/□/□/□/□/ □/□ 其他
体征	血压（mmHg）				
	体重（kg）	/	/	/	/
	体质指数	/	/	/	/
	足背动脉搏动	1 未触及　2 触及 □	1 未触及　2 触及 □	1 未触及　2 触及 □	1 未触及　2 触及 □
	其他				

生活方式指导	日吸烟量	／ 支	／ 支	／ 支	／ 支
	日饮酒量	／ 两	／ 两	／ 两	／ 两
	运动	次/周　分钟/次 次/周　分钟/次	次/周　分钟/次 次/周　分钟/次	次/周　分钟/次 次/周　分钟/次	次/周　分钟/次 次/周　分钟/次
	主食（克/天）	／	／	／	／
	心理调整	1 良好 2 一般 3 差□	1 良好 2 一般 3 差□	1 良好 2 一般 3 差□	1 良好 2 一般 3 差□
	遵医行为	1 良好 2 一般 3 差□	1 良好 2 一般 3 差□	1 良好 2 一般 3 差□	1 良好 2 一般 3 差□
辅助检查	空腹血糖值	mmol/L	mmol/L	mmol/L	mmol/L
	其他检查*	糖化血红蛋白　　% 检查日期：　月　日	糖化血红蛋白　　% 检查日期：　月　日	糖化血红蛋白　　% 检查日期：　月　日	糖化血红蛋白　　% 检查日期：　月　日
	服药依从性	1 规律 2 间断 3 不服药□	1 规律 2 间断 3 不服药□	1 规律 2 间断 3 不服药□	1 规律 2 间断 3 不服药□
	药物不良反应	1 无 2 有　□	1 无 2 有　□	1 无 2 有　□	1 无 2 有　□
	低血糖反应	1 无 2 偶尔 3 频繁　□	1 无 2 偶尔 3 频繁　□	1 无 2 偶尔 3 频繁　□	1 无 2 偶尔 3 频繁　□
	此次随访分类	1 控制满意 2 控制不满意 3 不良反应 4 并发症　　　□	1 控制满意 2 控制不满意 3 不良反应 4 并发症　　　□	1 控制满意 2 控制不满意 3 不良反应 4 并发症　　　□	1 控制满意 2 控制不满意 3 不良反应 4 并发症　　　□
用药情况	药物名称 1				
	用法用量	每日　　次 每次　mg	每日　　次 每次　mg	每日　　次 每次　mg	每日　　次 每次　mg
	药物名称 2				
	用法用量	每日　　次 每次　mg	每日　　次 每次　mg	每日　　次 每次　mg	每日　　次 每次　mg
	药物名称 3				
	用法用量	每日　　次 每次　mg	每日　　次 每次　mg	每日　　次 每次　mg	每日　　次 每次　mg
	胰岛素	种类： 用法和用量：	种类： 用法和用量：	种类： 用法和用量：	种类： 用法和用量：
转诊	原因				
	机构及科别				
	下次随访日期				
	随访医生签名				

附录Ⅶ　突发公共卫生事件应急条例

2003 年 5 月 9 日《中华人民共和国国务院令第 376 号》公布，根据 2011 年 1 月 8 日《国务院关于废止和修改部分行政法规的决定》修订。

第一章　总则

第一条　为了有效预防、及时控制和消除突发公共卫生事件的危害，保障公众身体健康与生命安全，维护正常的社会秩序，制定本条例。

第二条　本条例所称突发公共卫生事件（以下简称突发事件），是指突然发生，造成或者可能造成社会公众健康严重损害的重大传染病疫情、群体性不明原因疾病、重大食物和职业中毒以及其他严重影响公众健康的事件。

第三条　突发事件发生后，国务院设立全国突发事件应急处理指挥部，由国务院有关部门和军队有关部门组成，国务院主管领导人担任总指挥，负责对全国突发事件应急处理的统一领导、统一指挥。

国务院卫生行政主管部门和其他有关部门，在各自的职责范围内做好突发事件应急处理的有关工作。

第四条　突发事件发生后，省、自治区、直辖市人民政府成立地方突发事件应急处理指挥部，省、自治区、直辖市人民政府主要领导人担任总指挥，负责领导、指挥本行政区域内突发事件应急处理工作。县级以上地方人民政府卫生行政主管部门，具体负责组织突发事件的调查、控制和医疗救治工作。县级以上地方人民政府有关部门，在各自的职责范围内做好突发事件应急处理的有关工作。

第五条　突发事件应急工作，应当遵循预防为主、常备不懈的方针，贯彻统一领导、分级负责、反应及时、措施果断、依靠科学、加强合作的原则。

第六条　县级以上各级人民政府应当组织开展防治突发事件相关科学研究，建立突发事件应急流行病学调查、传染源隔离、医疗救护、现场处置、监督检查、监测检验、卫生防护等有关物资、设备、设施、技术与人才资源储备，所需经费列入本级政府财政预算。国家对边远贫困地区突发事件应急工作给予财政支持。

第七条　国家鼓励、支持开展突发事件监测、预警、反应处理有关技术的国际交流与合作。

第八条　国务院有关部门和县级以上地方人民政府及其有关部门，应当建立严格的突发事件防范和应急处理责任制，切实履行各自的职责，保证突发事件应急处理工作的正常进行。

第九条　县级以上各级人民政府及其卫生行政主管部门，应当对参加突发事件应急处理的医疗卫生人员，给予适当补助和保健津贴；对参加突发事件应急处理做出贡献的人员，给予表彰和奖励；对因参与应急处理工作致病、致残、死亡的人员，按照国家有关规定，给予相应的补助和抚恤。

第二章　预防与应急准备

第十条　国务院卫生行政主管部门按照分类指导、快速反应的要求，制定全国突发事件应急预案，报请国务院批准。省、自治区、直辖市人民政府根据全国突发事件应急预案，结合本地实际情况，制定本行政区域的突发事件应急预案。

第十一条　全国突发事件应急预案应当包括以下主要内容：

（一）突发事件应急处理指挥部的组成和相关部门的职责；

（二）突发事件的监测与预警；

（三）突发事件信息的收集、分析、报告、通报制度；

（四）突发事件应急处理技术和监测机构及其任务；

（五）突发事件的分级和应急处理工作方案；

（六）突发事件预防、现场控制，应急设施、设备、救治药品和医疗器械以及其他物资和技术的储备与调度；

（七）突发事件应急处理专业队伍的建设和培训。

第十二条　突发事件应急预案应当根据突发事件的变化和实施中发现的问题及时进行修订、补充。

第十三条　地方各级人民政府应当依照法律、行政法规的规定，做好传染病预防和其他公共卫生工作，防范突发事件的发生。县级以上各级人民政府卫生行政主管部门和其他有关部门，应当对公众开展突发事件应急知识的专门教育，增强全社会对突发事件的防范意识和应对能力。

第十四条　国家建立统一的突发事件预防控制体系。县级以上地方人民政府应当建立和完善突发事件监测与预警系统。县级以上各级人民政府卫生行政主管部门，应当指定机构负责开展突发事件的日常监测，并确保监测与预警系统的正常运行。

第十五条　监测与预警工作应当根据突发事件的类别，制定监测计划，科学分析、综合评价监测数据。对早期发现的潜在隐患以及可能发生的突发事件，应当依照本条例规定的报告程序和时限及时报告。

第十六条　国务院有关部门和县级以上地方人民政府及其有关部门，应当根据突发事件应急预案的要求，保证应急设施、设备、救治药品和医疗器械等物资储备。

第十七条　县级以上各级人民政府应当加强急救医疗服务网络的建设，配备相应的医疗救治药物、技术、设备和人员，提高医疗卫生机构应对各类突发事件的救治能力。设区的市级以上地方人民政府应当设置与传染病防治工作需要相适应的传染病专科医院，或者指定具备传染病防治条件和能力的医疗机构承担传染病防治任务。

第十八条　县级以上地方人民政府卫生行政主管部门，应当定期对医疗卫生机构和人员开展突发事件应急处理相关知识、技能的培训，定期组织医疗卫生机构进行突发事件应急演练，推广最新知识和先进技术。

第三章　报告与信息发布

第十九条　国家建立突发事件应急报告制度。国务院卫生行政主管部门制定突发事件应急报告规范，建立重大、紧急疫情信息报告系统。有下列情形之一的，省、自治区、直辖市人民政府应当在接到报告1小时内，向国务院卫生行政主管部门报告：

（一）发生或者可能发生传染病暴发、流行的；

（二）发生或者发现不明原因的群体性疾病的；

（三）发生传染病菌种、毒种丢失的；

（四）发生或者可能发生重大食物和职业中毒事件的。

国务院卫生行政主管部门对可能造成重大社会影响的突发事件，应当立即向国务院报告。

第二十条　突发事件监测机构、医疗卫生机构和有关单位发现有本条例第十九条规定情形之一的，应当在2小时内向所在地县级人民政府卫生行政主管部门报告；接到报告的卫生行政主管部门应当在2小时内向本级人民政府报告，并同时向上级人民政府卫生行政主管部门和国务院卫生行政主管部门报告。县级人民政府应当在接到报告后2小时内向设区的市级人民政府或者上一级人民政府报告；设区的市级人民政府应当在接到报告后2小时内向省、自治区、直辖市人民政府报告。

第二十一条　任何单位和个人对突发事件，不得隐瞒、缓报、谎报或者授意他人隐瞒、缓报、谎报。

第二十二条　接到报告的地方人民政府、卫生行政主管部门依照本条例规定报告的同时，应当立即组织力量对报告事项调查核实、确证，采取必要的控制措施，并及时报告调查情况。

第二十三条　国务院卫生行政主管部门应当根据发生突发事件的情况，及时向国务院有关部门和各省、自治区、直辖市人民政府卫生行政主管部门以及军队有关部门通报。突发事件发生地的省、自治区、直辖市人民政府卫生行政主管部门，应当及时向毗邻省、自治区、直辖市人民政府卫生行政主管部门通报。接到通报的省、自治区、直辖市人民政府卫生行政主管部门，必要时应当及时通知本行政区域内的医疗卫生机构。县级以上地方人民政府有关部门，已经发生或者发现可能引起突发事件的情形时，应当及时向同级人民政府卫生行政主管部门通报。

第二十四条　国家建立突发事件举报制度，公布统一的突发事件报告、举报电话。任何单位和个人有权向人民政府及其有关部门报告突发事件隐患，有权向上级人民政府及其有关部门举报地方人民政府及其有关部门不履行突发事件应急处理职责，或者不按照规定履行职责的情况。接到报告、举报的有关人民政府及其有关部门，应当立即组织对突发事件隐患、不履行或者不按照规定履行突发事件应急处理职责的情况进行调查处理。对举报突发事件有功的单位和个人，县级以上各级人民政府及其有关部门应当予以奖励。

第二十五条　国家建立突发事件的信息发布制度。国务院卫生行政主管部门负责向社会发布突发事件的信息。必要时，可以授权省、自治区、直辖市人民政府卫生行政主管部门向社会发布本行政区域内突发事件的信息。信息发布应当及时、准确、全面。

第四章　应急处理

第二十六条　突发事件发生后，卫生行政主管部门应当组织专家对突发事件进行综合评估，初步判断突发事件的类型，提出是否启动突发事件应急预案的建议。

第二十七条　在全国范围内或者跨省、自治区、直辖市范围内启动全国突发事件应急预案，由国务院卫生行政主管部门报国务院批准后实施。省、自治区、直辖市启动突发事件应急预案，由省、自治区、直辖市人民政府决定，并向国务院报告。

第二十八条　全国突发事件应急处理指挥部对突发事件应急处理工作进行督察和指导，地方各级人民政府及其有关部门应当予以配合。省、自治区、直辖市突发事件应急处理指挥部对本行政区域内突发事件应急处理工作进行督察和指导。

第二十九条　省级以上人民政府卫生行政主管部门或者其他有关部门指定的突发事件应急处理专业技术机构，负责突发事件的技术调查、确证、处置、控制和评价工作。

第三十条　国务院卫生行政主管部门对新发现的突发传染病，根据危害程度、流行强度，依照《中华人民共和国传染病防治法》的规定及时宣布为法定传染病；宣布为甲类传染病的，由国务院决定。

第三十一条　应急预案启动前，县级以上各级人民政府有关部门应当根据突发事件的实际情况，做好应急处理准备，采取必要的应急措施。应急预案启动后，突发事件发生地的人民政府有关部门，应当根据预案规定的职责要求，服从突发事件应急处理指挥部的统一指挥，立即到达规定岗位，采取有关的控制措施。医疗卫生机构、监测机构和科学研究机构，应当服从突发事件应急处理指挥部的统一指挥，相互配合、协作，集中力量开展相关的科学研究工作。

第三十二条　突发事件发生后，国务院有关部门和县级以上地方人民政府及其有关部门，应当保证突发事件应急处理所需的医疗救护设备、救治药品、医疗器械等物资的生产、供应；铁路、交通、民用航空行政主管部门应当保证及时运送。

第三十三条　根据突发事件应急处理的需要，突发事件应急处理指挥部有权紧急调集人员、储备的物资、交通工具以及相关设施、设备；必要时，对人员进行疏散或者隔离，并可以依法对传染病疫区实行封锁。

第三十四条　突发事件应急处理指挥部根据突发事件应急处理的需要，可以对食物和水源采取控制措施。县级以上地方人民政府卫生行政主管部门应当对突发事件现场等采取控制措施，宣传突发事件防治知识，及时对易受感染的人群和其他易受损害的人群采取应急接种、预防性投药、群体防护等措施。

第三十五条　参加突发事件应急处理的工作人员，应当按照预案的规定，采取卫生防护措施，并在专业人员的指导下进行工作。

第三十六条　国务院卫生行政主管部门或者其他有关部门指定的专业技术机构，有权进入突发事件现场进行调查、采样、技术分析和检验，对地方突发事件的应急处理工作进行技术指导，有关单位和个人应当予以配合；任何单位和个人不得以任何理由予以拒绝。

第三十七条　对新发现的突发传染病、不明原因的群体性疾病、重大食物和职业中毒事件，国务院卫生行政主管部门应当尽快组织力量制定相关的技术标准、规范和控制措施。

第三十八条　交通工具上发现根据国务院卫生行政主管部门的规定需要采取应急控制措施的传染病病人、疑似传染病病人，其负责人应当以最快的方式通知前方停靠点，并向交通工具的营运单位报告。交通工具的前方停靠点和营运单位应当立即向交通工具营运单位行政主管部门和县级以上地方人民政府卫生行政主管部门报告。卫生行政主管部门接到报告后，应当立即组织有关人员采取相应的医学处置措施。交通工具上的传染病病人密切接触者，由交通工具停靠点的县级以上各级人民政府卫生行政主管部门或者铁路、交通、民用航空行政主管部门，根据各自的职责，依照传染病防治法律、行政法规的规定，采取控制措施。涉及国境口岸和入出境的人员、交通工具、货物、集装箱、行李、邮包等需要采取传染病应急控制措施的，依照国境卫生检疫法律、行政法规的规定办理。

第三十九条　医疗卫生机构应当对因突发事件致病的人员提供医疗救护和现场救援，对就诊病人必须接诊治疗，并书写详细、完整的病历记录；对需要转送的病人，应当按照规定将病人及其病历记录的复印件转送至接诊的或者指定的医疗机构。医疗卫生机构内应当采取卫生防护措施，防止交叉感染和污染。医疗卫生机构应当对传染病病人密切接触者采取医学观察措施，传染病病人密切接触者应当予以配合。医疗机构收治传染病病人、疑似传染病病人，应当依法报告所在地的疾病预防控制机构。接到报告的疾病预防控制机构应当立即对可能受到危害的人员进行调查，根据需要采取必要的控制措施。

第四十条　传染病暴发、流行时，街道、乡镇以及居民委员会、村民委员会应当组织力量、团结协作，群防群治，协助卫生行政主管部门和其他有关部门、医疗卫生机构做好疫情信

NOTE

息的收集和报告、人员的分散隔离、公共卫生措施的落实工作，向居民、村民宣传传染病防治的相关知识。

第四十一条　对传染病暴发、流行区域内流动人口，突发事件发生地的县级以上地方人民政府应当做好预防工作，落实有关卫生控制措施；对传染病病人和疑似传染病病人，应当采取就地隔离、就地观察、就地治疗的措施。对需要治疗和转诊的，应当依照本条例第三十九条第一款的规定执行。

第四十二条　有关部门、医疗卫生机构应当对传染病做到早发现、早报告、早隔离、早治疗，切断传播途径，防止扩散。

第四十三条　县级以上各级人民政府应当提供必要资金，保障因突发事件致病、致残的人员得到及时、有效的救治。具体办法由国务院财政部门、卫生行政主管部门和劳动保障行政主管部门制定。

第四十四条　在突发事件中需要接受隔离治疗、医学观察措施的病人、疑似病人和传染病病人密切接触者在卫生行政主管部门或者有关机构采取医学措施时应当予以配合；拒绝配合的，由公安机关依法协助强制执行。

第五章　法律责任

第四十五条　县级以上地方人民政府及其卫生行政主管部门未依照本条例的规定履行报告职责，对突发事件隐瞒、缓报、谎报或者授意他人隐瞒、缓报、谎报的，对政府主要领导人及其卫生行政主管部门主要负责人，依法给予降级或者撤职的行政处分；造成传染病传播、流行或者对社会公众健康造成其他严重危害后果的，依法给予开除的行政处分；构成犯罪的，依法追究刑事责任。

第四十六条　国务院有关部门、县级以上地方人民政府及其有关部门未依照本条例的规定，完成突发事件应急处理所需要的设施、设备、药品和医疗器械等物资的生产、供应、运输和储备的，对政府主要领导人和政府部门主要负责人依法给予降级或者撤职的行政处分；造成传染病传播、流行或者对社会公众健康造成其他严重危害后果的，依法给予开除的行政处分；构成犯罪的，依法追究刑事责任。

第四十七条　突发事件发生后，县级以上地方人民政府及其有关部门对上级人民政府有关部门的调查不予配合，或者采取其他方式阻碍、干涉调查的，对政府主要领导人和政府部门主要负责人依法给予降级或者撤职的行政处分；构成犯罪的，依法追究刑事责任。

第四十八条　县级以上各级人民政府卫生行政主管部门和其他有关部门在突发事件调查、控制、医疗救治工作中玩忽职守、失职、渎职的，由本级人民政府或者上级人民政府有关部门责令改正、通报批评、给予警告；对主要负责人、负有责任的主管人员和其他责任人员依法给予降级、撤职的行政处分；造成传染病传播、流行或者对社会公众健康造成其他严重危害后果的，依法给予开除的行政处分；构成犯罪的，依法追究刑事责任。

第四十九条　县级以上各级人民政府有关部门拒不履行应急处理职责的，由同级人民政府或者上级人民政府有关部门责令改正、通报批评、给予警告；对主要负责人、负有责任的主管人员和其他责任人员依法给予降级、撤职的行政处分；造成传染病传播、流行或者对社会公众健康造成其他严重危害后果的，依法给予开除的行政处分；构成犯罪的，依法追究刑事责任。

第五十条 医疗卫生机构有下列行为之一的，由卫生行政主管部门责令改正、通报批评、给予警告；情节严重的，吊销《医疗机构执业许可证》；对主要负责人、负有责任的主管人员和其他直接责任人员依法给予降级或者撤职的纪律处分；造成传染病传播、流行或者对社会公众健康造成其他严重危害后果，构成犯罪的，依法追究刑事责任：

（一）未依照本条例的规定履行报告职责，隐瞒、缓报或者谎报的；

（二）未依照本条例的规定及时采取控制措施的；

（三）未依照本条例的规定履行突发事件监测职责的；

（四）拒绝接诊病人的；

（五）拒不服从突发事件应急处理指挥部调度的。

第五十一条 在突发事件应急处理工作中，有关单位和个人未依照本条例的规定履行报告职责，隐瞒、缓报或者谎报，阻碍突发事件应急处理工作人员执行职务，拒绝国务院卫生行政主管部门或者其他有关部门指定的专业技术机构进入突发事件现场，或者不配合调查、采样、技术分析和检验的，对有关责任人员依法给予行政处分或者纪律处分；触犯《中华人民共和国治安管理处罚条例》，构成违反治安管理行为的，由公安机关依法予以处罚；构成犯罪的，依法追究刑事责任。

第五十二条 在突发事件发生期间，散布谣言、哄抬物价、欺骗消费者，扰乱社会秩序、市场秩序的，由公安机关或者工商行政管理部门依法给予行政处罚；构成犯罪的，依法追究刑事责任。

第六章 附则

第五十三条 中国人民解放军、武装警察部队医疗卫生机构参与突发事件应急处理的，依照本条例的规定和军队的相关规定执行。

第五十四条 本条例自公布之日起施行。

NOTE

主要参考书目

1. 包家明．护理健康教育与健康促进．杭州：浙江大学出版社，2014.

2. 陈锦秀．康复护理学．北京：人民卫生出版社，2012.

3. 陈永平．传染病学．北京：人民军医出版社，2013.

4. 傅华．预防医学．北京：人民卫生出版社，2013.

5. 葛均波，徐永健．内科学．第8版．北京：人民卫生出版社，2015.

6. 耿杰，薛文隽．中医护理．北京：高等教育出版社，2015.

7. 何国平，赵秋利．社区护理理论与实践．北京：人民卫生出版社，2012.

8. 化前珍．老年护理学．第3版．北京：人民卫生出版社，2013.

9. 姜丽萍．社区护理学．第3版．北京：人民卫生出版社，2014.

10. 贾丽娜，洪梅．社区护理．北京：人民卫生出版社，2015.

11. 李春玉．社区护理学．第3版．北京：人民卫生出版社，2012.

12. 李兰娟，王宇明．感染病学．第3版．北京：人民卫生出版社，2015.

13. 李明子，黄惟清．社区护理学．第2版．北京：北京大学医学出版社，2015.

14. 李俊英，余春华，符琰．肿瘤科护理手册．北京：科学出版社，2015.

15. 蔺惠芳．社区护理．第2版．北京：科学出版社，2015.

16. 刘薇群，杨颖华．社区护理．上海：复旦大学出版社，2015.

17. 刘学政，周文敬．全科医学概论．北京：人民军医出版社，2013.

18. 刘哲宁．精神科护理学．第3版．北京：人民卫生出版社，2012.

19. 马小琴，王爱红．社区护理学．北京：中国中医药出版社，2012.

20. 万长秀．急救护理学．北京：中国中医药出版社，2012.

21. 王玉玲．常用临床中医护理技术操作手册．天津：天津科技翻译出版公司，2015.

22. 徐国辉，周卓轸．社区护理．北京：科学出版社，2015.

23. 尤黎明，吴瑛．内科护理学．第5版．北京：人民卫生出版社，2013.

24. 郑修霞．妇产科护理学．第5版．北京：人民卫生出版社，2012.

25. 朱红．社区护理（临床案例版）．武汉：华中科技大学出版社，2016.

26. 祝墡珠．全科医学概论．北京：人民卫生出版社，2013.

27. 邹金梅，刘佳美．社区护理学．北京：中国协和医科大学出版社，2013.

NOTE